順天堂大学産婦人科内視鏡チームによる

# 腹腔鏡手術マニュアル

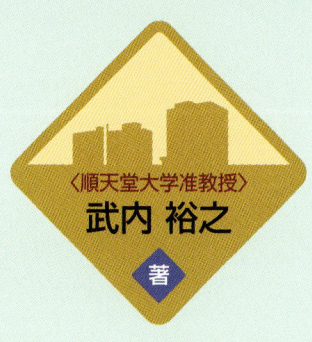

〈順天堂大学准教授〉
武内 裕之
著

中外医学社

# はじめに

　順天堂大学産婦人科学教室における腹腔鏡の歴史は古く，消化器内科の荒巻長門先生のご指導により最初の腹腔鏡検査が施行されたのは1958年でした．以後，毎年数十例の腹腔鏡検査が施行され，私どもにより1992年の夏から本格的な腹腔鏡手術が導入されました．

　腹腔鏡が診断から治療のツールへと飛躍した要因には，CCDの開発と周辺機器の発達があげられます．CCDの開発により術者の専有物であった術野が，助手も共有できるようになり，手術の操作性と安全性が飛躍的に向上しました．また，キール大学のSemm教授の薫陶を受けたフランスのMouretにより施行された腹腔鏡下胆嚢摘出術（いわゆるラパコレ）により，一般外科領域における腹腔鏡手術が爆発的に普及して，さまざまな腹腔鏡周辺機器が開発されてきました．

　当初は卵巣チョコレート嚢胞に対する腹腔鏡下エタノール固定や子宮外妊娠に対するメトトレキサート局注から始まったささやかな腹腔鏡手術が，良性卵巣腫瘍に対する嚢腫摘出術，子宮外妊娠に対する卵管線状切開・卵管摘出術から腹腔鏡下腟式子宮摘出術（LAVH），子宮筋腫核出術，重症子宮内膜症のDouglas窩開放術，腹腔鏡下子宮全摘術へと進化し，現在では，婦人科良性疾患のほとんどが腹腔鏡下に施行可能となってきております．

　当科の腹腔鏡手術の進歩に最も大きな影響を及ぼしたのが米国婦人科内視鏡学会（AAGL）です．当科では1995年から2006年まで12年間にわたり，AAGLに演題を発表してきました．1990年代における米国と日本の腹腔鏡技術は隔絶しており，その差は10年に及ぶと感じられました．見よう見まねの術式の模倣から始まった技術の習得は，2000年のはじめにはほぼ米国と並ぶところになり，現時点ではほとんどの手術手技が欧米を凌駕していると思われます．

　当科における腹腔鏡手術件数は1993年の83件から2006年の1,002件まで，10倍以上に増加しています．また，2003年に発足した日本産科婦人科内視鏡学会の技術認定医制度に，当科から12名が合格しています．

　毎年，増え続ける腹腔鏡手術を安全かつ効率的に行うため，当科では手術器具，手術術式，術前術後管理を標準化しています．本書は，婦人科腹腔鏡手術の一般的な手術書ではないため，手術器具や手順を網羅しているわけではなく，順天堂大学婦人科内視鏡チームで標準化した腹腔鏡手術システムを紹介するものです．

　本書が，これから腹腔鏡手術にチャレンジされる先生方，より安全な腹腔鏡手術を模索されている先生方の一助になれば望外の喜びです．

2008年3月

武内　裕之

# 目次

## §1 腹腔鏡手術の準備　　1

### 1. 腹腔鏡手術に使用するシステム　　1
1. 基本システム……1
2. スコープ……2

### 2. 腹腔鏡手術の同意書　　3

### 3. クリニカルパスによる術前・術後管理　　5

### 4. 腹腔鏡手術に使用する基本セット　　8
1. アプローチに使用する一般手術器具……8
2. 腹腔鏡手術用鉗子（リユーザブル）……8
3. リユースしている器具……10
4. パック化されたディスポーザブル器具と物品……10

### 5. パックに含まれない器具（使用頻度が高いもの）　　11
1. 子宮マニピュレーター……11
2. ベッセルシーリングシステム……11
3. 体外回収器具……13
4. 洗浄式自己血回収装置……13
5. モーセレーター……14
6. APSイントロデューサー（八光メディカル）……14
7. 閉鎖式ドレーン……14

## §2 腹腔鏡手術の基本手技　17

- a．基本手技 .................................................................................................................17
  - 1．術前処置 .........................................................................................................17
  - 2．麻酔 .................................................................................................................17
  - 3．抗生剤の投与 .................................................................................................17
  - 4．患者の体位とDVT（deep vein thrombosis）の予防 .................................17
  - 5．術者の位置とトロカールの配置 .................................................................17
  - 6．アプローチ法 .................................................................................................19
  - 7．腹腔内での基本操作 .....................................................................................19
  - 8．手術終了時の創部の処置 .............................................................................22
  - 9．術後管理 .........................................................................................................23
- b．手術既往例に対するアプローチ .....................................................................24
  - 1．第9肋間アプローチ .....................................................................................24
  - 2．経腟アプローチ .............................................................................................26
- c．バソプレシンの効果 .........................................................................................26
- d．摘出物の体外回収法（経腟的回収法） .........................................................28
  - 1．方法 .................................................................................................................29
- e．体内縫合法 .........................................................................................................30
  - 1．体腔内縫合の基本 .........................................................................................30
  - 2．使用する糸結び .............................................................................................31
  - 3．体腔内での縫合操作のポイント .................................................................31
  - 4．体腔内縫合法 .................................................................................................32
  - 5．縫合の種類 .....................................................................................................34
  - 6．その他の縫合 .................................................................................................34
  - 7．その他の場合に使用する糸 .........................................................................35
- f．止血剤と癒着防止剤の種類と使い方 .............................................................36
  - 1．ベリプラスト（CSLベーリング） .............................................................36
  - 2．タココンブ（CSLベーリング） .................................................................37
  - 3．セプラフィルム（科研製薬） .....................................................................38
  - 4．インターシード（ジョンソン・エンド・ジョンソン社） .....................40
- g．創部出血の対処 .................................................................................................40
  - 1．エンドクローズを用いる方法 .....................................................................41
  - 2．サーフロを用いる方法 .................................................................................41
- h．その他の工夫 .....................................................................................................42
  - 1．大量出血の吸引 .............................................................................................42
  - 2．マニピュレーターホルダー .........................................................................43

3．術後鎮痛 ........................................................................................................................44

# §3 腹腔鏡手術の実際　45

## A 上腹部の観察　45

## B 付属器の手術　48

### 1．良性卵巣腫瘍　48

a．手術適応 ................................................................................................................48
b．診断 ........................................................................................................................48
c．手術手技 ................................................................................................................49
　　1．腫瘍摘出術 ....................................................................................................49
　　2．付属器摘出術 ................................................................................................52
　　3．体腔外法 ........................................................................................................55

### 2．子宮外妊娠　59

a．手術適応 ................................................................................................................59
b．診断 ........................................................................................................................59
c．卵管妊娠 ................................................................................................................60
　　1．手術手技 ........................................................................................................60
　　2．卵管妊娠に対する手術成績 ........................................................................64
d．間質部妊娠 ............................................................................................................64
e．その他の子宮外妊娠 ............................................................................................69
f．出血性ショックを呈している症例の取り扱い ................................................69

### 3．卵管留水腫　70

# C 子宮の手術 ... 74

## 1. 子宮筋腫 ... 74

### a. 子宮筋腫核出術 ... 74
1. 適応と限界 ... 74
2. 子宮筋腫の診断 ... 75
3. 子宮の血流 ... 75
4. 手術準備 ... 77
5. 手術に使用する器具 ... 77
6. 手術手技 ... 77
7. LMの限界 ... 83
8. 子宮頸部筋腫（頸管内）に対する手術手技 ... 85
9. 残存筋腫核を減少させるための工夫 ... 87
10. LMにおける術中出血の予防と同種血輸血の回避策 ... 88
11. 手術成績 ... 89

### b. 単純子宮全摘術 ... 90
1. 手術適応 ... 90
2. 追加する手術器具 ... 91
3. 手術に必要な解剖 ... 92
4. 手術手技 ... 92
5. 起こりやすい合併症と合併症回避のコツ ... 98
6. 手術成績 ... 99
7. 術後管理における留意点 ... 99

## 2. 子宮腺筋症 ... 100
1. 診断 ... 100
2. 手術手技 ... 100
3. 腹腔鏡下腺筋症摘出術のポイント ... 105
4. 手術成績 ... 107

## 3. 囊胞性腺筋症 ... 108
1. 囊胞性腺筋症の患者背景 ... 108
2. 囊胞性子宮腺筋症の診断 ... 108
3. 囊胞性腺筋症に対する治療の選択肢 ... 109
4. 腹腔鏡下手術の方法 ... 109
5. 手術成績 ... 111

## 4. 子宮内膜症 ... 112
### a. 子宮内膜症の術中診断と評価 ... 112
### b. 深部内膜症の診断 ... 113
1. 問診 ... 113
2. 内診・腟直腸診 ... 113
3. 画像診断（MRIゼリー法） ... 113
### c. 深部内膜症の腹腔鏡手術 ... 114
1. 深部内膜症の治療の選択肢 ... 116
2. 腹腔鏡手術 ... 116
3. 腹腔鏡下手術手技 ... 116

## 5. 結腸・直腸内膜症 ... 123
1. 症状 ... 123
2. 診断 ... 123
3. 治療法 ... 123

## 6. 膀胱子宮内膜症 ... 129
1. 症状 ... 129
2. 診断 ... 129
3. 手術手技 ... 130

# D その他の疾患に対する腹腔鏡手術 ... 133

## 1. 子宮奇形 ... 133
### a. 閉塞性子宮奇形 ... 133
1. 診断 ... 133
2. 手術適応 ... 134
3. 手術手技 ... 134
### b. 先天性腟閉鎖症（Mayor-Rokitansky-Kuster-Hauser症候群） ... 136

## 2. 子宮全摘後の腟脱 ... 140
1. 手術適応 ... 140
2. 手術手技 ... 140

## E 細型スコープを用いた腹腔鏡手術　142

　　1. 適応 ......................................................................................................................142
　　2. 麻酔 ......................................................................................................................142
　　3. 手術器具 ..............................................................................................................143
　　4. 手術準備 ..............................................................................................................143
　　5. アプローチ法 ......................................................................................................143
　　6. 基本的手術手技 ..................................................................................................145

## §4 腹腔鏡手術執刀医（産科婦人科内視鏡技術認定医）の育成　147

　　1. 腹腔鏡手術の特徴 ..............................................................................................147
　　2. 内視鏡手術チームの診療内容 ..........................................................................148
　　3. 内視鏡手術チームの構成と教育の目標 ..........................................................148
　　4. 日本産科婦人科内視鏡学会技術認定医とは ..................................................148
　　5. 内視鏡手術グループが参加している学会 ......................................................149
　　6. スパイラルアップの教育システム ..................................................................149
　　7. アニマルラボによるトレーニング ..................................................................151

● 腹腔鏡手術で用いる器具のコスト一覧 ...................................................................152
● 腹腔鏡手術の保険点数 ...............................................................................................152

あとがき ..........................................................................................................................153

索引 ..................................................................................................................................157

# §1 腹腔鏡手術の準備

## 1 腹腔鏡手術に使用するシステム

### 1 基本システム

　腹腔鏡手術に必要なシステムは，気腹器，光源装置，ビデオコントローラー，テレビモニター，録画装置である．これらは，通常キャスター付のトレーにタワー状に積み上げられ，一括してまとめられている．最近では，各メーカーから high definition（HD）型（いわゆるハイビジョン）のシステムが相次いで市場に出されている（図1A，B）．HD方式とは，従来の方式 standard definition（SD）方式に比べ，2倍程度の走査線をもつものと定義される．SD方式が480本の走査線で対角比が4：3であるのに対し，HD方式ではそれぞれ720本（順次方式），1080本（走査線が1本おき）と解像度が2倍以上に向上し，明るく鮮明な画像が得られる．

**図1　腹腔鏡システム**

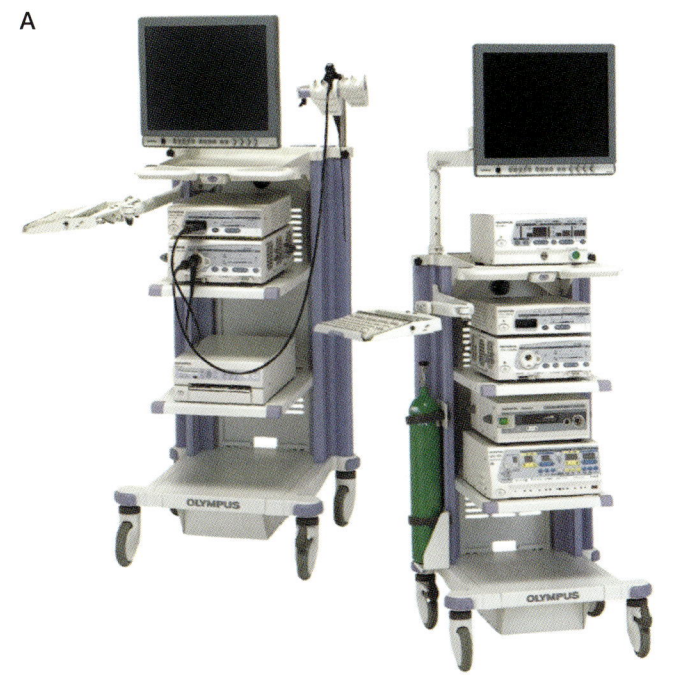

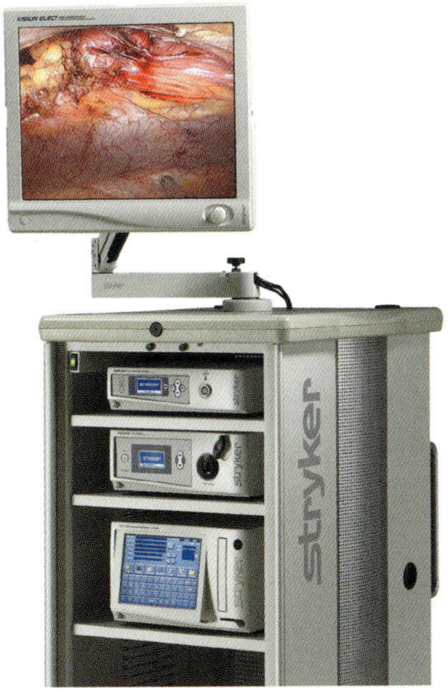

HD方式の腹腔鏡システム　A．オリンパス社，B．ストライカー社

| 図2 スコープ |

A

B

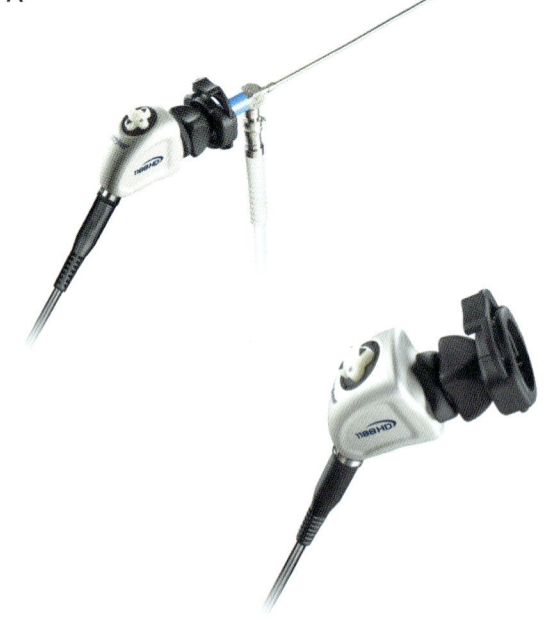
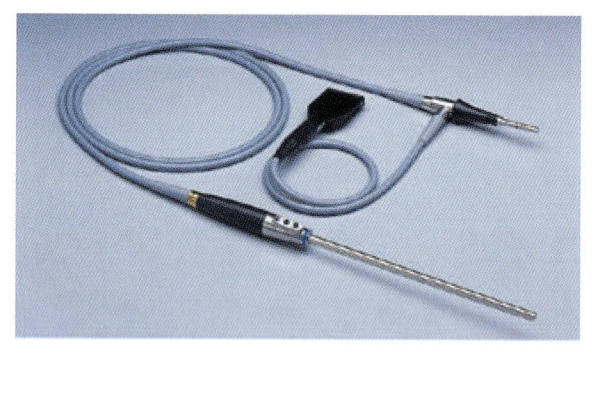

A. ロッドレンズのスコープとCCD（ストライカー社）
B. CCDの先端に付いているカメラとスコープが一体型のスコープ（オリンパス社）

　録画装置は，従来のVHSシステムからDVD方式に変更されつつある．腹腔鏡システムには，ライトケーブル，CCDカメラ，気腹チューブが附属しており，それぞれ光学視管（スコープ），トロカールに接続される．

## 2 スコープ

　当科では，外径10mm，5mm，3（2.7）mmの3種類のスコープを準備している．いずれのスコープにも先端のレンズ角が0°，30°，60°のものがあるが，当科では10mm，5mmが30°の斜視，3mmが0°を使用している．腹腔鏡のスコープは硬性鏡であり，10mm，5mmのものはロッドレンズ，3mmのものはロッドレンズまたはファイバー方式である．通常，スコープは独立しており，ライトケーブルとCCDを接続する（図2A）．光源と異なったメーカーのスコープでもアダプターを装着することにより互換性がある．最近では，先端にCCDを装着したライトケーブルと一体型の電子スコープが開発され，CCDがスコープの先端にあるため焦点距離が短くフォーカス調整の必要がない，レンズが曇りにくいなどのメリットがある（図2B）．

## 2 腹腔鏡手術の同意書（図3）

　腹腔鏡手術施行前に，外来で腹腔鏡手術に関する説明を行い，手術に関する同意書を取得する．同意のポイントは，腹腔鏡手術に関するメリットとデメリットを患者およびその家族に理解してもらうことである．

　腹腔鏡手術のメリットは，開腹手術に比べ，創部が小さく美容的であること，入院期間が短く，社会復帰が早いことなど，手術侵襲が小さなことである．デメリットとしては，制限された手術環境で行うため，開腹手術に比べ手術に熟練を要すること，アプローチ時の後腹膜腔の大血管損傷など，腹腔鏡独自の合併症が発生する可能性があることである．

　当科では，すべての腹腔鏡手術に共通する複写式の同意書を作成して，手術前に患者と家族に説明している．

すべての腹腔鏡手術に共通するものとして，
　❶ 手術中のVTRや写真などの手術データは，プライバシーを伏せて，学会や論文の発表に使用する場合があること
　❷ 腹腔鏡手術が困難である場合開腹手術へのコンバート
　❸ 出血が多い場合同種血輸血の可能性
　❹ 術後出血およびこれに伴う再手術の可能性
　❺ 深部静脈血栓症と肺塞栓のリスク
　❻ 膀胱・尿管・直腸などの周辺臓器の損傷のリスクを列挙している

その他，それぞれの手術手技に頻度の高い合併症として，
　❼ 子宮全摘術における尿管損傷のリスク
　❽ Douglas窩深部内膜症における直腸損傷のリスク

を列挙している．

　これらの疾患や術式において合併症の発生のリスクが通常より高いと判断される場合には，追加する手術手技として直腸損傷後の人工肛門増設，尿管狭窄後の尿管ステント留置を備考欄に追加記入している．

　患者やその家族が，入院期間が短い腹腔鏡手術を，手術操作が簡単で合併症のリスクが少ないものであると誤解している場合があるので，術前のインフォームドコンセントは非常に重要である．

**図 3 腹腔鏡手術用の同意書**

## 腹腔鏡手術に関する説明と同意書

順天堂大学医学部附属 順天堂医院 院長 殿

予定手術術式：腹腔鏡下（卵巣嚢腫摘出術、ダグラス窩癒着剥離術、
子宮筋腫核出術、子宮摘出術、その他＿＿＿＿＿）

当院では、以下の事項に関してご了解をいただいた上で、腹腔鏡下手術を行っております。

1．術中のＤＶＤ撮影

**手術の様子（お腹の中）は診療録としてＤＶＤに記録しております。**このＤＶＤは術後ご家族やご本人にお見せすることができますが、**原則としてＤＶＤのコピーは行っておりません。**また、このＤＶＤは患者さまの氏名などのプライバシーを伏せて、学会や研究会などで使用する場合があります。

なお、ＤＶＤはうまく録画できないことや破損などにより保存できず、ご覧いただけないことがありますのであらかじめご了承下さい。

手術の合併症

1）すべての手術に共通する合併症

- 手術中に予期しない出血や癒着があった場合には、**開腹手術**を行う場合があります。手術中や術後の出血が多い場合には**輸血**することもあります。なお、当院で1993年から2005年までに行った約5,000例の腹腔鏡下手術で、開腹したのは300例に1例、輸血を行ったのは500例に1例です。
- 手術中や術後に下半身の静脈に血栓（血のかたまり）ができて、術後の歩行時や体動時に血栓が肺の動脈につまり、非常に重篤な合併症である**肺塞栓**をおこすことがまれにあります。当科では腹腔鏡手術を行う全ての患者さまに、手術中から翌日まで空気圧マッサージを行って肺塞栓の予防に努めています。
- すべての手術における最終診断は、摘出した組織の顕微鏡検査（病理検査）によって行われ、**術前の診断と異なる場合**もあります。
- 子宮や卵巣の近くには膀胱・尿管や直腸などの臓器があり、重症な癒着などがあった場合、**これらの臓器を損傷する可能性があります。**周辺臓器の損傷があった場合には専門の診療科と協力して治療を行います。

2）各術式に特有の合併症

① 子宮摘出術

子宮と腟の接合部には腎臓と膀胱をつなぐ尿管が走っており、子宮摘出の際に尿管がひきつれて狭くなり、**尿管をひろげる処置や手術が必要**になる場合があります。

② ダグラス窩内膜症摘出術（ダグラス窩癒着剥離術）

ダグラス窩には尿管や直腸が集まっており、癒着を開放する操作時に、**他の手術に比べこれらの臓器を損傷する可能性が高くなります。**

③ 子宮筋腫核出術

子宮筋腫核出術後の妊娠中や分娩時に**子宮破裂**を起こしたという報告があります。これまで当科で腹腔鏡下子宮筋腫核出術後に妊娠を希望した261名中、分娩に至った85例中42例が自然分娩しました。妊娠中や分娩中の子宮破裂は1例もありませんでした。

その他特記すべき合併症

〔　　　　　　　　　　　　〕

2．**開腹手術に移行する可能性**〔 □10%以下、□その他（　　　%）〕

3．**癒着予防にフィブリン糊を使用**（別紙 □あり、□なし）

手術の後で傷が治るのは良い意味での癒着が起こるからです。傷が治ってゆくとき卵管や腸を巻き込んでしまうと、術後の痛みや腸閉塞、不妊の原因になってしまいます。これがいわゆる「癒着」です。腹腔鏡手術は、開腹手術に比べ癒着の発生が少ないとされています。当科における検討では、腹腔鏡による子宮筋腫や子宮内膜症の手術後の子宮や卵巣、卵管への癒着発生は約70%に達します。癒着防止剤を使用することにより癒着の発生を半数以下の30%まで減少させることが可能です。

止血と癒着防止を兼ねたフィブリン糊製剤は、生物由来製剤（血液から成分を抽出したもの）ですが、採血した血液をそのまま投与する輸血と異なり肝炎やＨＩＶのウィルスに対する十分な対処が行われております。採取した血液を使用するまで供血者から2ヶ月の間隔で2度採血し、ウィルスのチェックを行って、いずれも陰性の血液のみを使用します。また、血清から分離された製剤は、パスツリゼーション（60℃、10時間加熱処理）を行って、これらのウィルスの完全な不活化を行っております。これまで100万人以上の患者さまに投与されておりますが、りんご病の原因となるパルボウィルスの発生がごく少数例あるだけで肝炎やＨＩＶの感染例の報告はありません。

術後癒着の発生が懸念される場合、フィブリン糊製剤を使用いたします。

**上記の事項について十分理解いたしましたので、同意いたします。**

平成　　年　　月　　日

患者様氏名：＿＿＿＿＿＿＿＿

説 明 医 師：＿＿＿＿＿＿＿＿

患者さま控　　順天堂大学医学部附属 順天堂医院 産婦人科　　診443 ⑤

A3の用紙に大きく，しっかりと記載でき，複写式になっている．



JCLS 498-06046

## 3 クリニカルパスによる術前・術後管理

　当科における腹腔鏡手術では2000年の4月からクリニカルパス（以下パス）を導入し，これまで約3,000症例を管理してきた．合併症発生時，CDCガイドラインの導入，患者アンケート，医師・看護師のミーティングにより定期的に改訂を行い，現在使用しているパスはVer.6である．
　婦人科内視鏡手術のパスの特徴を以下に列挙する．

❶ 患者用と医療者用の2種類のパスを使用（図4）
❷ 付属器手術から子宮全摘術まで1種類のパスで運用（図5）
❸ 入院期間の延長を伴うものと伴わないものとバリアンスを2種類に設定
❹ 施行する処置は，可能な限りCDCのガイドラインに準拠（抗生剤の術前1回投与，閉鎖型持続吸引式ドレーン）
❺ 記録内容の客観化（疼痛の評価にvisual analog scale）を導入
❻ 手術前日入院
❼ 術後1日目に膀胱バルーン・閉鎖式ドレーン抜去後歩行，食事を開始し，シャワー浴を行う．
❽ 血液検査（血算，生化）は術後1日目に採血
❾ 術後3日目に退院（患者の状態がよければ正のバリアンスとして術後2日目の退院もある）

§1 腹腔鏡手術の準備

図4 腹腔鏡手術における患者用CP

# 入院診療計画書

患者氏名　　　　　　　殿
ID No.

腹腔鏡下（子宮筋腫核出術・卵巣嚢腫摘出術・ダグラス窩癒着剥離術・子宮外妊娠根治術）・その他（　　　　）を受けられる方へ

病名等、現時点で考えられるものであり、手術後に変わり得るものです。
入院期間については、現時点で予想されるものので、延長を要する場合があります。

●手術後の痛みについて：看護師や医師から痛みの程度についてお聞きします。その際、痛みがない＝0点、想像できる最強の痛み＝10点として10段階の点数でお答え下さい。

| | ／手術前日（入院） | ／手術当日 | ／1日目 | ／2日目 | ／3日目（退院） |
|---|---|---|---|---|---|
| 治療 | ・夕方麻酔科から、問診や麻酔の説明があります。（日曜日入院の方はありません）・普段から飲んでいるお薬がある場合は医師へ知らせて下さい。 | （手術室・8時頃）から点滴をはじめ、翌日の10時頃終わります。ただし手術後の経過により延長する場合があります。手術前に緊張をほぐす・注射をします。手術後は痛み止めを準備しています。あなたの手術は（　）科目です。 | ・持参されたお薬を飲みはじめます。（手術後は飲み方が変わる場合もありますので、医師からの説明後飲んで下さい） | | ・診察は原則ありませんが、場合により退院前に処置室で診察することがあります。検診で異常があれば退院を延期することがあります。 |
| 検査・処置 | ・診察は原則ありません。・テープのアレルギーがないかテストし判定は翌日です。（かぶれた場合は知らせて下さい）昼8〜9時に病棟担当医師が病室に伺うため、できるだけ付病室にいてください。 | ・手術室に行く前にテープでアレルギーの判定をします。・血栓予防のために両足に弾性ストッキングをはいていただき、手術室で機械をつけます。（別に配布したパンフレットを参照してください） | ・7〜8時頃採血をします。・9〜10時頃傷の消毒をします。（お腹に管が入っている場合は同時に消毒・抜去する事があります） | ・手術後の経過により尿道・点滴やレントゲンの検査があります。（9〜10時頃回診し、お腹の管を抜去することがあります） [内ワク 抜去] | |
| 活動 | | ・緊張をほぐす注射開始後はベッドの上で静かに休んで下さい。病棟内歩行は多くありません。・注射中はベッドから降りないでください。 | ・午前中から歩行開始予定です。（はじめは看護師が付き添います）・歩行開始時に血栓予防のストッキングと機械をはずします。 | ・特に制限はありませんが病棟外に出るときは、看護師に知らせて下さい。 | |
| 食事 | ・昼食から準備します。・24時以降食べたり飲んだりしないで下さい。 | ・食事や飲みものはしないで下さい。 | ・朝から食事の経過により変更があります。 | | ・昼食まで準備します。 |
| トイレ | ・19時頃に浣腸します。 | ・手術前にもう一度浣腸をします。・手術中におしっこの管を入れます。（その後はトイレに行ってください） | ・トイレまで歩行し、おしっこの管を抜きます。おならが通じしが出たら知らせてください。 | | |
| シャワー | ・19時頃までに浴びて下さい。（その場合は脱毛と爪切りをして下さい） | ・浴びられません。 | ・消毒後防水テープの上から浴びられます。（お腹に管が入っている場合は浴びられません） | | |
| 説明事項 | ・手術承諾書（麻酔承諾書）を医師から病棟生活のご案内をします。看護師に渡してください。（入い場合は手術前に受けられません）・診断書が必要なときは早めに医師にお知らせください。（場合により入院中に渡せないことがあります。なお保険会社の入院証明書は退院後、外来で承ります。） | ・入れ歯、ヘアピン、眼鏡、コンタクトレンズ、指輪、下着はずしてください。（ただし生理中の場合はショーツは着用できます）・ご家族は手術中は病棟のコピーでお持ち下さい。（病棟外へ出るときは看護師にお知らせください）手術終了後、ご家族へ手術の説明があります。 | | | <退院後の生活>・傷の消毒をする日は（　月　日）です。・内診台での診察日は（　月　日 AM・PM）で担当は腹腔鏡外来です。飲み薬・入浴・仕事・性生活について説明します。退院後に心配や不安がある場合の対応方法について説明します。 |

順天堂大学医学部附属　順天堂医院　　　　　　婦人科　担当医師名　　　　　　　看護師名

医師名と看護師名を記入して、入院診療計画書としても使用する。

6

3. クリニカルパスによる術前・術後管理

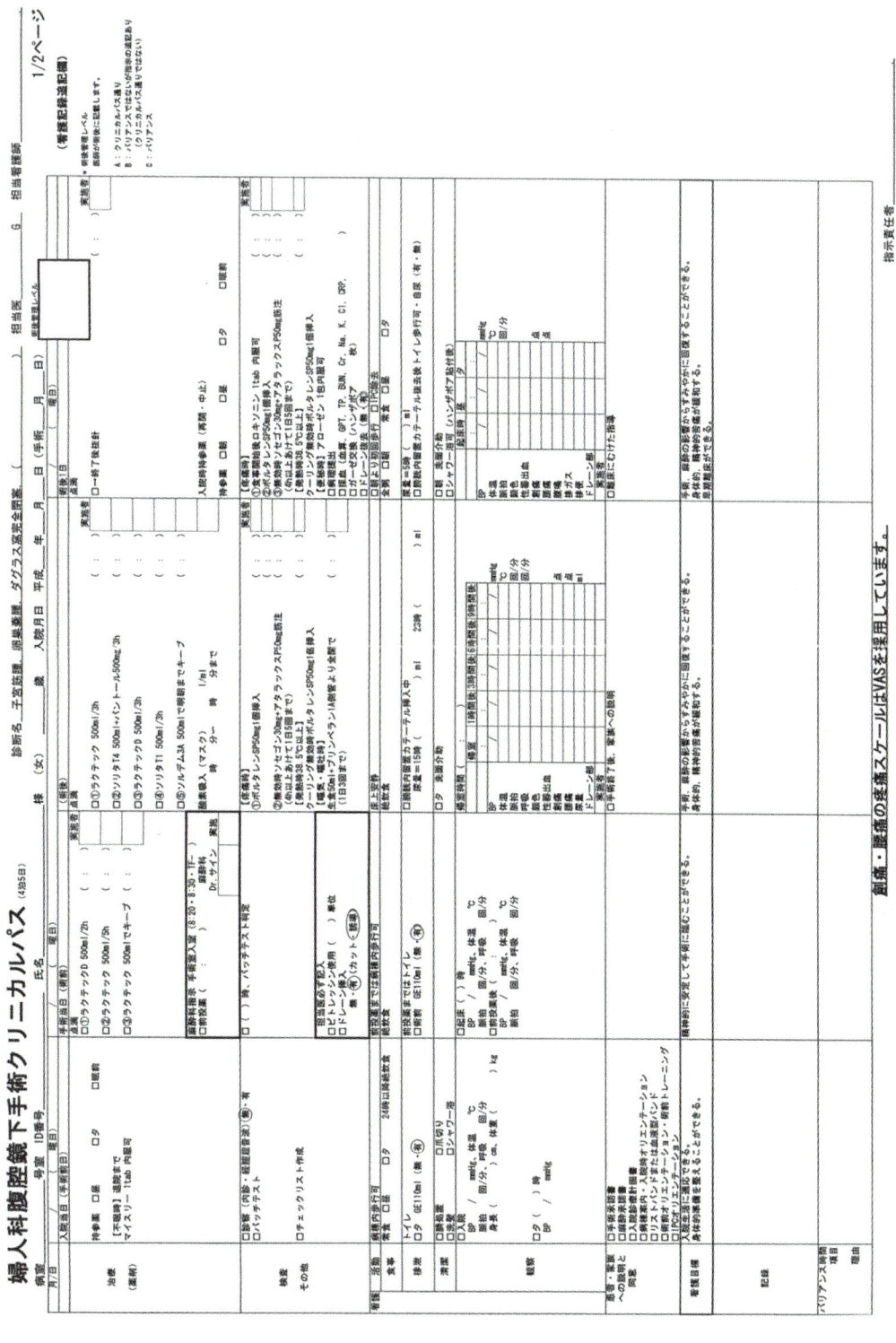

図5 腹腔鏡下手術のクリニカルパス

創痛・腰痛の疼痛スケールはVASを採用しています.

入院日と手術当日のパス. チェックリスト方式になっており, 疼痛は VAS で記載.

## 4 腹腔鏡手術に使用する基本セット

　当科におけるすべての腹腔鏡手術で使用する基本セットはきわめてシンプルであり，完全に標準化されている．基本セットは，①アプローチに使用する一般手術器具類（オートクレーブ），②腹腔鏡手術に用いるリユース器具（オートクレーブ），③リユースしているディスポーザブル器具（EOG滅菌，低温プラズマ滅菌），④パック化されたディスポーザブル器機の4つに大別される（図6）．これら4セットはすべての腹腔鏡手術で必ず使用される基本セットである．

### 1 アプローチに使用する一般手術器具（図7）

　尖刃，クーパー剪刀各1本，コッヘル鉗子曲がり4本，ペアン鉗子2本，長ペアン鉗子2本，筋鉤（中2本，小2本），メスホルダーなどである．

### 2 腹腔鏡手術用鉗子（リユーザブル）（図8）

　5mmメリーランド鉗子2本，5mmコブラ鉗子2本，5mm腸鉗子1本，いずれもストライカー社製，5mm持針器（ジョンソン・エンド・ジョンソン社製）1本で，当科の腹腔鏡手術で用いる鉗子は基本的にはこれら6本のみである．当科で使用しているストライカー社の鉗子類は，すべてスチール製であり頑丈で耐久性に優れている．また，持針器はジョンソン・エンド・ジョンソン社製の物が最もラチェットが丈夫で耐久性がよい．

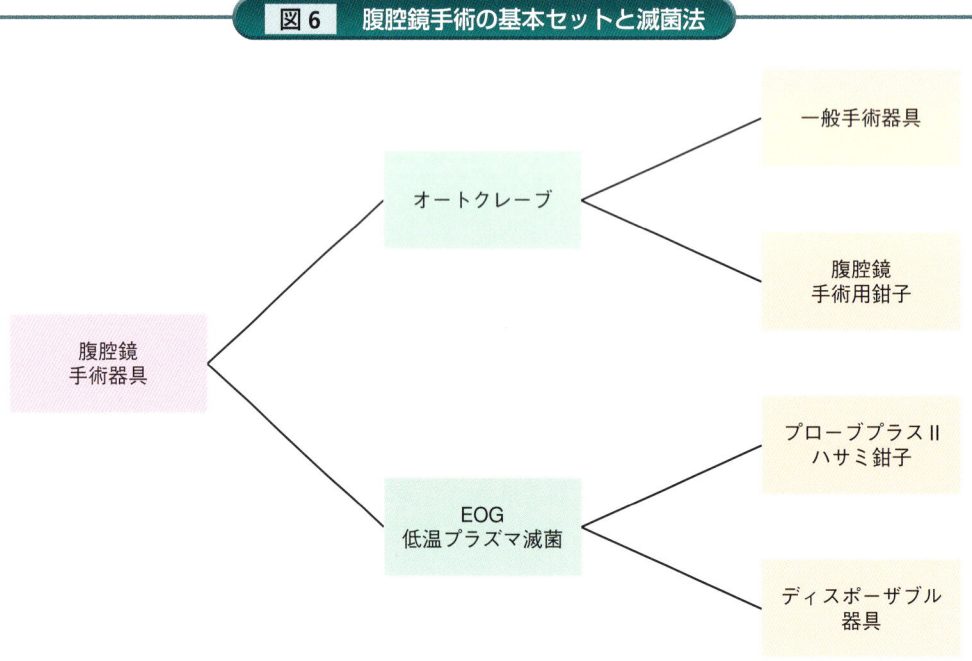

図6　腹腔鏡手術の基本セットと滅菌法

腹腔鏡手術器具は，金属製の手術器具とプラスチックを含む器具とに大きく分けられ，前者はオートクレーブ滅菌，後者にはEOGまたは低温プラズマ滅菌が行われる．

4. 腹腔鏡手術に使用する基本セット

**図7** アプローチや閉創に必要な手術器具

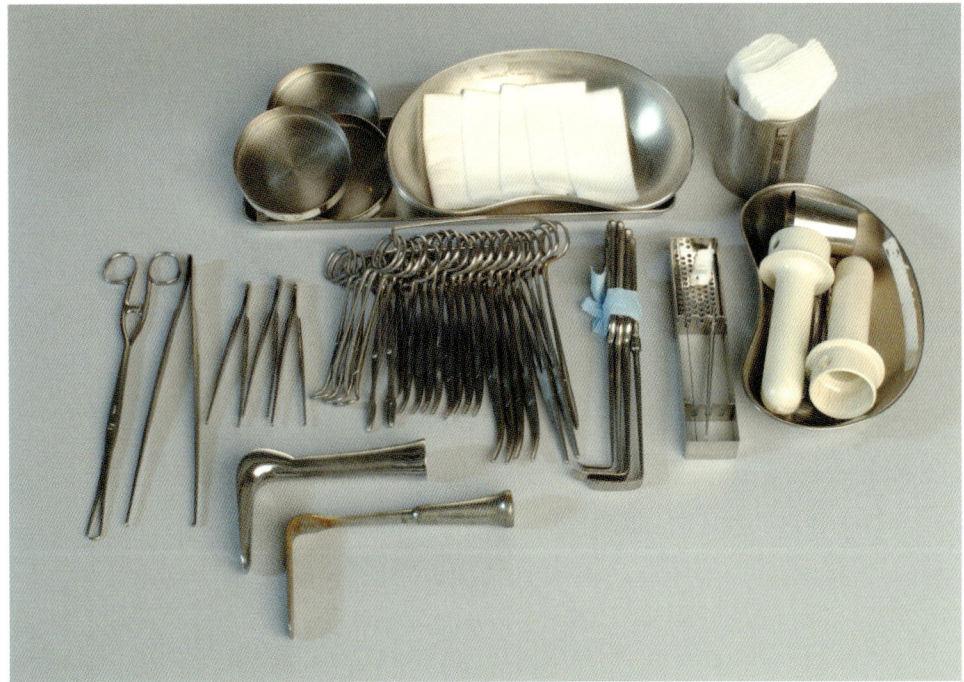

開腹手術と共通の金属製の手術器具には，膣洗セット，ペアン，コッヘル，小鑷子，筋鉤，メスホルダーなどが含まれる．

**図8** 腹腔鏡手術の基本セットに含まれる鉗子類

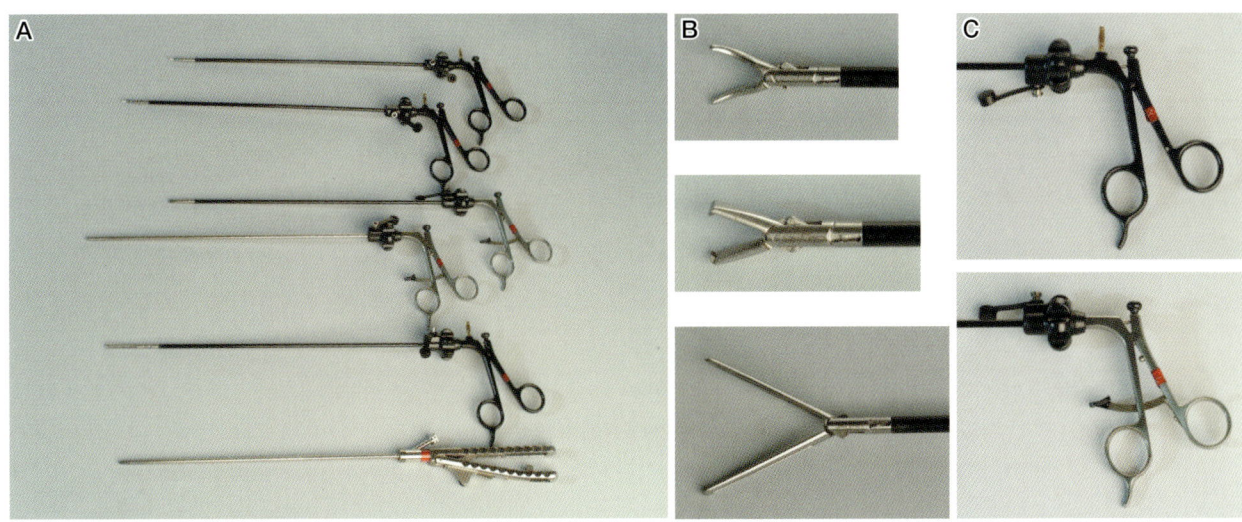

A．上からメリーランド鉗子2本，コブラ鉗子2本，腸鉗子1本（いずれもストライカー社）．
　持針器のみジョンソン・エンド・ジョンソン社
B．先端の形状（上からメリーランド，コブラ，腸鉗子）
C．グリップの形状（ラチェットなしはメリーランド鉗子，腸鉗子，ラチェット付きはコブラ鉗子）

§1 腹腔鏡手術の準備

図9 リユースして使用している器具

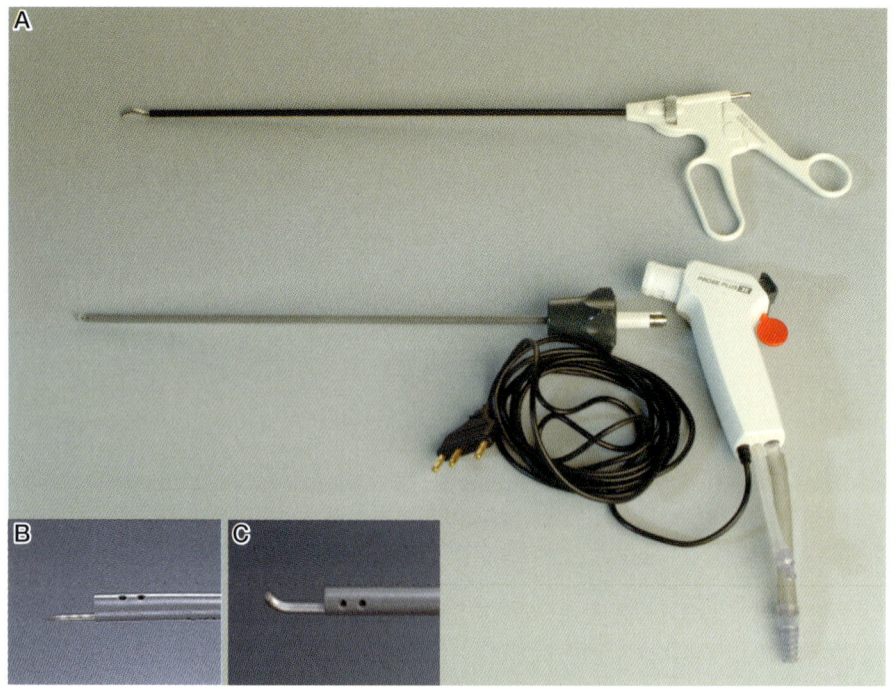

A. エンドシアーズ，プローブプラスⅡ（針状電極とハンドピース）．洗浄して乾燥後，ガス滅菌して再使用
B. ニードルタイプ，C. カーブタイプ（いずれも低温プラズマ滅菌）

### 3 リユースしている器具（図9）

　　リユースして使用している器具は，鋏鉗子（エンドシアーズ®：タイコーヘルスケア社），送水吸引管付モノポーラー（プローブプラスⅡ®：ジョンソン・エンド・ジョンソン社）のハンドスイッチと電極である．ハンドスイッチは，電気メスのスイッチも手元で操作できるタイプを，電極は針状電極（ニードルタイプ）を使用している．

### 4 パック化されたディスポーザブル器具と物品（図10）

　　すべての腹腔鏡手術に必ず使用するディスポーザブル物品を整理すると，トロカールや気腹針からガーゼ，紙メジャー，シリンジなどこまごましたものまで含めると29品目に達する．われわれは，タイコーヘルスケア社とアリージャンス社の2つのメーカーと共同し，これらのディスポーザブル物品を1つのパックに収納した．2社が共同してすべての物品の梱包をはずして使用順に1つのパックにまとめてガス滅菌した後，当科手術室に納入してもらっている．当科では，年間約1,000件の腹腔鏡手術を施行するため，このスケールメリットを生かして大幅なコストダウンと在庫の削減を図ることができた．さらに，このパック化の波及効果は大きく，ディスポーザブル器具のピッキングや展開に要する看護師の労働時間が1件あたり約20分短縮され，さらにこれまで単包で使用していた場合に比べ，パッケージなどの医療廃棄物も1件当たり約400g削減された．

## 5. パックに含まれない器具（使用頻度が高いもの）

### 図10　パック化されたディスポーザブル器具と物品

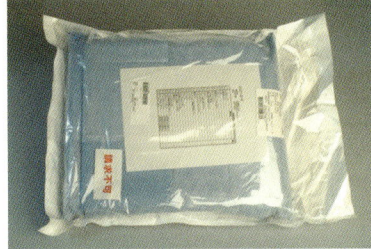
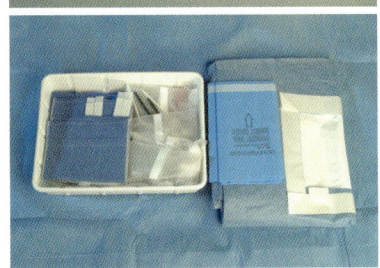
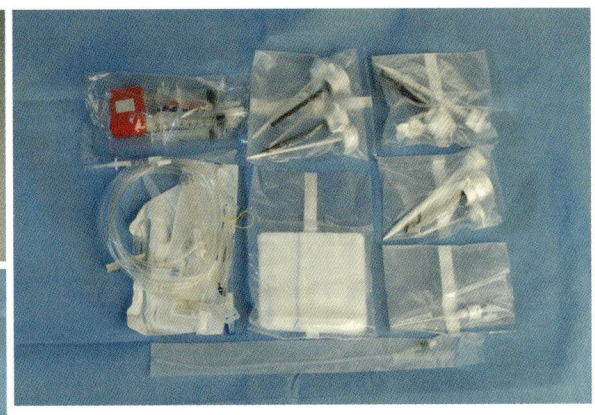

機械台の敷布，覆布，トロカール類，シリンジ，ガーゼ，膀胱留置カテーテルなど29種類のディスポーザブル器具がガス滅菌されて1つのパッケージに収められている

# 5 パックに含まれない器具（使用頻度が高いもの）

### 1 子宮マニピュレーター（図11）

　開腹手術と異なり，3本程度の鉗子で手術を行う腹腔鏡手術では，子宮を操作するためのマニピュレーターが必要である．子宮マニピュレーターは，数種類あるが当科ではディスポーザブルのユテリンマニピュレーター®（ジョンソン・エンド・ジョンソン社）を使用している．ユテリンマニピュレーターは手元のハンドルを回転させることにより，先端のチップが上下に動き，時計方向に回転させると120度前屈し，反時計方向に回転させると90度後屈する．当科では，イソジンによる術野の消毒と腟洗浄を施行後，ディスポーザブルの覆布をかけた後，清潔野でマニピュレーターを挿入している．

　当科では，マニピュレーターを操作する人員を削減するために，マニピュレーターを術野に固定するためのマニピュレーターホルダーを開発した（43頁参照）．マニピュレーターホルダーを使用することにより，手術の間中マニピュレーターを任意の方向に固定することができる．

### 2 ベッセルシーリングシステム（図12）

　子宮全摘術や付属器摘出術などでは，血管を含む靱帯を切断するためにベッセルシーリングシステムが有用である．ベッセルシーリングシステムは，コンピューターでバイポーラーの出力をコントロールして，比較的低温で結合組織を含む血管の閉鎖を迅速かつ確実に行う器具で，内蔵されたカッターにより1回の動作で靱帯の凝固・切断が可能である．タイコヘルスケア社から直径10mmのリガシュア・アトラス®と直径5mmのリガシュアV®が発売されている．われわれは，作動が

§1 腹腔鏡手術の準備

### 図11 子宮マニピュレーター

ユテリンマニピュレーターには，本体と頚管拡張器，シリンジが付属している

### 図12 ベッセルシーリングシステム

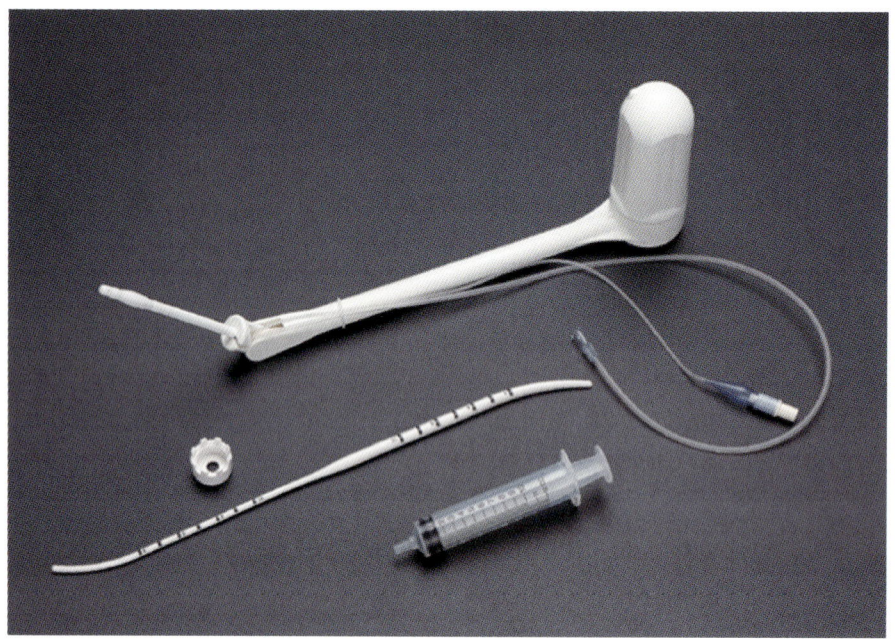

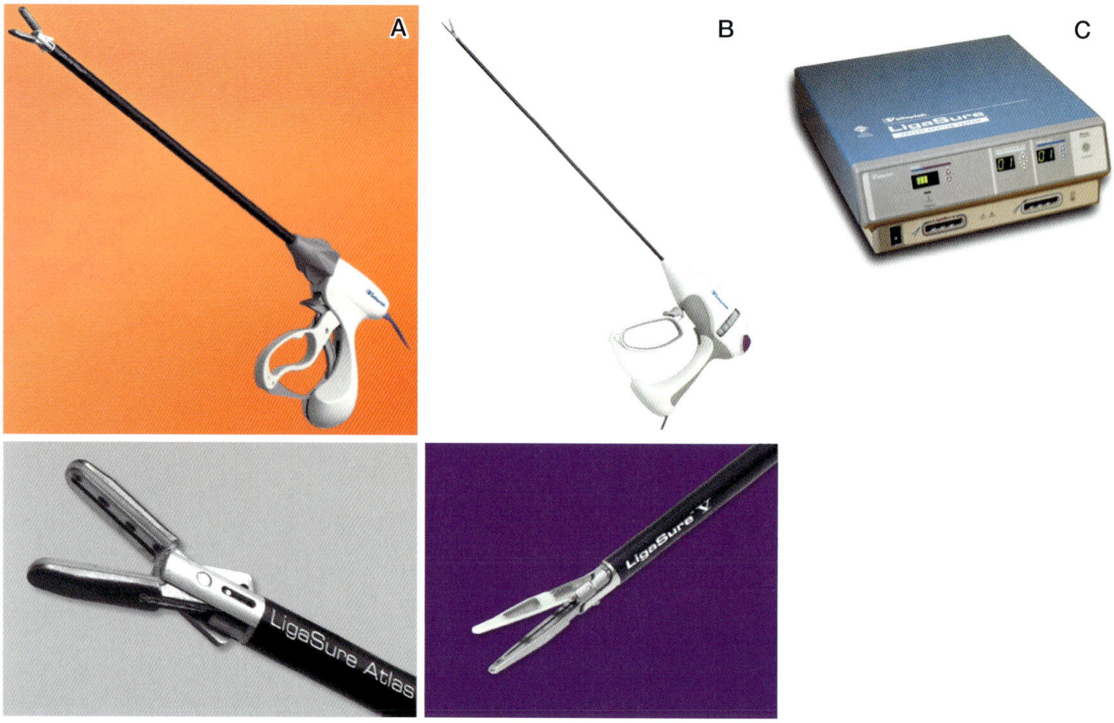

A．リガシュアアトラス，B．リガシュアV，C．ジェネレーター

5. パックに含まれない器具（使用頻度が高いもの）

### 図13　体外回収器具

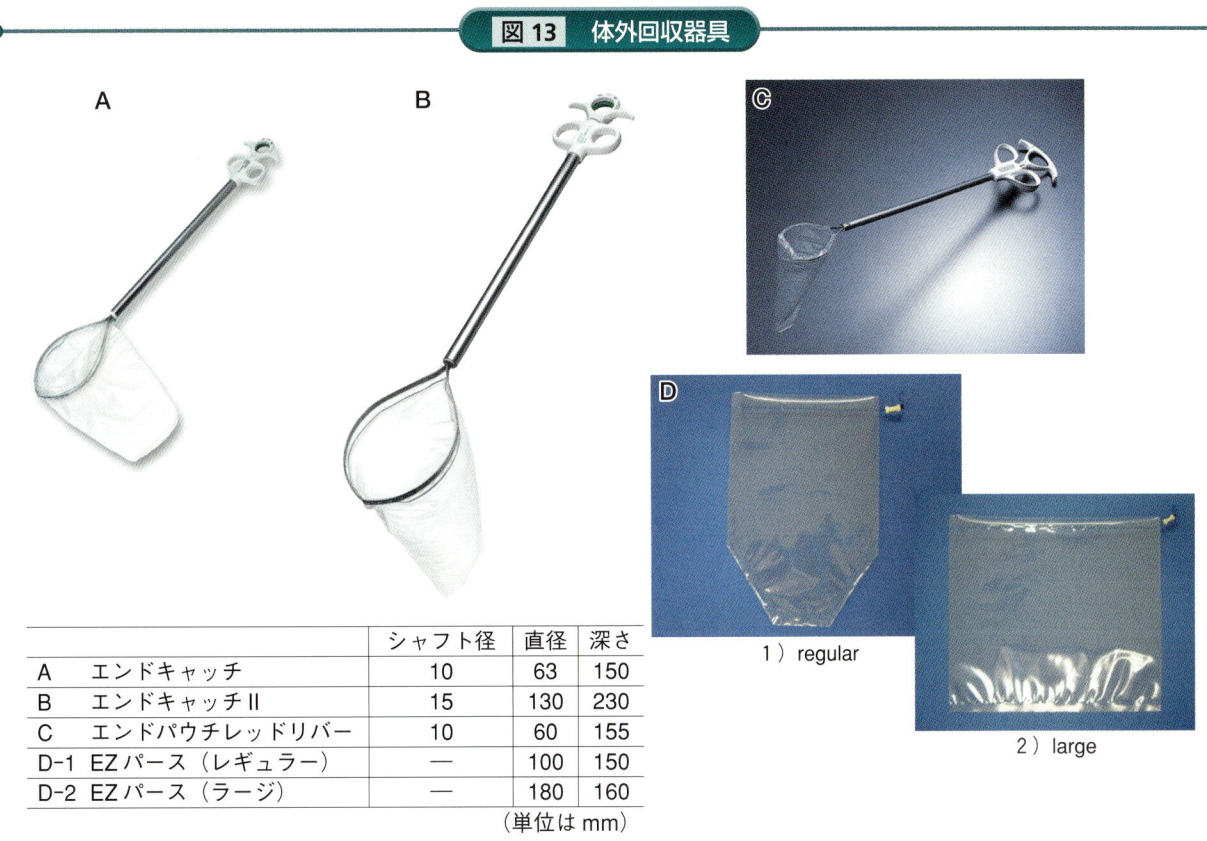

| | シャフト径 | 直径 | 深さ |
|---|---|---|---|
| A　エンドキャッチ | 10 | 63 | 150 |
| B　エンドキャッチⅡ | 15 | 130 | 230 |
| C　エンドパウチレッドリバー | 10 | 60 | 155 |
| D-1　EZパース（レギュラー） | — | 100 | 150 |
| D-2　EZパース（ラージ） | — | 180 | 160 |

（単位はmm）

確実なリガシュアアトラスを使用している．

## 3 体外回収器具（図13）

体内で切除された卵巣，卵管や外妊腫瘤などの摘出物を体内で収納し，体外へ回収する器具である．エンドパウチ®（ジョンソン・エンド・ジョンソン社），エンドキャッチ®（タイコヘルスケア社），EZパース®（八光社）など数社から発売されている．エンドパウチとエンドキャッチはシャフトの中に回収袋が収納されており，体内で押し出された回収袋が開くようになっていて操作が簡単である反面，高価である．EZパースは回収袋の入口に巾着状に糸がついているだけのきわめてシンプルな構造であり，操作がやや煩雑であるが，回収袋が丈夫で同一の手術において反復使用が可能であり，廉価である．

## 4 洗浄式自己血回収装置（図14）

外科手術における出血時に同種血輸血を回避するための対策として，自己血貯血と自己血回収装置がある．閉鎖腔で行う腹腔鏡手術においては，開腹手術と異なり，出血はガーゼを用いずにすべて吸引管で吸引するため，自己血回収装置の使用に適している．本邦で使用可能な自己血回収装置は数種類あるが，われわれが使用しているセルセーバー5＋のスペックを示す（図14）．当院では，手術室に5台の自己血回収装置が常備され，術中出血が多い場合や外妊破裂例などで使用している．大きな筋腫や多発性筋腫に対する腹腔鏡筋腫核出術など，比較的多量の出血が予想される症例に際して，当科では基本的に自己血貯血ではなく自己血回収装置のスタンバイで対処している．

## 図14　洗浄式自己血回収装置

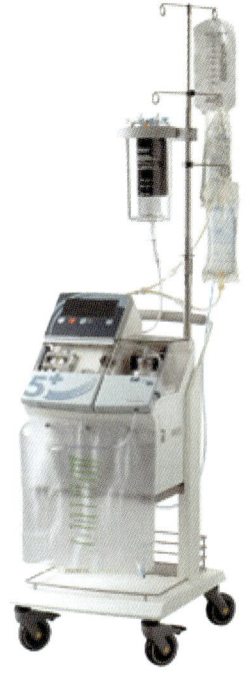

品名：セルセーバー5＋（プラス）（ヘモネティクスジャパン社）
寸法（装置単独）：W41×D37×H94cm
重量（本体）：32.2kg
電圧：100VAC
周波数：50/60Hz
遠心器スピード：5650/5000-7000rpm（2050-7000可変）
ポンプスピード：0-1000ml/min（可変）
濃縮ポンプスピード（自動）：125～600ml/min
洗浄ポンプスピード（自動）：75～500ml/min
返血ポンプスピード（自動）：100～500ml/min
ボウル容量：70/125/225ml

### 5 モーセレーター（図15）

　　子宮筋腫核出時に，核出した筋腫核を体外に回収するのに使用する器具である．リユース（ストルツ社）とディスポーザブル（ジョンソン・エンド・ジョンソン社）の2種類の器具が使用できる．モーセレーターの構造は，電動で回転する刃の付いた内筒とこれを覆う外筒からなる．外径10mmのクロー鉗子で筋腫を把持し，内筒で削りながら回収する．モーセレーターの先端を，リンゴの皮を剥くように筋腫の接線方向に回転させながら動かすと効率のよい回収ができる．

### 6 APSイントロデューサー®（八光メディカル）（図16）

　　セプラフィルムやタココンブなどの癒着防止剤や止血剤を体内に誘導するための器具であり，当科で考案した．当科では外径12mmのステンレス製のリユーザブル器具を使用している．金属製のシースにプッシャーがついている水鉄砲のようなきわめて簡単な構造である．プッシャーを引いてツッペルスポンジを入れて，セプラフィルムやタココンブなどをまるめて充填する．左上腹部の12mmのトロカールから腹腔内に誘導し，プッシャーを押してシート剤を体内に誘導する．

### 7 閉鎖式ドレーン（図17）

　　CDCの手術部位感染予防のガイドラインでは，ドレーンが必要な場合には閉鎖式ドレーンを使用し，できるだけ早期に抜去するよう述べられている．当科では，術後出血に対するインフォメーションドレーンとして閉鎖式ドレーンをルーチンに使用している．
　　当科で使用しているのは，SBバック®（住友ベークライト）またはJ-VAC®（ジョンソン・エン

5. パックに含まれない器具（使用頻度が高いもの）

### 図 15　電動式モーセレーター

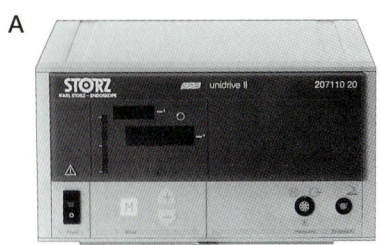

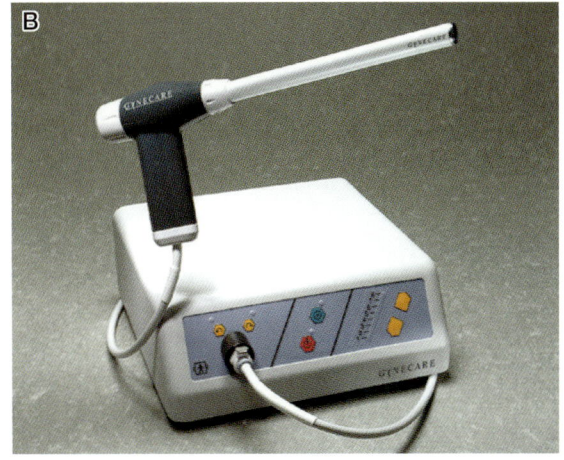

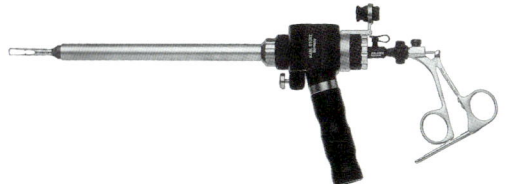

リューザブルモーセレーター
シャフトのサイズが3種類
内刃は定期的に交換
（ストルツ社）

ディスポーザブルモーセレーター
トルクが大きく，切れ味が良い
（ジョンソン・エンド・ジョンソン社）

### 図 16　APS イントロデューサー
（セプラフィルムやタココンブの腹腔内搬入に使用）

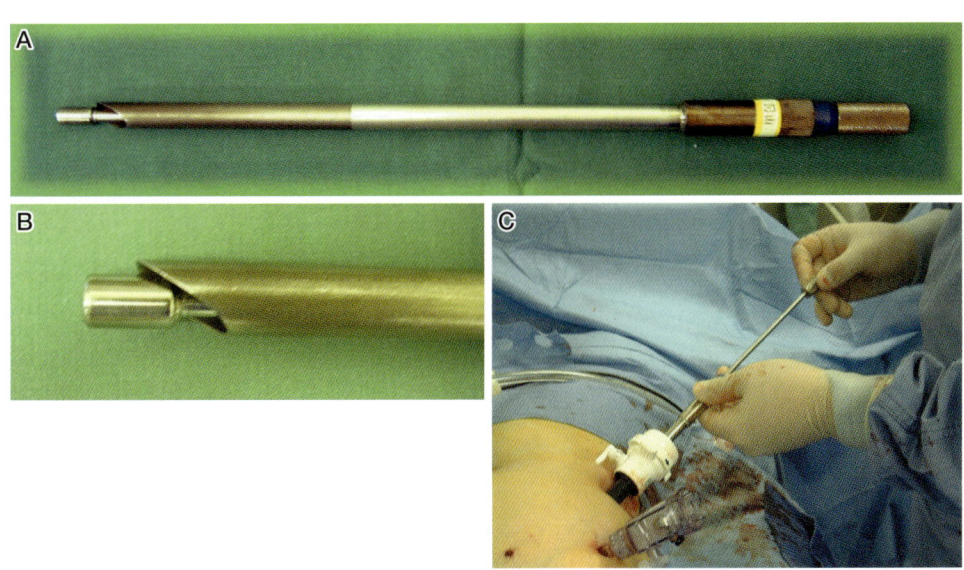

A．金属製のレューザブルタイプのイントロデューサー（外径 12mm）
B．先端の拡大図（内筒の頭部がみえる）
C．左上腹部の 12mm のトロカールからイントロデューサーを腹腔内に挿入

§1 腹腔鏡手術の準備

## 図17 閉鎖式持続吸引ドレーン

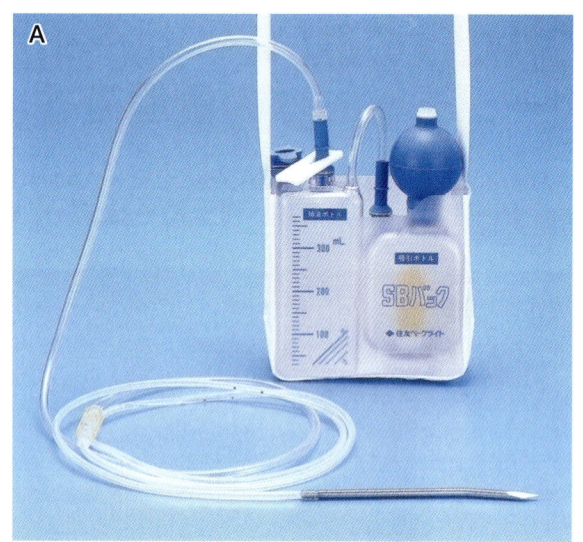
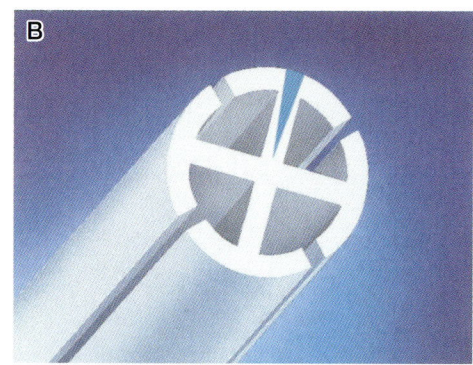
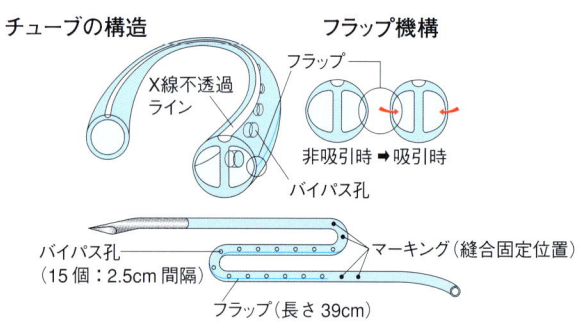
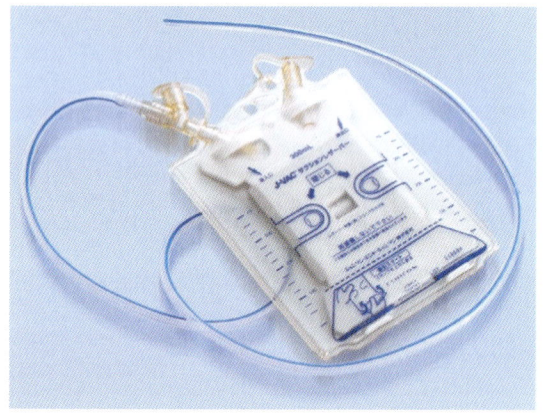

チューブにはスリットを有し，毛細管現象による吸引効果があり，凝血塊などで詰まりにくい
A．SBバック　B．J-VAC

　ド・ジョンソン社）である．両者ともにドレーンの先端がスリット式になっており，分泌物や出血を毛細管現象で吸引する．出血時，凝血塊によるドレーンの閉塞が少ないのが特徴である．
　腹腔鏡手術後，半分に切ったドレーンを左下腹部の5mmのトロカールからダグラス窩に留置し，閉創用の3/0 PDSで創部に固定している．留置したドレーンは，原則として手術翌日の午前中に抜去している．

　欧米では，インフォメーションドレーンのような，ルーチンなドレーンの使用は一般的ではない．当科では，毎日腹腔鏡手術が施行され，もっとも多い日には7件の腹腔鏡手術が行われている．これらの症例の術後管理には，インフォメーションドレーンが有用である．腹腔鏡下筋腫核出術の約0.5％，腹腔鏡下卵巣嚢腫摘出術の約0.2％においてドレーンからの排液が500ml以上認められる．これらのうち，約半数は腹腔内出血により再腹腔鏡手術が行われる．ドレーンからの流出量（時間あたりの排液量）の増大は，血圧や脈拍などバイタルサインの変化の前に確認されており，インフォメーションドレーンの留置は術後管理とリスクマネジメントの観点から非常に有用であると考えている．

# §2 腹腔鏡手術の基本手技

## a．基本手技

当科で行っている腹腔鏡手術の基本手技について述べる．腹腔鏡の基本手技は，気腹法・吊り上げ法，エントリーもオープン法・クローズド法，腹壁のトロカールの配置にいたるまで施設によって千差万別である．ここでは，現在当科で行っている手技について解説する．

### 1 術前処置

術前検査で合併症が認められなければ，患者は原則として手術前日に入院する．入院後，問診を行い，前日の夕方と当日の朝に 120m$l$ のグリセリン浣腸を施行する．

### 2 麻酔

前投薬の投与は行わず，患者は歩いて手術室に入室する．麻酔は，気管内挿管全身麻酔のみで行い，通常，硬膜外麻酔の併用は行っていない．

### 3 抗生剤の投与

CDC のガイドラインに従い，挿管後に第 2 世代のセフェム系の抗生物質を 2g 点滴静注する．手術が 3 時間を超えた時点で同様の抗生剤を 2g 追加静注する．抗生剤の投与は，原則として術前 1 回のみである．

### 4 患者の体位と DVT（deep vein thrombosis）の予防（図 18）

体位は手術台の保温マット上に砕石位をとり，レビテーターにより両足を挙上する．両手は体側につけ，腰布にくるんで固定する．両肩には，骨盤高位にしたとき体が頭側にずり落ちないよう肩当てを置く．

下腿には DVT 予防のため，手術翌日の初回歩行時まで intermittent pneumatic compressor を装着する．

### 5 術者の位置とトロカールの配置

当科では，2 ～ 4 名で腹腔鏡手術を施行している．クローズド法によるアプローチを行っているため，術者は患者の左側に立ち，第 1 助手は患者の右側，スコープを第 2 助手が操作する場合には第 1 助手の頭側に位置する．Douglas 窩深部内膜症などで子宮マニピュレーターやレクタルプローブの操作が必要な場合には，砕石位の足の間に助手が入ることもある．

臍底部に 11mm のトロカール，両側下腹部に 5mm のトロカール，術者側の左上腹部に 12mm

§2 腹腔鏡手術の基本手技

### 図18 患者の体位とDVTの予防

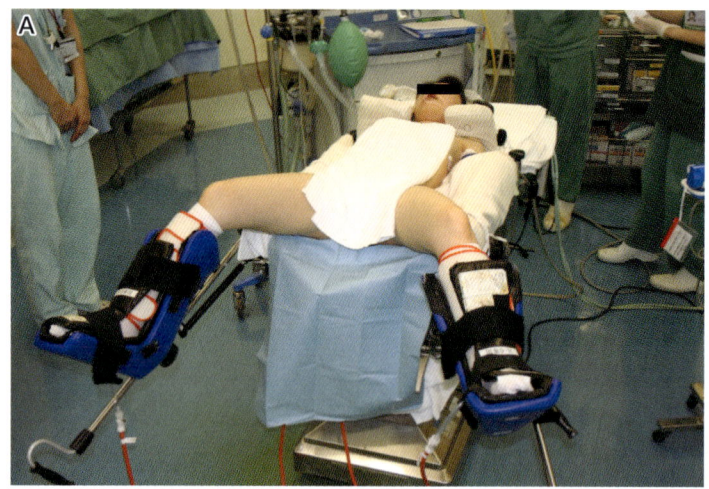
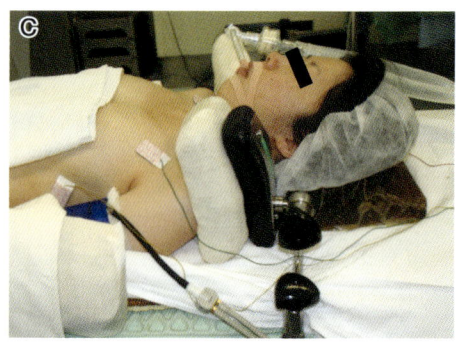
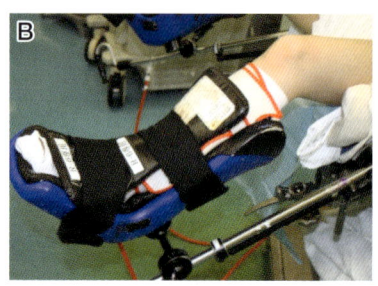
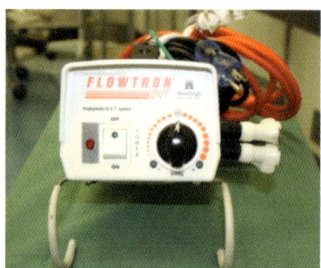
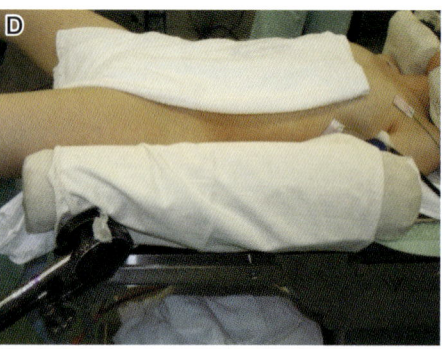

A. 砕石位，B. レビテーター，弾性ストッキング，IPCポンプ，C. 肩当て，D. 腕の固定

### 図19 トロカールの配置と術者の位置

A

- 臍部 11mmスコープ用
- 左上腹部 12mm鉗子用 術者右手
- 右下腹部 5mm鉗子用 助手右手
- 左下腹部 5mm鉗子用 術者左手

B

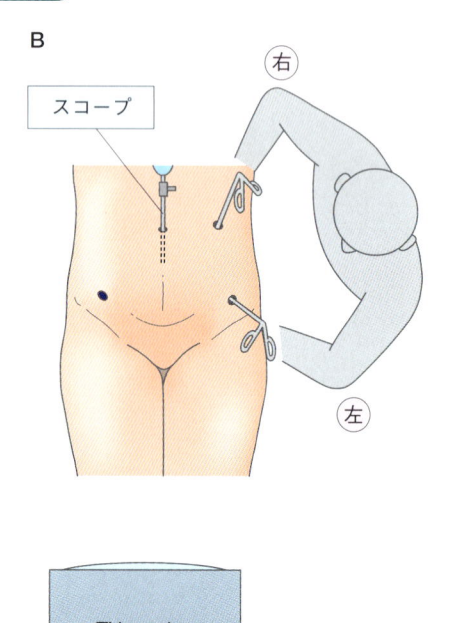

スコープ / 右 / 左 / TV monitor

のトロカールを刺入する（図19A）．両下腹部のトロカールは，上前腸骨棘の約3cm内側で，下腹壁動静脈の外側に置き，左上腹部のトロカールは臍より約2～3cm上方の前腋窩線上に刺入する．患者の左側に位置する術者は，左側の2本のトロカールを使用し，患者の右側に立つ第1助手は，右手で右下腹部のトロカールを操作する（図19B）．

　このトロカールの配置により，術者は両肩を水平にしたきわめて疲労の少ない姿勢で手術が行え，さらに術者の右手の鉗子は最もワーキングスペースの広い左上腹部のトロカールを使用できる．

## 6 アプローチ法（図20A～D）

　当科における腹腔鏡の方法は，気腹法であり，アプローチ法はクローズド法を採用している．2002年までは，コンベンショナルなクローズド法（臍輪下部を小切開して，ベレース式気腹針を刺入して気腹後，セーフティーシールドの付いたブレード式のトロカールをブラインドで刺入）を採用していたが，後腹膜の大血管損傷を契機に現在の方法に改善した．

　術者と助手がそれぞれ2本のコッヘル鉗子を持ち，臍輪部から順次把持して臍底部を翻転する（図20A）．十分に翻転した臍底部を尖刃で切開する（図20B）．臍部は腹壁が最も薄い部分で，臍底部を翻転して切開することにより，容易に腹壁を貫通できる．気腹針を通したエクスパンダブルスリーブ®を創部に刺入して，シリンジテストを行った後，気腹を行う（図20C）．通常，臍底部翻転・切開により腹壁は腹膜にいたるまで切開されており，エクスパンダブルスリーブは抵抗なく腹腔内に達する．十分な気腹を行った後（気腹圧を10mmHgに設定すると注入する炭酸ガス量は1.5～2$l$），気腹針を抜去してエクスパンダブルスリーブにブレードレストロカールであるバーサステップ®を挿入する（図20D）．バーサステップを挿入後，ただちに光学視管を挿入してトロカールの先端が腹腔内にあることを確認し，気腹チューブを接続する．

> 　操作鉗子用のトロカールは，スコープで観察しながら両側下腹部および左上腹部に計3本刺入する．トロカールの刺入に際しては，腹壁の血管損傷に注意する．腹壁の血管は，皮膚の直下を走行する浅腹壁血管と腹膜の直上を走行する下腹壁動静脈とがある（図21）．前者はスコープを刺入部に接近させて腹壁から皮膚の血管を透見して確認し，後者はスコープで直視下に確認する．トロカール刺入時に，これらの血管を損傷すると思わぬ出血をきたすので十分に注意する（図22）．

## 7 腹腔内での基本操作

### a）基本スタイル（図23）

　当科の腹腔鏡手術の基本スタイルは，術者が患者の左側に立ち，助手が右側に位置する．術者は，左側の2本のトロカールを使用し，助手が右下腹部のトロカールを使用する．術者は，右手でプローブプラスⅡ，左手でメリーランド鉗子を持って切開，剥離などの基本操作を行う．助手は，メリーランド鉗子または腸鉗子を持って術者の手術操作をアシストする．腹腔鏡手術における基本スタイルを確立することは，非常に重要である．腹腔鏡手術で使用できる様々なパワーソースが開発されており，術者が手術に対するポリシーを確立していないと，これらのパワーソースに振り回されて手術の基本スタイルを確立することができない．プローブプラスⅡは，送水・吸引管付きのモ

### 図20 クローズド法によるトロカールの刺入

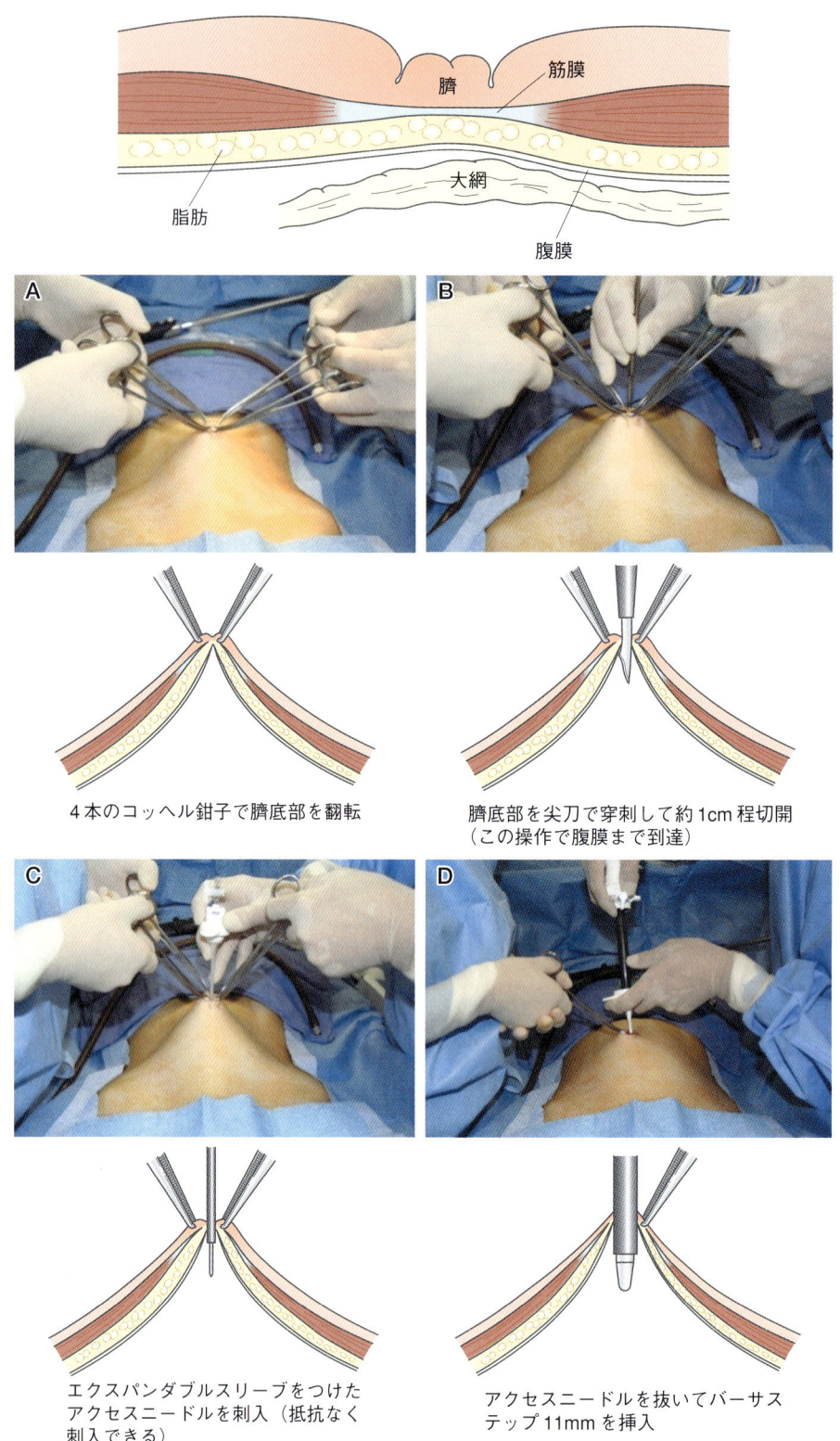

A．コッヘル鉗子4本で臍底を翻転挙上，B．尖刃で臍底を切開，C．エクスパンダブルスリーブ付きの気腹針を刺入，D．11mmのバーサステップを挿入

## 図21　腹壁の血管の解剖

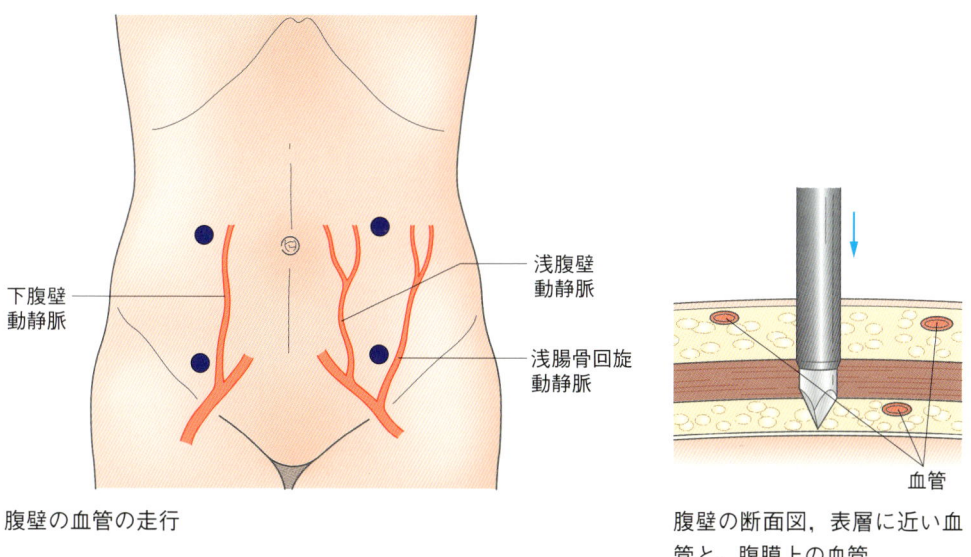

腹壁の血管の走行

腹壁の断面図，表層に近い血管と，腹膜上の血管

## 図22　第2～4トロカールの刺入

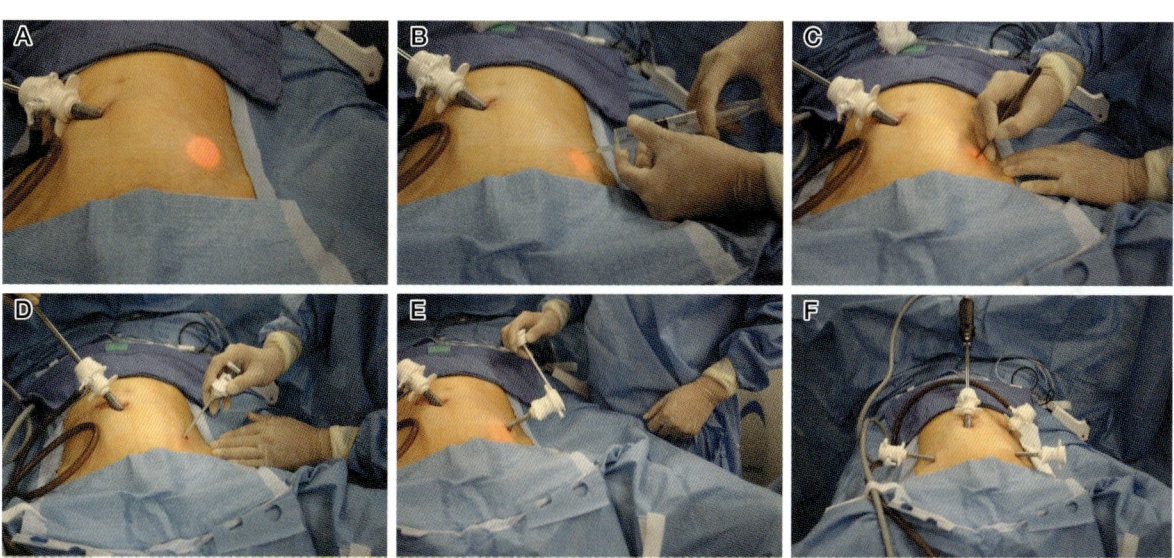

A．スコープの光で腹壁の血管を透見する（トランスイルミネーション），B．血管を避けて局麻薬を注入，C．尖刃で小切開，D．エクスパンダブルスリーブ付き気腹針を刺入，E．5mmのトロカールを挿入，F．すべてのトロカールを刺入した状態

ノポーラーであり，先端の電極は手元のスイッチにより切開と凝固の操作が可能である．また，電極をシャフトの中に収納すると，シャフトの先端で組織の鈍的剥離もできる．さらに，後腹膜の血管や尿管の剥離時には，吸引を併用しながらシャフトの先端で脂肪組織を吸引すると結合組織の効率的な剥離が行える．電極の形状は，ニードル，カーブ，フック，スパチュラなどの形状があるが，当科では主にニードル型の電極を使用し，ジェネレーターの出力を切開70W，凝固40Wに設定している．

§2 腹腔鏡手術の基本手技

図23 手術の基本スタイル

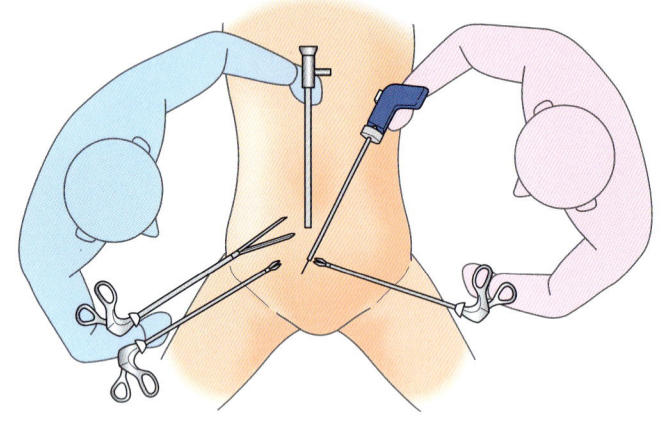

術者の右手にはプローブプラスⅡ，助手の右手にはメリーランド鉗子または腸鉗子

b）切開操作

切開や剥離操作は70Wのpure cutで行っている．この設定では，凝固作用はほとんど期待できないが，水蒸気爆発によるコールドナイフのようなシャープな切開が行え，周辺組織の熱損傷もきわめて軽微である．

c）凝固・止血操作

嚢腫壁を剥離した後の卵巣被膜や子宮表面の針穴周辺からのoozingは，針状モノポーラーを出血点に接触させてから少し離し40Wの凝固モードでスパークによる放電止血を行う．放電止血を行っても出血が止まらない場合には，術者または助手のメリーランド鉗子で出血点の組織を薄く把持して，針状モノポーラーの電極をメリーランド鉗子の先端にあてて，切開モードで通電して止血する．

## 8 手術終了時の創部の処置

手術操作が終了したら，生理食塩水で腹腔内を十分に洗浄・吸引する．スコープで左右のトロカール刺入部を観察し，さらに左上腹部の12mmのトロカールからスコープを挿入して，臍部のトロカール刺入部をみて，出血のないことを確認する．その後，左下腹部の5mmのトロカールからSBバックを挿入して気腹を中止し，すべてのトロカールを抜去する．

原則として，10mm以上のトロカールは筋膜の縫合を行い，5mmのトロカールは縫合しない．左上腹部のトロカールは，3/0 PDS強弯針で筋膜をZ縫合し，表皮はノットが創に埋没するように真皮をin-out-out-inで2針結節縫合している．臍部は，コッヘル鉗子で再度翻転し，表面に糸がでないように3/0PDSで1針埋没縫合する．創部の表面は，ステリーストリップで固定し，防水性のドレッシング剤を貼付する（図24）．

インフォメーションドレーンであるSBバックは，原則として手術の翌日に抜去する．抜去後，創部をイソジンで消毒してステリーストリップで固定し，ドレッシング剤を貼付する．

a．基本手技

**図24** 術後の創部

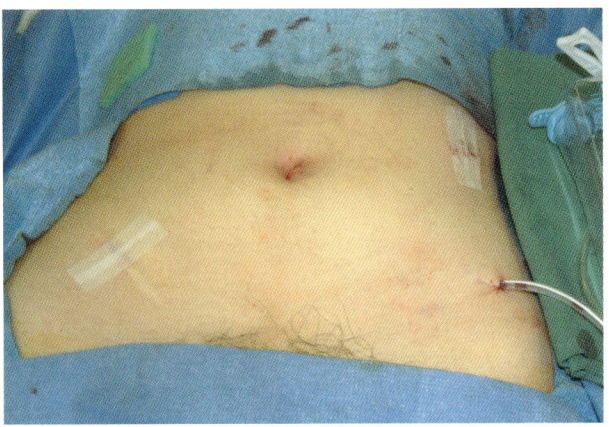

**図25** 腹腔鏡手術後の回復期間

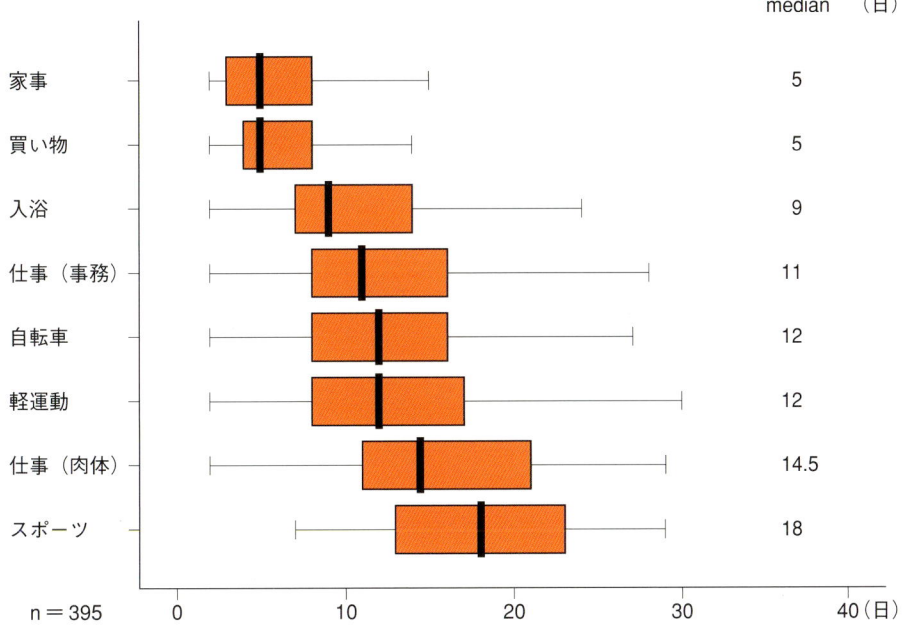

## 9 術後管理

　当科における術後管理の特徴は，退院後ほとんど生活の制限しないことである．術後1週間目の外来包交日まで「激しい運動と湯船への入浴以外は，何をしてもよい．」ということを，外来でも，病棟でも徹底して説明する．過去に，同様の説明を行い，患者のADL調査を行ったアンケートの結果（図25）を配布して，術後のリカバリーの参考にさせている．これにより，患者は安心してさまざまな動作を不安なく行い，速やかに術前の状態まで回復している．

　その後，3カ月後，6カ月後に外来を受診させ，その後は6〜12カ月毎に外来診察を行っている．

§2 腹腔鏡手術の基本手技

図26 第9肋間アプローチに必要な器具

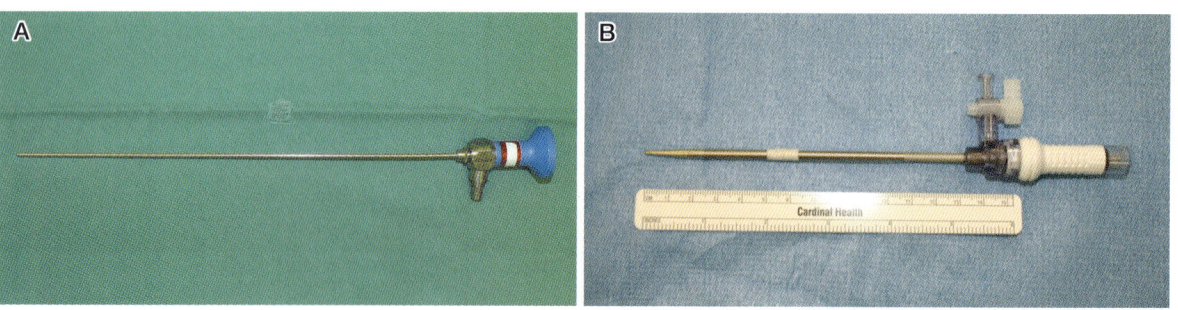

A．細型スコープ（外径2.7mm），B．アクセスニードル（刺しすぎ防止のため先端から5cmのところにステリーステップが巻かれている）

### b．手術既往例に対するアプローチ

手術既往例に対する腹腔鏡手術は，これまで比較的禁忌とされていたが，当科では第9肋間アプローチや経腟アプローチ法を用いて積極的に行っている．

手術既往例に対しては，オープン法によるアプローチが，一見安全な印象を受けるが，オープン法でも腹腔内に入るまではブラインド操作になるため，腸管損傷などはむしろクローズド法よりも多いという報告もある．

手術既往例に対するアプローチのコンセプトは，なるべく癒着のリスクが少ない安全なポイントを選択し，また，万が一の臓器損傷の可能性を考慮して，ブレードレスのなるべく細径のトロカールを用いることである．細径腹腔鏡に使用するトロカールとして，アクセスニードル®（ジョンソン・エンド・ジョンソン社）はベレース針型の外径3.8mmのトロカールである（図26A）．当科では，手術既往例のアプローチにはアクセスニードルを使用し，穿刺後，直ちにストライカー社の細径スコープ（2.7mm）を挿入して，腹腔内に達したことを確認してから気腹を行っている（図26B）．

> トロカール刺入時に誤って臓器を穿刺してしまった場合，トロカールの先端の構造により，臓器損傷の程度は異なる．アクセスニードルはベレース針と同様のブレードレス構造であるため，腸管や腸間膜を穿刺しても大きな損傷にいたらない場合が多い．誤穿刺が起こった場合には，まずバイタルサインを確認して安定していれば，あわてずに穿刺部位の状況を確認する．穿刺部の腸管に明らかな穿孔部が認められなければ，ドレーンのみで経過観察することも可能である．腸間膜や後腹膜の誤穿刺部位の血腫が小さく増大傾向がなければ，そのままで経過観察することも可能である．このような場合，ただちに状況を麻酔医に報告して，バイタルサインを確認しながら，本来の手術を行って，定期的に損傷部位を観察する．手術終了までに，大きな変化がなければ手術を終了し，術後CTなどにより経過観察を行う．

### ◼ 第9肋間アプローチ

手術既往症例に対して一般的に用いているアプローチ法である．婦人科領域での下腹部正中切開や下腹部横切開，胆嚢摘出などの右上腹部切開既往症例に用いる．左上腹部には，肝臓などの実質

**図 27　第 9 肋間の位置と断面の CT 像**

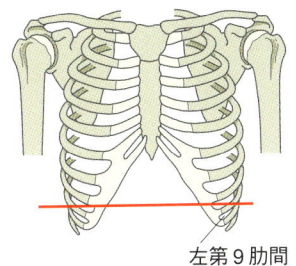

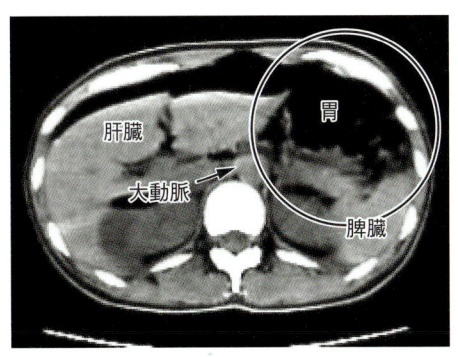

左第 9 肋間

肝臓　大動脈　胃　脾臓

第 9 肋間の下にあるのは胃のみで実質臓器は存在しない

臓器がなく，胃と大網のみでありアクセスニードルにより比較的安全に穿刺可能である（図 27）．仰臥位における肋間の穿刺で，安全に腹腔内に達することができるのは第 9 から第 7 肋間までである．肋間の位置は，鎖骨下の第 2 肋間から数えるのではなく，触診により肋骨弓を確認する．肋骨弓の直上の肋間が第 9 肋間である．第 6 肋間以上で穿刺すると胸腔に至るリスクがあるので注意する．

　アクセスニードルを左第 7〜9 肋間の前腋窩線上に胸壁と垂直に刺入する．腹壁と異なり，肋間は腹膜のテンティングがなく，腹壁を挙上せずに直接穿刺することができる．直下に実質臓器が存在しない第 9 肋間であるが，穿刺が深すぎると，腸間膜や後腹膜の大血管に到達する可能性がある．当科では，アクセスニードルの先端から 5cm の部位にステリーストリップを巻いて，穿刺が深くなりすぎないようにしている．第 9 肋間穿刺後，シリンジテストを行って細型スコープを挿入し，トロカールが腹腔内に入っていることを確認して，炭酸ガスで気腹する．気腹が完了したら，細型スコープを挿入して腹腔内の癒着を確認する．臍部周囲に癒着がなければ，細型スコープの観察下に，臍部から 11mm のトロカールを刺入する（図 28）．臍部に大網や腸管の癒着が存在する場合には，両側下腹部か左上腹部のトロカール刺入部に癒着のない空間を探す．これまでの経験では，どんな場合でも 3 カ所のいずれかには必ず癒着のない部分が確認されている．癒着のない部分に直視下に 2 本目トロカールを刺入し，これを橋頭堡にして癒着剝離を行い，3 本目のトロカールを刺入する．3 本目のトロカールが挿入された時点で，5mm のスコープを挿入して，術野の方向を変えながら癒着剝離を続け，順次トロカールを刺入して，最終的に 5 本のトロカールを刺入する．腸管や大網が全面で癒着していることはなく，点と線で癒着しているため，気腹により癒着部分と臓器相互の位置関係が明らかになり，開腹手術よりも効率的に癒着剝離が行える．

　この方法により，手術既往のあるほとんどの症例で安全な腹腔鏡手術が可能である．

**図 28 第 8 肋間アプローチ**

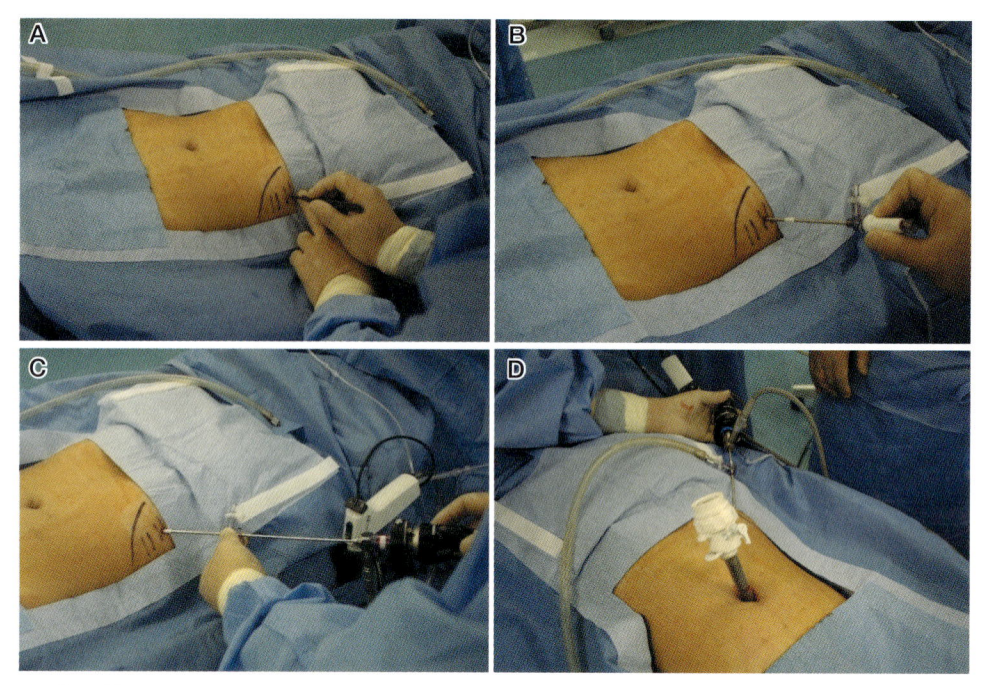

A. 第 8 肋間に尖刃で小切開を加える，B. 胸壁に垂直にアクセスニードルを穿刺（5cm まで刺入），C. 細型スコープを挿入し，腹腔内にあることを確認，D. 細型スコープ観察下に，臍輪下部に 11mm トロカールを刺入．

### 2 経腟アプローチ

　　　　　　小児外科の手術や胃の手術などで左上腹部におよぶ手術既往がある症例では，左第 9 肋間アプローチは困難である．このような症例に対しては Douglas 窩アプローチを行っている．Douglas 窩アプローチは transvaginal hydrolaparoscopy の手法を応用したものである．

　　　　　　Douglas 窩アプローチの要約は，内診で子宮の可動性がよく，Douglas 窩に卵巣腫瘍などが存在しないことである．十分な腟洗浄を行った後に，クスコ腟鏡をかけ，ユテリンマニピュレーターに付属する白色ゾンデの太い部分を子宮内腔に挿入して子宮を前方に挙上する．子宮腟部から約 1cm 下方の後腟円蓋にアクセスニードルを置いた後，腟鏡を抜去してやや上方に向かって刺入する（図 29）．後腟円蓋から Douglas 窩までの腟壁はきわめて薄いので，抵抗がなくなったらただちに穿刺を中止しアクセスニードルの内筒を引き抜きトランペットバルブから生理食塩水を約 100ml を注入する．次いで，細型スコープを挿入し，腹腔内に達したことを確認する．この時点で，炭酸ガスによる気腹を行い，臍部を含む 4 カ所の穿刺点を確認し，第 9 肋間アプローチと同様にして 4 本のトロカールを刺入する．

### c．バソプレシンの効果

　　　　　　腹腔鏡手術では，開腹手術と異なり，創部からの出血に対してガーゼ圧迫や血管の圧迫などが困難である．卵管線状切開や子宮筋腫核出術では，外妊腫瘍や筋腫核を摘出して創部を縫合するまで

## c. バソプレシンの効果

**図29** 経腟アプローチ法

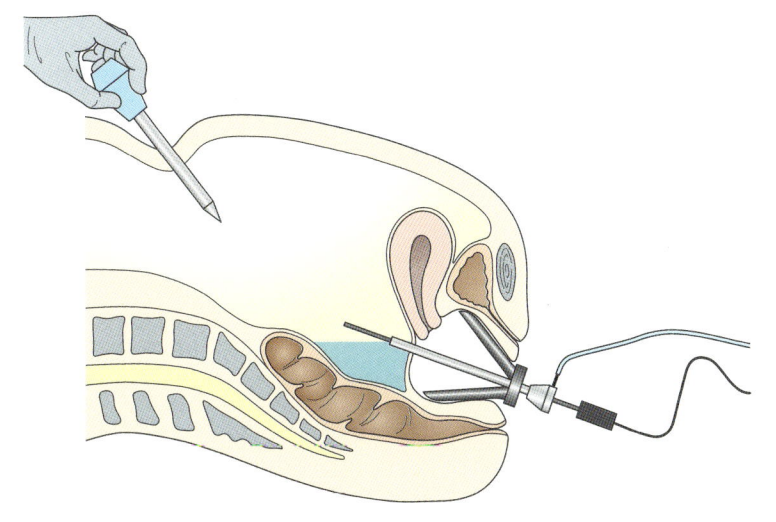

子宮を前屈にして，後腟円蓋からアクセスニードルを Douglas 窩に刺入し，生理食塩水 100ml 注入してから，スコープを挿入して，腹腔内に入ったことを確認して，気腹する．スコープで腹腔内を確認しながら，腹壁にトロカールを刺入する．

の間，出血のコントロールが困難である．このため，術中の出血軽減のために腹腔鏡下手術ではバソプレシンが用いられる．

当科では，バソプレシン 20 単位 1ml（ピトレシン®）を 100ml の生理食塩水で希釈して使用している．これを 20ml シリンジに吸引して，外筒のプラスチックカバーを外した 18G のサーフロ針で経腹的に組織に注入する．

腔鏡下筋腫核出術の術中に経腟超音波のカラードップラーで子宮動脈の血流波形および RI を測定し，子宮表面の色を経時的に観察し，ピトレシンの作用機序と作用持続時間を検討した（図 30）．

生理食塩水で 100 倍に希釈したピトレシン 4 単位 20ml を子宮筋層内に局注した．

ピトレシン投与直後より子宮表面は蒼白となり，20 分経過するころから赤みが差してきた．投与直後から子宮動脈の血流は著明に減少し，拡張期の血流の途絶が認められ，その回復には約 20 分を要した．子宮動脈上行枝の RI は，投与前，投与 5 分後，40 分後でそれぞれ 0.58，1.00，0.81 であった．

子宮筋層に投与されたピトレシンにより，子宮動脈の血管平滑筋はただちに収縮し，子宮筋層を横走する弓状動脈・放射状動脈の血流は血管平滑筋および子宮平滑筋収縮作用によりほぼ完全に途絶する．その効果は投与後 5 分後に peak となり，約 30 分持続し，徐々に回復することが示された．一方，ピトレシンの投与によっても心拍出量や血圧，脈拍および術後尿量は大きな変化を示さなかった．すなわち，ピトレシンは大循環系に大きな影響を及ぼさずに，子宮の局所循環を可逆的に遮断する非常に有用な薬剤であることがわかる．

ピトレシンは，腹腔鏡手術における強力な血管収縮剤であり，子宮外妊娠に対する卵管線状切開術や筋腫核出術施行時にきわめて有用である．

## 図30 腹腔鏡下筋腫核出術におけるバゾプレシンの効果

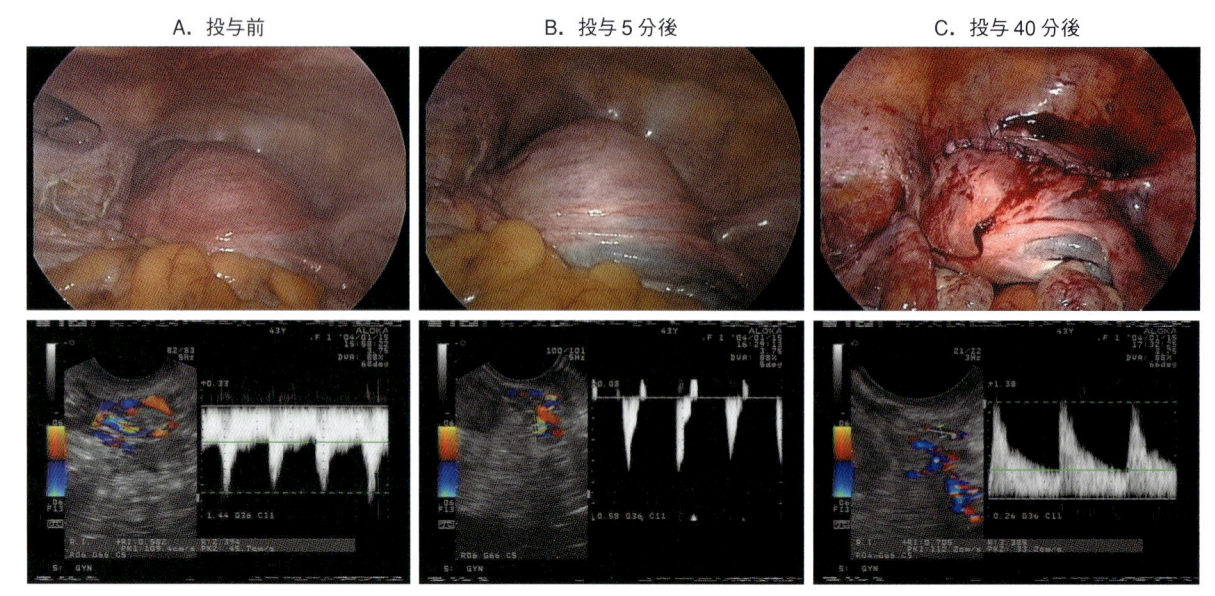

A. 投与前　　　B. 投与5分後　　　C. 投与40分後

A. 子宮の色はピンク色で，子宮動脈のRIは0.58，B. ピトレシンの投与により子宮は蒼白となり，子宮動脈の拡張期血流は完全に途絶，C. ピトレシンの投与後40分後には子宮の色は回復しているが，子宮動脈のRIは0.81と高い．

> バゾプレシン投与時の副作用として，文献的には肺水腫が報告されている．当科では，1995年以来上記の方法でピトレシンを2,500例以上の症例に使用しているが，明らかな副作用は1例のみである．ピトレシン投与の直後に平滑筋収縮により冠動脈にスパスムが起こり，心電図のSTの低下とともに著しい徐脈と血圧低下が起こった．これらの変化は，ミリスロールの点滴静注により速やかに回復した．

### d．摘出物の体外回収法（経腟的回収法）

　卵巣腫瘍や筋腫核などの摘出物の回収には，トロカールの刺入孔ばかりではなく，腟からの回収が有用である．表皮・脂肪組織・筋膜・筋肉・腹膜の5層からなる腹壁は，進展性に乏しく，大きな摘出物の回収には適していない．また，モーセレーターで摘出物を破砕して腹壁のトロカールから回収する方法もあるが，悪性の可能性がある摘出物や構造を維持したままで組織学的な検索を行いたい摘出物の回収には向いていない．薄く進展性に富む腟壁は，大きな摘出物の回収に適している．当科では，モーセレーターによる破砕が困難な摘出物の回収を後腟円蓋から行っている（図31）．
　経腟回収の適応は，

❶ 悪性腫瘍の可能性がある付属器摘出物
❷ 大きな石灰化を有する皮様嚢腫
❸ 石灰化のある筋腫核
❹ 閉塞性子宮奇形で摘出した子宮角（組織学的検索のため）

d．摘出物の体外回収法（経腟的回収法）

**図31** 経腟回収法

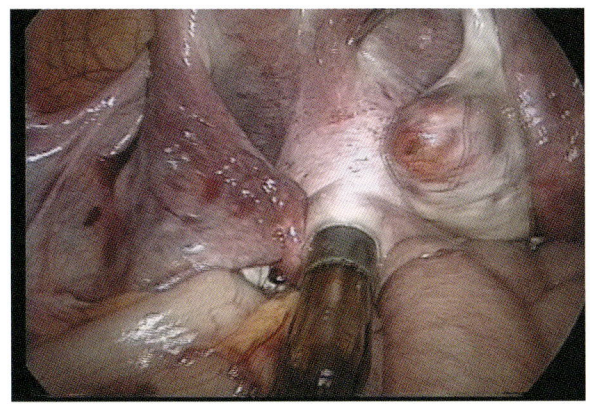

| トロカールを後腟円蓋より刺入 | 摘出卵巣腫瘍をエンドキャッチⅡに収納 |
| 回収袋に収納した腫瘍を経腟的に回収 | 2/0吸収糸による腟壁の連続縫合 |

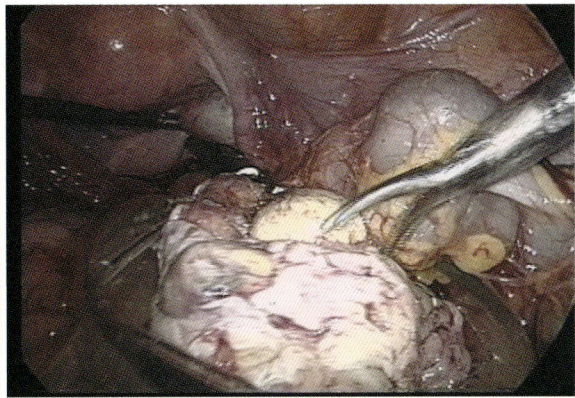

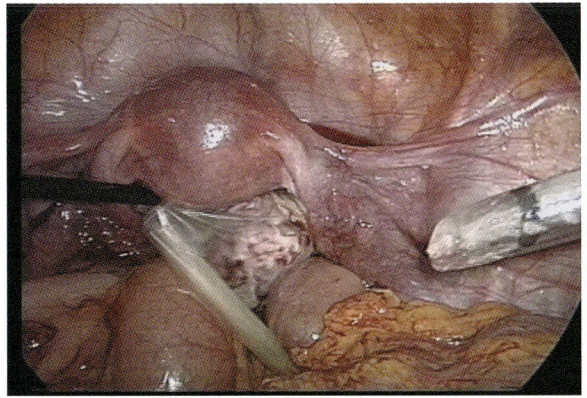

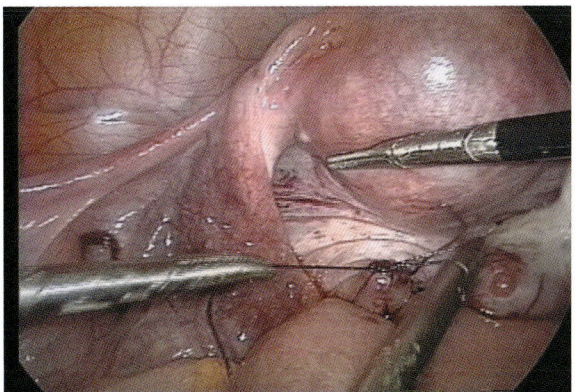

❺ 摘出した囊胞性腺筋症（組織学的検索のため）

などである．

## 1 方法

　経腟回収法に際しては，後腟円蓋の開放による炭酸ガスのリークを防止しなければならない．気密を保ったまま，後腟円蓋を開放する方法として，以下の2つの方法を行っている．

### a）トロカールを刺入する方法（図32）

　スコープによる観察下に，後腟円蓋に12mmのトロカール（バーサポート，エクセル®）を仙骨子宮靱帯の間のDouglas窩に刺入する．トロカールを通してエンドキャッチやエンドパウチを腹腔内に誘導して，回収袋を開き摘出物を収納する．これらの回収期器具は，回収袋を押し出したとき止め金のついた回収袋が大きく開くため，回収は容易である．大きな卵巣腫瘍を破綻させずに体外に回収するためには，15mmのバーサポートをDouglas窩に刺入し，エンドキャッチⅡ（直径13cm）を用いている．回収に際しては，トロカールを引き抜き，腹腔内に残った回収袋のヒモを引いて腟内に誘導する．内容が大きな場合には，腟内に挿入した両手の示指で腟壁の両端を広げると創部は簡単に拡大される．濡れガーゼを丸めて腟内に挿入して，気腹のリークを防ぎながら，腟

## §2 腹腔鏡手術の基本手技

### 図32 手術のポイント

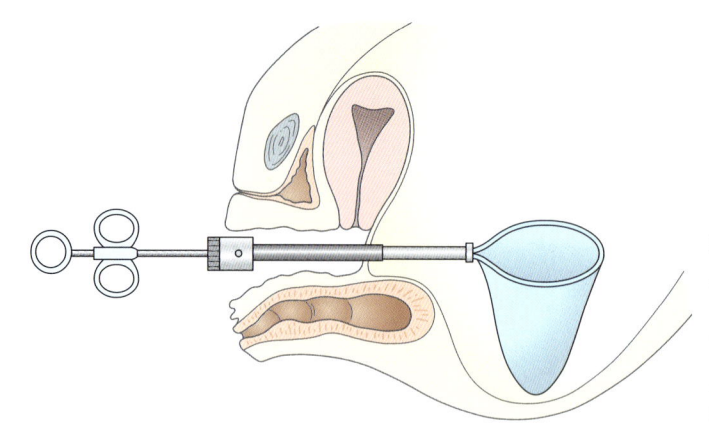

経腟的にトロカールを刺入して，回収袋を Douglas 窩から腹腔内に挿入して，摘出腫瘤を収納して，体外に回収する．腟壁は薄く，5cm 程度の腫瘤であれば容易に回収できる．腹壁と異なり，創部はみえない．

壁は腹腔鏡下に 2/0 吸収糸でインターロック縫合する．

#### b）腟パイプを使用する方法

摘出物はあらかじめ腹腔内で回収袋に収納する．この場合の回収袋は，より安価な EZ パースなどでよい．

腹腔鏡下子宮摘出術に使用する腟パイプを腟内に挿入して，先端で後腟円蓋を圧迫する．スコープ監視下に，仙骨子宮靱帯の間の膨隆している Douglas 窩腹膜をモノポーラーで切開する．腹腔内から回収袋のヒモを鉗子で摘み，後腟円蓋の切開創から腟内に誘導する．a）と同様にして，回収袋を経腟的に体外に回収する．腟パイプを再び挿入して，炭酸ガスのリークを防止しながら a）と同様に腟壁を縫合する．

> 経腟回収法は非常に便利な方法であるが，腟壁の縫合を確実に行わないと思わぬ術後出血に遭遇することがある．われわれも数回苦い経験をしている．腟壁の血流は豊富であり，きちんと全層縫合がなされていないと術後出血が起こる．助手の鉗子で子宮を十分に挙上して，腟壁創部を直視しながら確実な全層縫合を行うことが大切である．
>
> 腟からの強出血が認められた場合，圧迫止血は有効でない場合が多い．腟鏡をかけるとほとんどの場合，出血点が明瞭で，1～2針の結紮縫合で完全に止血する．

### e．体内縫合法

#### ■1 体腔内縫合の基本

当科における腹腔鏡下の縫合の基本は体腔内縫合である．体腔内縫合の基本は以下の通りである．

❶ 術者は患者の左側に立つ．

❷ 術者側のトロカールの配置は，左前腋窩線上の上腹部と下腹部に置く．
　（術者の右手の持針器は，もっとも可動域の大きな左上腹部のトロカールを使用する．同側のトロカールを使用することにより，術者の両肩を水平の状態で縫合できるため長時間の手術

**図33** 腹腔鏡手術で使用する糸結び

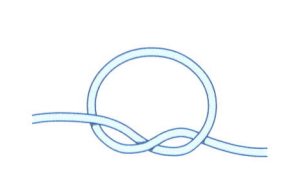

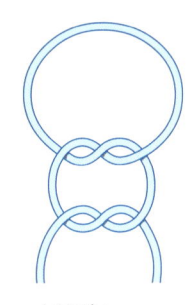

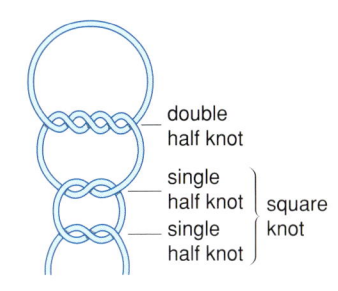

a. 1回結び

b. 男結び：
Opposite half knot の
関係にある2回結び

c. 女結び：
Identical half knot の
関係にある2回結び

c. 外科医結び／外科結紮：
1回目が double half knot, 2回目と
3回目が square knot となる3回結び.
本邦では最初の double half knot のみ
でも外科結紮と呼称する場合がある.

婦人科腹腔鏡手術に際しては，これらの基本的な結び方は習熟しておく必要がある.

でも疲労が少ない）（図19B）.
❸ 針の出し入れは左上腹部（術者の右手）の12mmのトロカールから行う.
❹ 使用する糸の長さは，基本的に20〜40cmとする.
❺ 糸結びは，講習会などで汎用されている"Cループ"でなく"機械結び"で行う.
❻ 連続縫合を多用し，縫合時間を短縮する.
❼ 助手は，絶えず縫合のアシストを行う.

## ❷ 使用する糸結び（図33）

❶ Half knot：1回結び
❷ Opposite half knot（Squared knot）：男結び
❸ Identical half knot（Granny knot）：女結び
❹ Double half knot（Surgeon's knot）：外科結び

## ❸ 体腔内での縫合操作のポイント（図34）

①使用する針はなるべく大きなものを用いる

1/2 37mm 針 0 Polysorb 75cm（CL812）
1/2 37mm 針 2/0 Polysorb 75cm（CL811）
1/2 26mm 針 3/0 Polysorb 75cm（GL122）
1/2 26mm 針 4/0 Polysorb 75cm（GL121）
1/2 36mm 針 0 VICRYL 70cm（CT-1）
1/2 36mm 針 2/0 VICRYL 70cm（CT-1）
1/2 26mm 針 3/0 VICRYL 70cm（SH）
1/2 26mm 針 4/0 VICRYL 70cm（SH）

## §2 腹腔鏡手術の基本手技

**図34** 当科の腹腔鏡手術に使用する針糸の種類

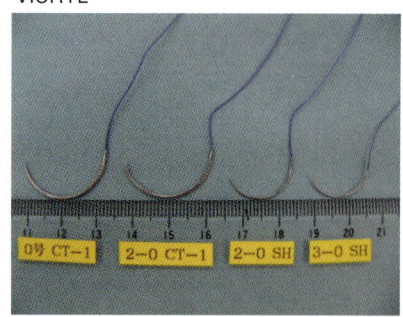

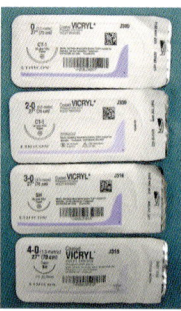

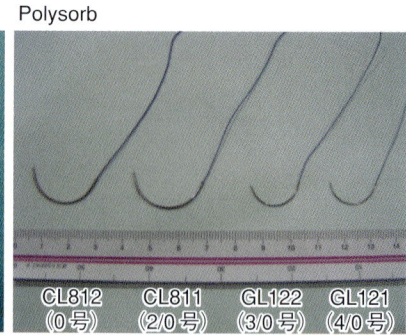

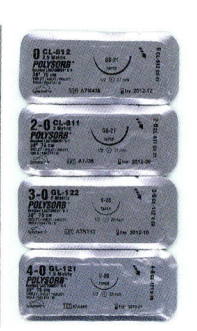

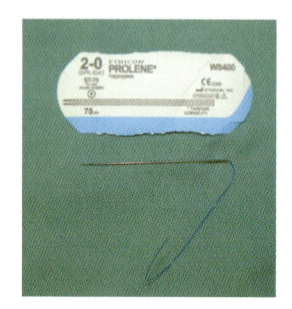

VICRYL　　0号CT-1　2-0 CT-1　2-0 SH　3-0 SH

Polysorb　　CL812(0号)　CL811(2/0号)　GL122(3/0号)　GL121(4/0号)

腹壁つり上げ用直針　　閉創用針糸

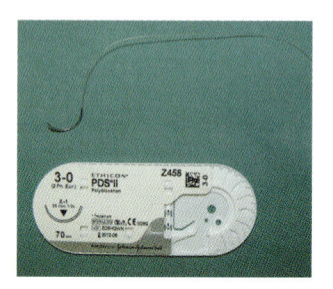

　使用する糸の性状は，メーカーによって若干異なる．体腔内では，持針器とメリーランド鉗子で糸を把持するために，糸に傷がついたり綻びができたりする．当科では，体腔内縫合にはモノフィラメントよりも強度において勝るより糸の吸収糸を用いている．また，組織に針を刺入する方向が限られているために，針が曲がることがある．Polysorbは VICRYL に比べて，糸が切れにくいが，針の剛性がやや弱い印象がある．

②最も大きな針である37mmの1/2針では，針の長さが37mm，半径が11.8mmであるため12mmのトロカールから抵抗なく出し入れが可能である．11mmのトロカールからも不可能ではないが，針がトロカールの内部に引っかかり，場合によっては糸が切れる場合もある．

### 4 体腔内縫合法（図35）

①糸の長さは使用する場合に応じて20〜40cmの長さに切り，針から1〜2cmの部分を持針器で把持して12mmのトロカールから体腔内に誘導する．

②体内に搬入した針は，いったん左手のメリーランド鉗子に持ち替える．右手の持針器で糸尻をつかんで針の向きを調整した後，持針器で針を垂直に把持する（図35A，B）．

③任意の方向から針が刺入できる開腹手術と異なり，腹腔鏡下では一定の方向のみからしか針が刺入できない．針の刺入は，組織に垂直に，針の曲率半径を想定しながら行う（図35C）．組織を通過した針は，左手のメリーランド鉗子で把持し（図35D），次いで持針器で把持して組織から引き抜き，糸尻が3cmほど残るまで糸を手繰る．

④組織から5〜7cm離れた部分を左手のメリーランド鉗子で把持し，メリーランド鉗子と糸で作る"結紮の三角形"の頂点を持針器で2回くぐらせて外科結紮を行う（図35E，F）．糸をくぐら

e．体内縫合法

**図35　体腔内結紮法**

A　B　C　D

結紮の三角形

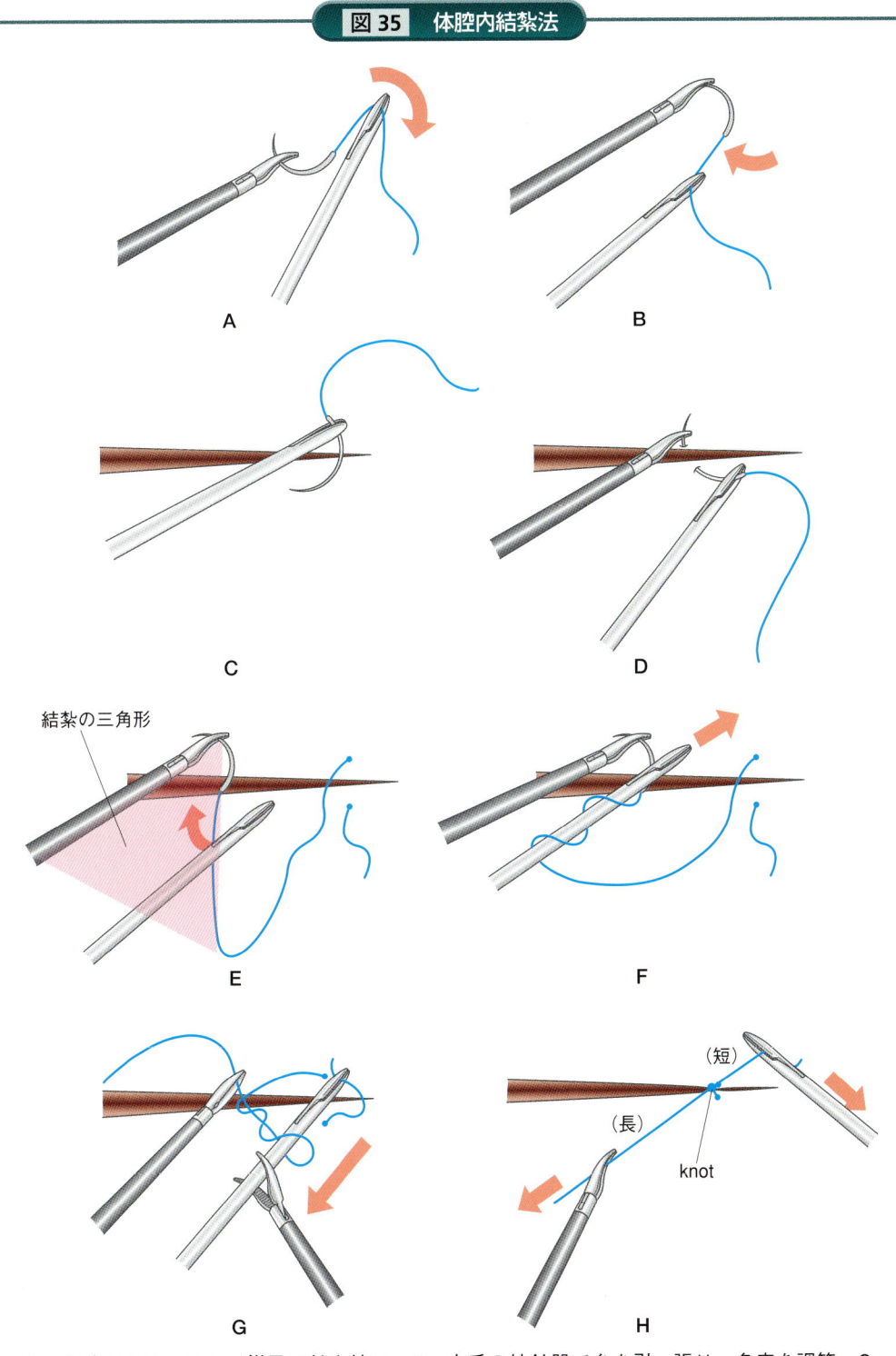

E　F

G　H　(短) knot (長)

A．左手のメリーランド鉗子で針を持つ，B．右手の持針器で糸を引っ張り，角度を調節，C．針は組織に垂直にかける．D．刺出点から出た針をメリーランド鉗子でつかむ．E, F．メリーランド鉗子で持った糸の下から持針器を潜らせる，G．持針器でショートテールを引いてノットを作る，針から糸に持ち替える，ノットは助手のメリーランド鉗子で組織方向に送り，アシストする，H．持針器でショートテールを把持し，鉗子でロングテール（糸の部分）を把持して，対側に牽引して結紮する．

せた持針器はループが抜けないように開きながら糸尻を把持して，助手のメリーランド鉗子で組織に向かってノットを送る（図35G）．結紮時には，術者のメリーランド鉗子で把持したロングテールを引っ張り，持針器で把持したショートテールは抑えるだけにするとショートテール寄りにノットが形成される（図35H）．助手は，メリーランド鉗子で糸尻を把持して，術者の持針器が糸を把持しやすいようにし，ノットを送って術者をアシストする．また，第2結紮を作っている間に，助手がメリーランド鉗子でノットを抑えるとノットのゆるみを防止できる．通常，第2結紮は順方向に，第3結紮は逆方向に行う．

## 5 縫合の種類（図36）

我々が使用する縫合法を以下に示す．

①単結節縫合

最も基本的な縫合

②Z縫合

Zの間の組織が確実に結紮される．主にoozingの止血に使用

③連続縫合（図36A）

最も短時間で創面をあわせることができる．縫合終了後に，糸を引っ張って垂直・水平両方向の緊張を調節することができる．筋腫核出時の1層目の縫合に使用．

④インターロック縫合（図36B）

1針ごとに，垂直方向の張力を維持し，最終的に水平方向の張力も維持できる．連続縫合よりも創面を合わせやすい．筋腫核出時の2層目以降の縫合に使用する．

⑤ベースボール縫合（図36C）

針を創面のin-outに運針する縫合法．野球のボールの縫い目と同様の縫合法であり，創面が内翻するため創部がきれいで，かつ癒着が少ない縫合法であるとされる．筋腫核出時の漿膜縫合に用いる．

⑥巾着縫合（図36D）

創面の周囲を膝るように縫合して，巾着を合わせるように縫合する．嚢腫摘出後の卵巣被膜の形成に用いる．

⑦らせん縫合（図36E）

大きな漿膜下筋腫の核出後や大きな嚢腫摘出術後の子宮筋層や卵巣皮膜の形成など，比較的深くて大きな創部の修復に用いる．創部のボトムにアンカーステッチをおいて，死腔を作らないようにらせん状に縫合して創面を合わせて閉鎖する．

## 6 その他の縫合（図37）

### a）血管の分離結紮（図37A）

腹腔鏡下子宮全摘術における子宮動脈の分離結紮時などで行う．プローブプラスⅡとメリーランド鉗子で子宮動脈を剥離した後，左手のフラミンゴ鉗子で子宮動脈の背側から15cmの糸（0または2/0吸収糸）を通して血管を結紮する．フラミンゴ鉗子は先端の弯曲が強く，"結紮の三角形"の頂点が広く，糸の下を持針器ですくう．

e. 体内縫合法

図36　縫合の種類

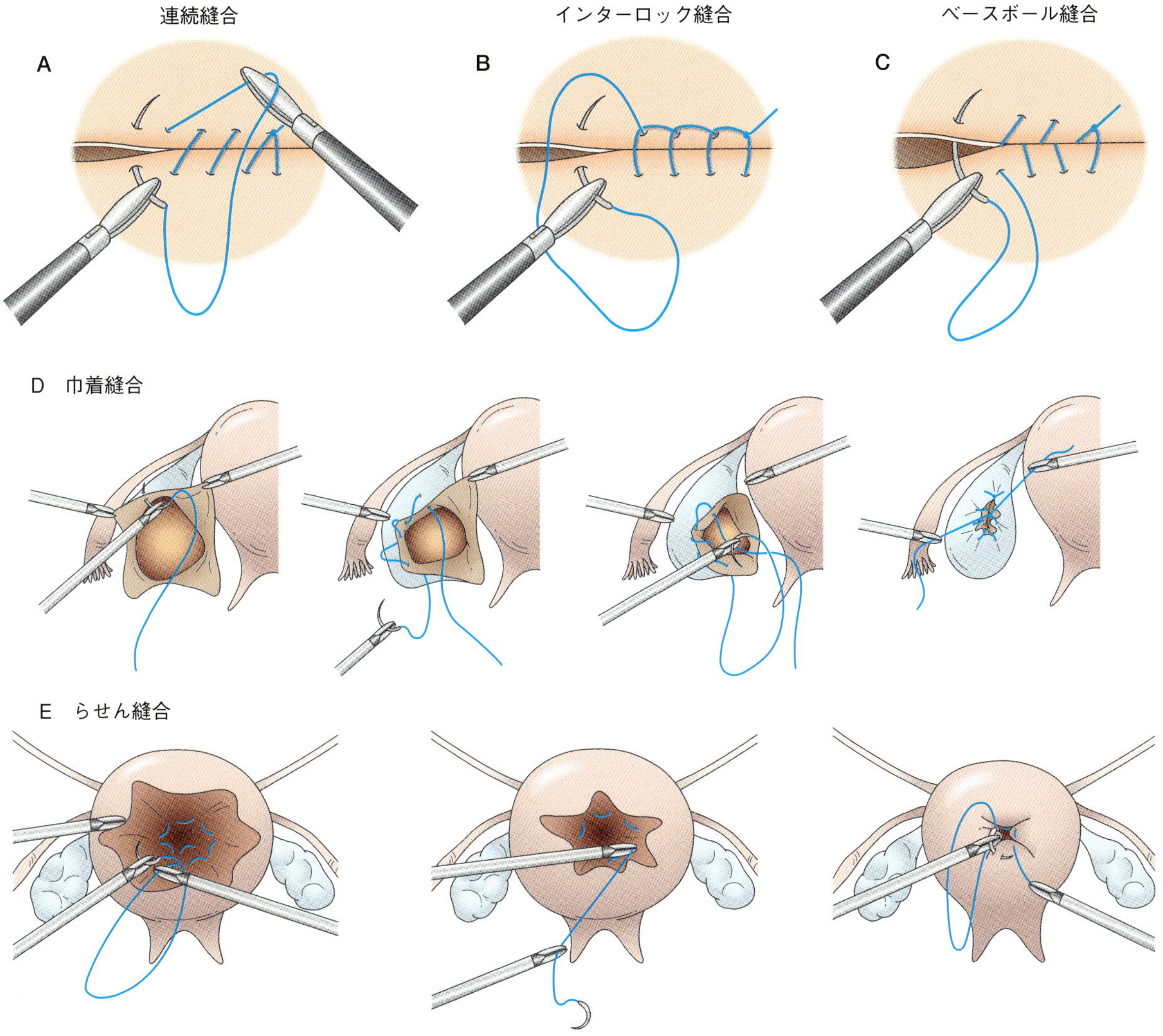

A　連続縫合

B　インターロック縫合

C　ベースボール縫合

D　巾着縫合

E　らせん縫合

婦人科腹腔鏡手術に関しては，これらの縫合法を習熟しておくと，円滑で迅速な縫合が可能である．

### b）スリップノット（図37B）

男結びは互い違いの1回結びによりロックされているが，ロングテールとループの中のロングテールと同側の糸を互いに引っ張って糸を直線化すると，ノットが可動できる状態になる（スリップノット）．この状態でノットを締めて，再び左右に糸を引くとノットがロックされた square knot になる．この方法により，ノットのゆるみを回避することができる．

われわれは，ノットのゆるみ対策として外科結びを行い，第2結紮施行時に助手のメリーランド鉗子でノットを把持しており，実際にスリップノットを使用することはほとんどない．

## 7　その他の場合に使用する糸

トロカール刺入部の閉創には，1/2　16mm針　3/0 PDS II 45cm（PS-4）（ジョンソン・エンド・ジ

**図37** その他の縫合

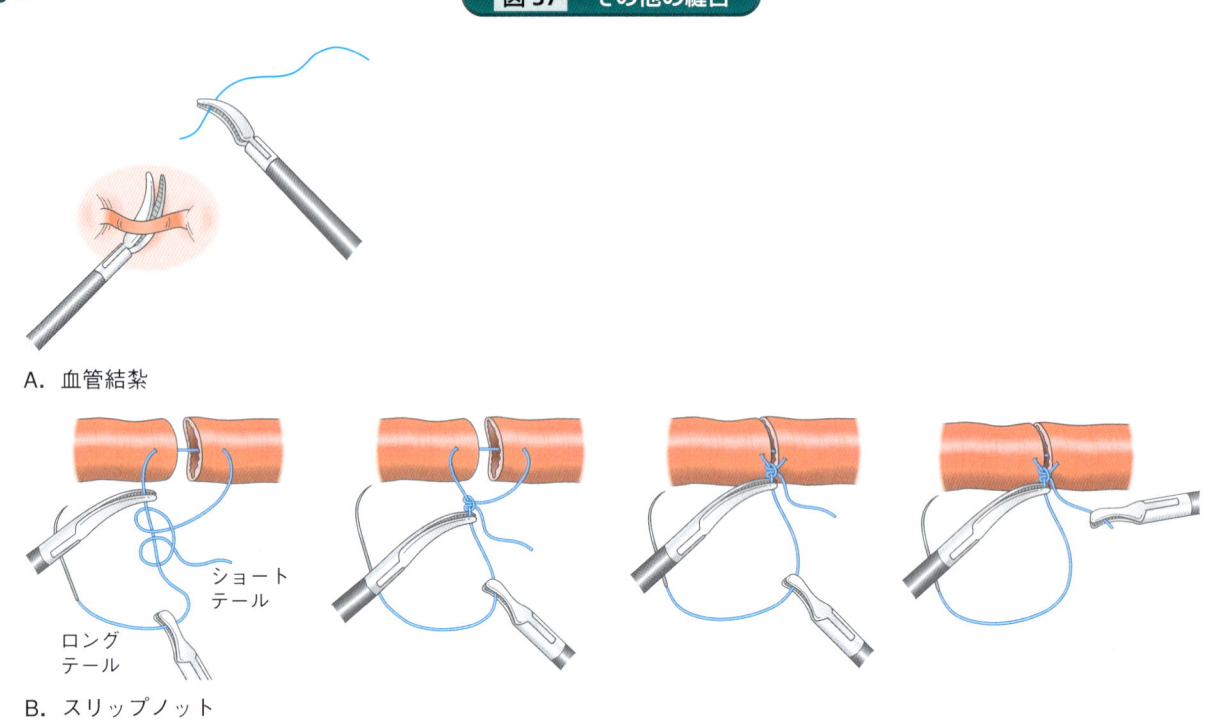

A. 血管結紮

ショートテール
ロングテール

B. スリップノット

ョンソン社）を使用する．Douglas窩閉塞の開放などで，付属器が術野の妨げになる場合には，腹壁から70mm直針2/0プロリーン75cm（ST-70）（タイコヘルスケア社）を腹壁から腹腔内に誘導して，付属器を腹壁に固定する．

### f．止血剤と癒着防止剤の種類と使い方

現在，本邦で使用可能な止血剤と癒着防止剤を表1に示す．これらの製剤はすべて腹腔鏡下に使用可能である．ベリプラスト®とタココンブ®が止血作用を有する血液製剤（特定生物由来製品），インターシードとセプラフィルム®は癒着防止剤である．

#### 1 ベリプラスト（CSLベーリング）（図38）

キット付属の専用スプレーにより腹腔内での使用が容易である．しかし，圧縮空気で閉鎖腔である腹腔内に噴霧するため，注意して使用しないと空気塞栓の危険がある．このため，使用に際して以下の注意が必要である．まず，気腹器の送気をオフにする．次いで，1本のトロカールのトランペットバルブをオープンにし，圧縮空気送気チューブのクレンメを外す．この状態で，腹腔内にトロンビンとフィブリノーゲンが噴霧される．両者は臓器の表面でフィブリンとなり，創部や創面を覆って，止血効果を発揮する．フィブリンは1〜2分でゲル化して創面を被覆して，癒着防止効果を示す．この間，腹腔内圧を厳重に観察して15mmHgを超えないように留意する．腹腔内圧が15mmHg以上を示した場合は，さらにもう1本のトロカールのトランペットバルブを開放するか，圧縮空気の送気を中止する．

## f．止血剤と癒着防止剤の種類と使い方

### 表1　腹腔鏡手術に使用可能な止血剤と癒着防止剤

|  | ベリプラスト<br>3ml | タココンブ<br>regular | セプラフィルム<br>1枚 | インターシード<br>1枚 |
| --- | --- | --- | --- | --- |
| 調剤の必要性 | 薬剤溶解 | なし | カット | なし |
| アプリケーター | 要 | 要 | 要 | 不要 |
| 腹腔内操作 | ◎ | △ | △ | ○ |
| 吸収 | 30日以内 | 4〜8カ月 | 28日以内 | 28日以内 |
| 生物由来製剤<br>（承諾書） | 要 | 要 | 不要 | 不要 |
| 価格（円） | 50,155 | 70,869 | 33,604 | 13,953 |

### 図38　ベリプラストの使用法と注意点

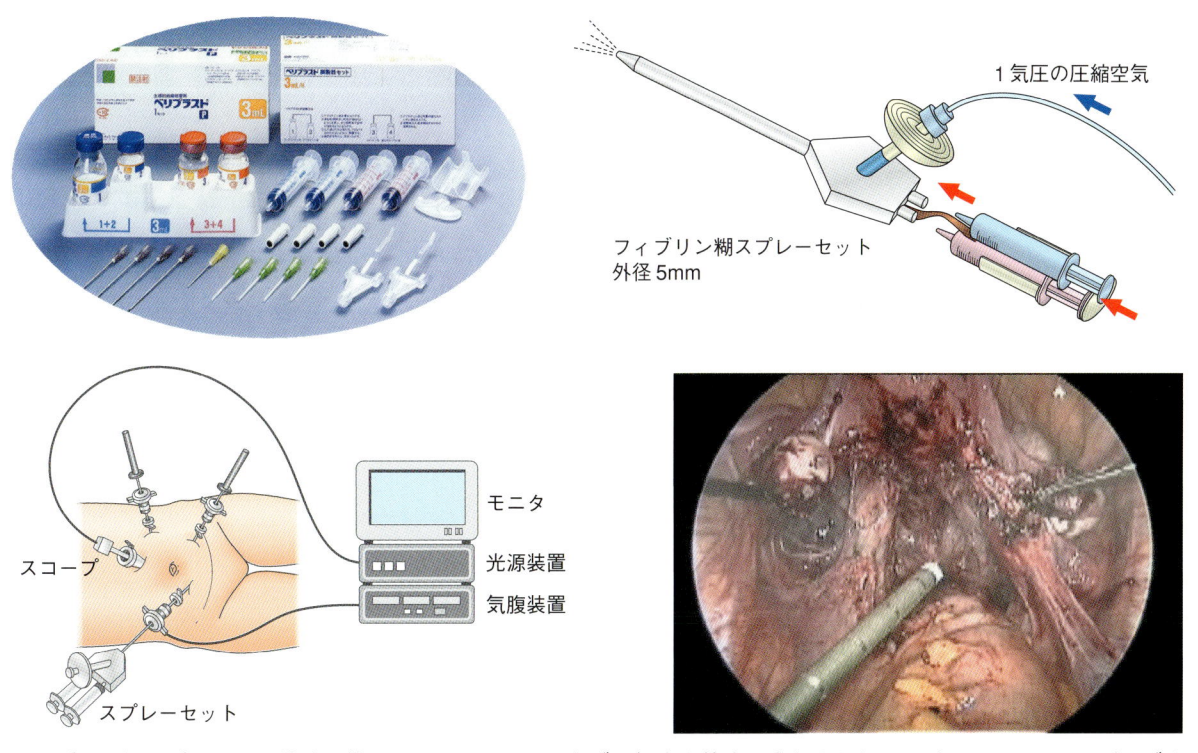

フィブリン糊スプレーセット 外径5mm

1気圧の圧縮空気

モニタ
光源装置
気腹装置

スコープ
スプレーセット

フィブリン糊スプレーを閉鎖腔で使用してはならない．必ず，気腹を停止し少なくとも1カ所のトランペットバルブを開放にして，腹腔内圧を厳重にモニターして内圧が10mmHgを超えないようにする．

### 2　タココンブ（CSLベーリング）（図39）

　　大きさの異なる2種類の製剤が発売されている．レギュラーシートは横長の9.5×4.8cm，ハーフシートは4.8×4.8cmである．11〜12mmのトロカールを引き抜き，先端に充填してそのまま体内に搬入することも可能であるが，われわれは当科で開発した専用のAPSイントロデューサーを使用している（セプラフィルムの項参照）．レギュラーサイズは短軸方向に2分割してハーフサイズとして，リボフラビンで着色された活性面を内側に巻いてイントロデューサーに装填して体内

§2 腹腔鏡手術の基本手技

図39 タココンブ®の使用法

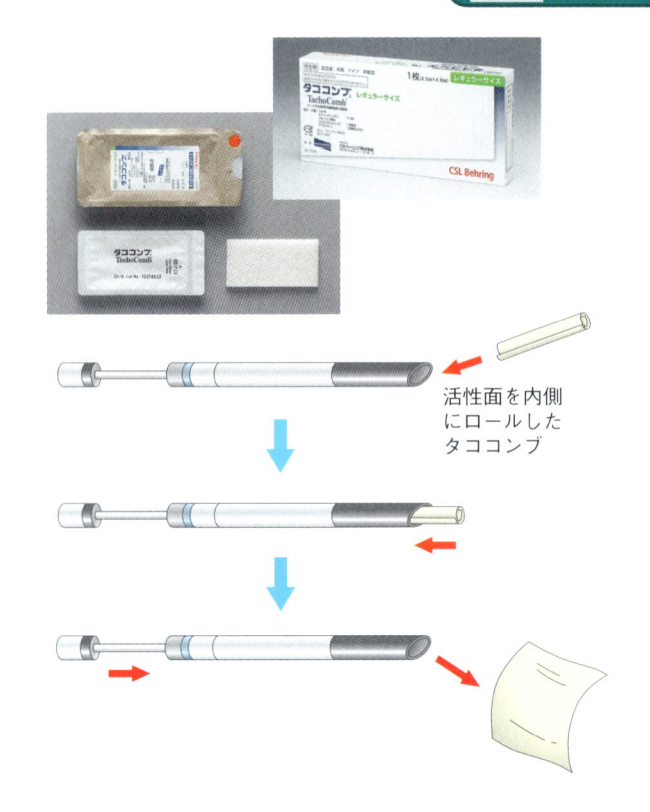

活性面を内側
にロールした
タココンブ

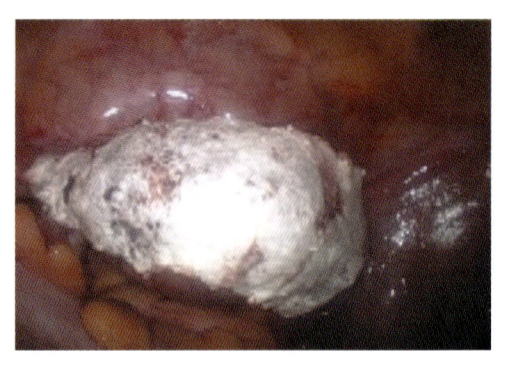

子宮筋腫核出後の創部に貼付

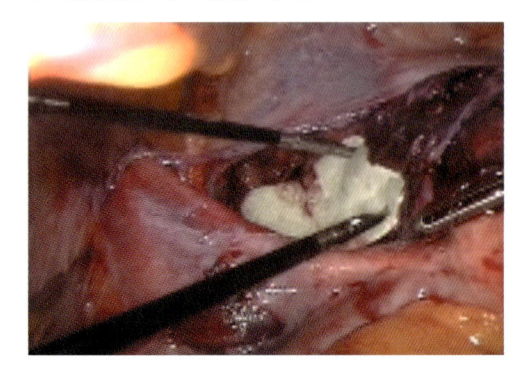

靱帯内筋腫核出後の止血目的として使用

リユーザブルのAPSイントロデューサーにタココンブ（1/2）を挿入して，腹腔内に誘導し，ツッペルスポンジで創面に貼付して，圧迫する．

に搬入している．のり巻き状のタココンブは，2本のメリーランド鉗子で展開し，活性面を創部に向かって貼付する．貼付されたタココンブは，ツッペルを挟んだコブラ鉗子で創部に向かって圧迫する．圧迫止血が確認されたら，生理食塩水で表面を浸して周囲組織となじませる．

### 3 セプラフィルム（科研製薬）（図40）

　　使用する10〜15分前に，ポリエステル袋から清潔な内包を器械台の上に出す．紙のホルダーごとセプラフィルムを長軸方向に1回，短軸方向に2回裁断して6分割にする（図40A）．6分割されたセプラフィルムの1シートは約6.4×5.1cmである．6分割したセプラフィルムを1枚のホルダーごとペアン鉗子で把持し，ロール状に巻き込む（図40B）．使用直前にセプラフィルムをホルダーから出し，同じ方向に巻き込んでロールを作り，中心のペアンに絞り込んでロールの径を小さくする（図40C）．内筒をひいたイントロデューサーにツッペル（小スポンジ）を装填し，ロールにしたセプラフィルムを挿入する（図40D）．

　　術者は12mmのトロカールからイントロデューサーを被覆する臓器の直上に誘導して内筒を押し込む．まず，セプラフィルムが開いた状態で，続いてツッペルが腹腔内に誘導される（図40E）．2本の剝離メリーランド鉗子で腹腔内のセプラフィルムを把持し，創部に誘導する．次いで，術者の右手の鉗子で腹腔内のツッペルを把持し，ツッペルでセプラフィルムを臓器に圧迫し，接着させ

f．止血剤と癒着防止剤の種類と使い方

**図40** セプラフィルムの使用法

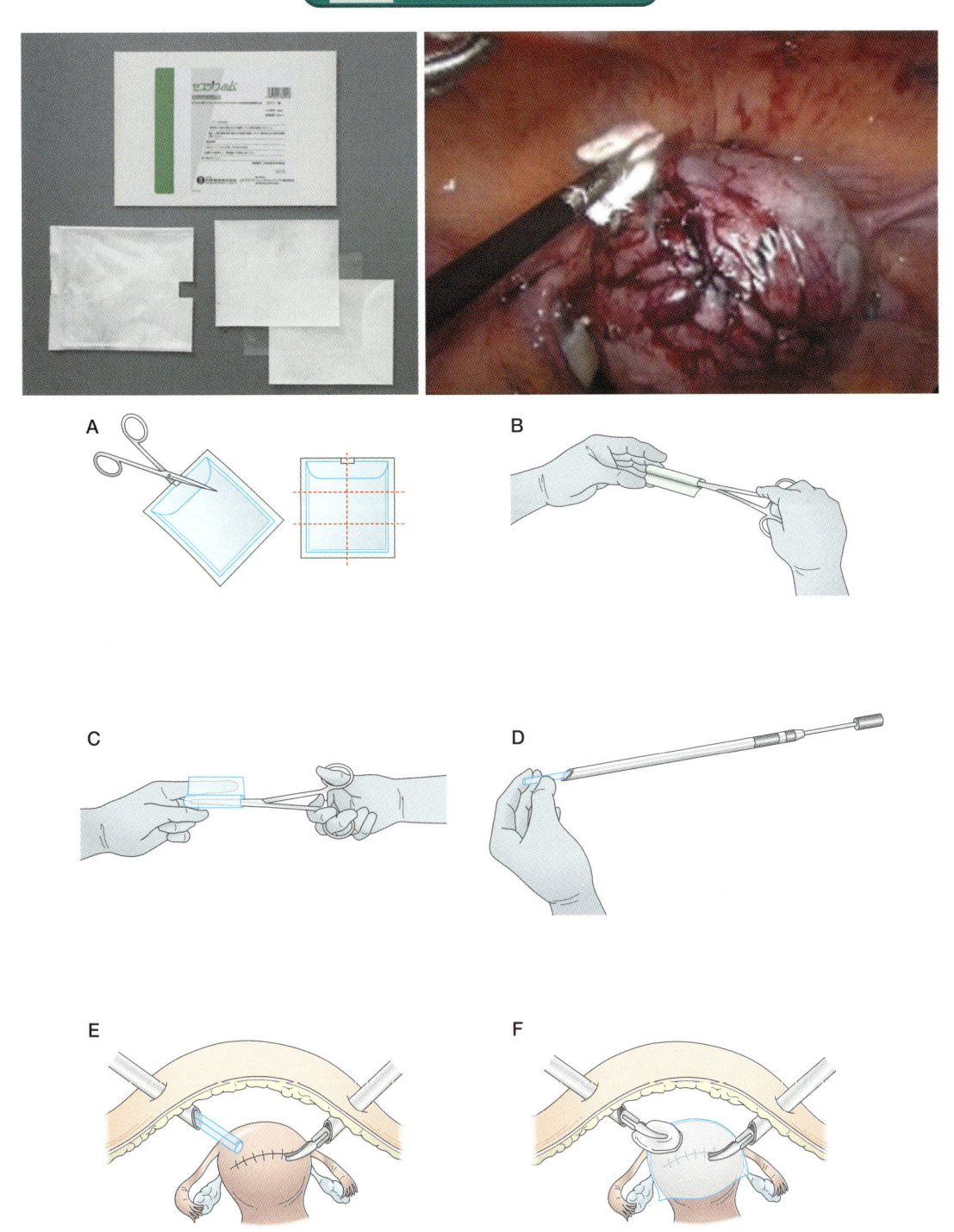

A．セプラフィルムをシートごと6分割にカット，B．6分割されたセプラフィルムをシートごと長軸方向に巻く，C．使用直前シートから外したセプラフィルムをペアン鉗子で巻き込む，D．予め小スポンジを充填したAPSイントロデューサーに挿入，E．内筒を押してセプラフィルムを腹腔内へ誘導，F．2本のメリーランド鉗子で子宮表面に誘導し，小スポンジで圧迫して貼り付ける．

図41 インターシードの使用法

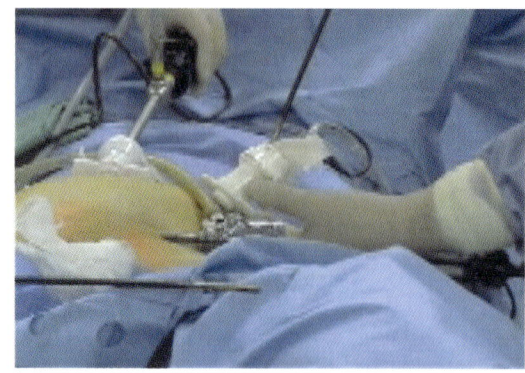

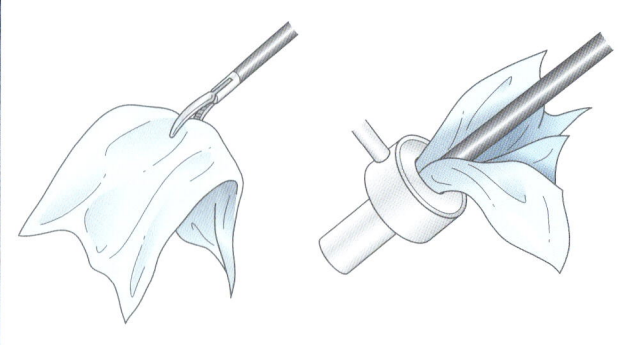

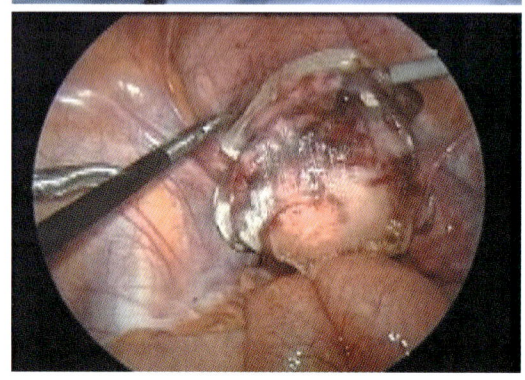

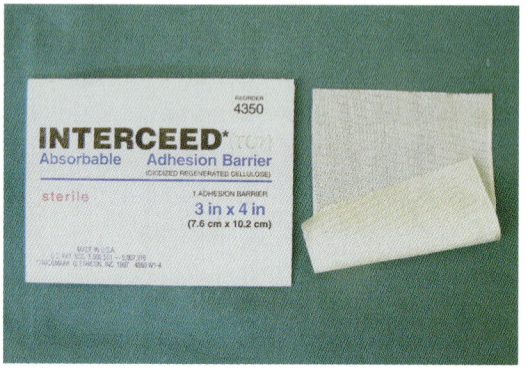

メリーランド鉗子でインターシードの中央部を把持して，12mm のトロカールから腹腔内に直接搬入する．創部に貼付したら，生理食塩水で浸して，創面にフィットさせる．

る（図40F）．

### 4 インターシード（ジョンソン・エンド・ジョンソン社）（図41）

インターシードは，丈夫で可塑性に優れるため，これらの製剤の中で腹腔内への誘導が最も簡単である．当科では，12mm のトロカールから腹腔内に搬入している．インターシード使用前に，トロカールの内側をガーゼで拭い，メリーランド鉗子でインターシードの中央を把持して，直接腹腔内に搬入する．腹腔内に搬入されたインターシードは 2 本のメリーランド鉗子で展開して，創部に貼付し，生理食塩水で表面を浸す．インターシードは，創部からの出血により癒着防止効果が低下するので，止血を確認した後に使用する．

### g．創部出血の対処

第 2〜4 トロカール刺入時に，創部からの出血が起こった場合の対処法を示す．出血点が皮下の血管であれば，表面からの縫合結紮が可能である．腹膜上の下腹壁動静脈の本幹またはその分枝の損傷であれば，患者の体型にもよるが通常，腹壁上からの止血は困難である．対処するにはエンドクローズ®（タイコヘルスケアジャパン社）を用いる方法とサーフロを用いる方法がある．

## g. 創部出血の対処

**図42　エンドクローズを用いた修復法**

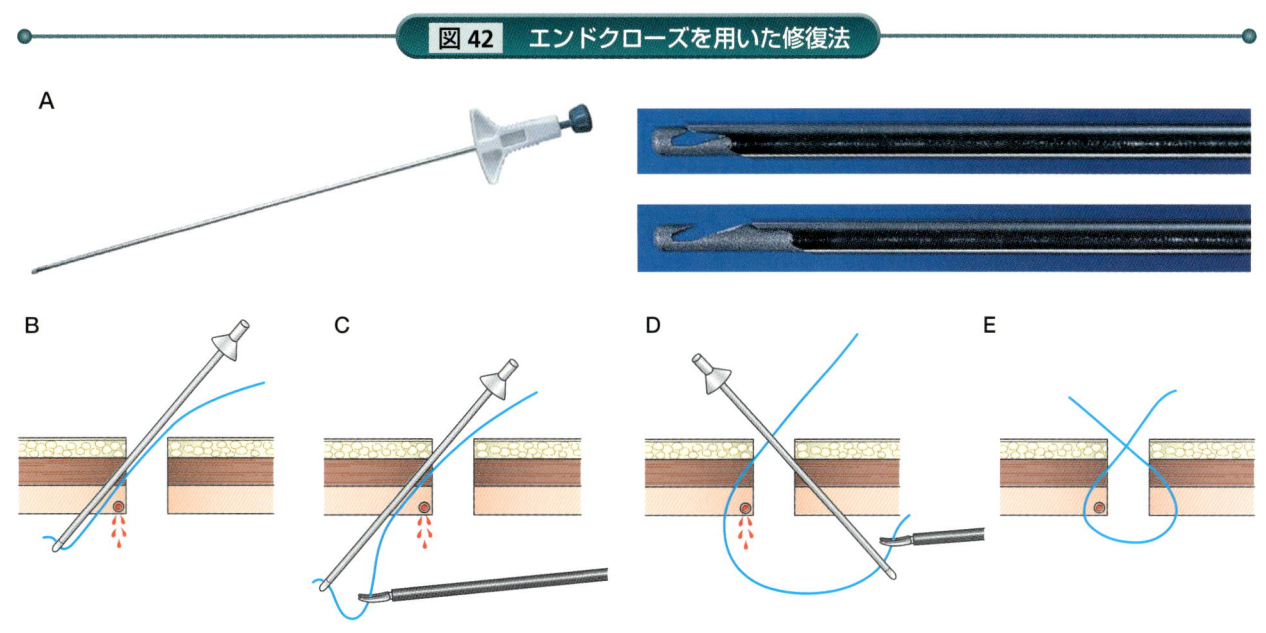

先端のフックに0吸収糸を把持し，創縁から損傷血管をまたぐように腹腔内に誘導する．トロカールから挿入したメリーランド鉗子で糸を受け取り，創縁の対側から挿入したエンドクローズのフックに糸をかけて体外に引き抜く．これにより，損傷血管を含む創部の全層縫合が可能となる．

### 1 エンドクローズを用いる方法（図42）

　　エンドクローズはベレース針に類似した構造で，トップボタンを押すとスプリング式で先端が鈍な内筒が伸展する．内筒の側面には糸をかけるフックがついており，これに糸をかけてトップボタンを放すとフックが退縮して糸が内筒と外筒の間に固定される．ベレース針と同様に外筒の先端は鋭で，腹壁に押しつけると内筒が退縮して外筒で腹壁を貫通する．エンドクローズの先端が腹腔内に達したらトップボタンを押して糸をリリースし，この糸をメリーランド鉗子で把持する．抜去したエンドクローズを腹壁の創部の反対方向から腹腔内に刺入し，先ほど搬入された糸の先端をフックに掛けた後エンドクローズを腹壁上に引き抜く．この方法で，損傷した血管を結紮するための腹壁の全層縫合が可能である．

### 2 サーフロを用いる方法（図43）

　　エンドクローズなどの特殊な器具がない場合には，サーフロ針を用いる．この場合，血管損傷部のトロカールは抜去せずにそのまま残しておく．18Gのサーフロをトロカールの側から腹腔内に刺入して，内針を抜去する．サーフロの外筒から2/0の吸収糸（30cm）を腹腔内に誘導し，トロカールから挿入したメリーランド鉗子で把持して体外に引き出し，サーフロの外筒を抜去する．サーフロの外筒に内針を装填して，損傷血管をまたぐようにトロカールの対側から腹腔内に刺入し，内針を抜去する．対側と同様に2/0の吸収糸を腹腔内に誘導し，メリーランド鉗子で体外に引き出す．トロカールを通して体外に引き出された糸同士を結紮して体内に戻して，トロカールを抜去する．体外に残った2本の糸を結紮することにより腹壁の全層縫合が可能となる．

　　この方法は，どこの施設にでもあるサーフロを用いるきわめて簡便な方法であり，覚えておくと

§2 腹腔鏡手術の基本手技

**図43** サーフロを用いた修復法

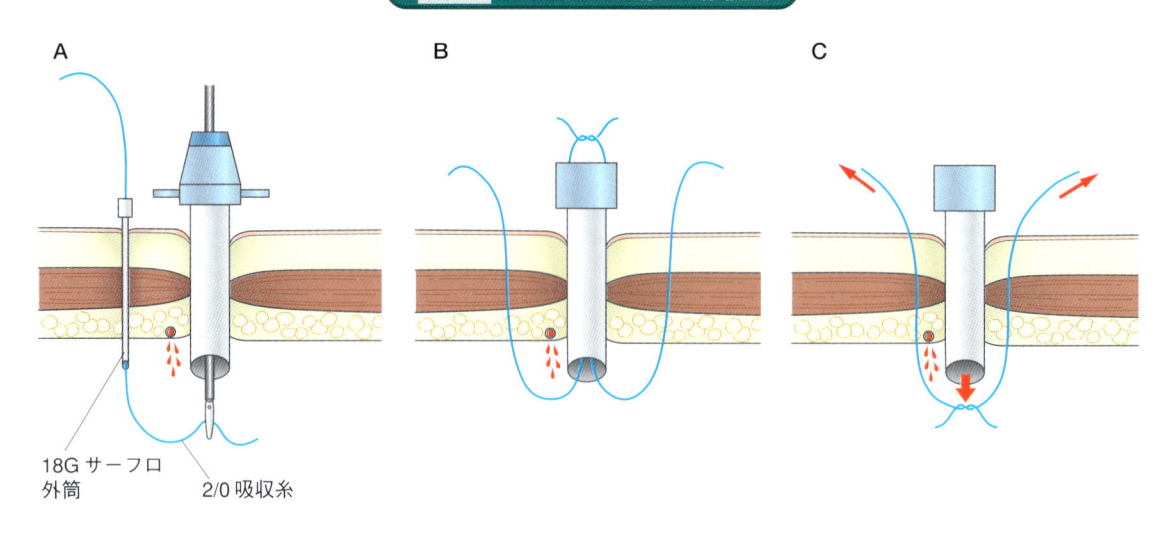

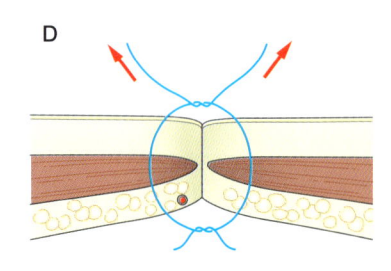

A  B  C

18G サーフロ外筒   2/0 吸収糸

D

創縁から損傷血管をまたぐように18Gサーフロを腹腔内に刺入する．内針を抜いて，30cmの2/0吸収糸を体内に誘導し，トロカールから挿入したメリーランド鉗子で把持する．いったん，サーフロを抜去し，創縁の対側から腹腔内に刺入する．別の30cmの糸を同様に腹腔内に誘導し，先の糸とまとめてメリーランド鉗子で体外に誘導する．2本の糸を体外で結紮し，再度腹腔内に還納し，創縁をまたぐ体腔外の糸で損傷血管を含む創部を結紮する．

いつか役に立つ．抜糸後，体内に残存した吸収糸は一定期間の後に吸収されるため，大きな問題はないものと思われる．

## h．その他の工夫

### ❶ 大量出血の吸引（図44）

　　　　子宮外妊娠の大量腹腔内出血例などにおいて，プローブプラスIIの外径5mmの送水吸引管では凝血塊により吸引管が詰まって円滑な吸引が困難である．当科では，外径10mmの吸引チューブ（タイロン）をトロカールから直接腹腔内に誘導して吸引を行っている．吸引チューブの先端から約40cmのところをペアン鉗子で挟鉗して，左上腹部の12mmのトロカールから腹腔内に挿入する．腹腔内ではメリーランド鉗子で吸引管の先端を把持する．体内のメリーランド鉗子で吸引チューブを凝血塊に誘導し，右手のペアン鉗子を外すと大きな凝血塊でも円滑かつ迅速に吸引することができる．左手のメリーランド鉗子で吸引チューブの先端を誘導し，右手で体外のペアン鉗子を着脱して，吸引のon, offを調節するのがコツである．

　出血などの吸引をDouglas窩で行うと卵管や腸管がじゃまになり非効率である．骨盤を下げた体位で子宮を後屈にして，出血を膀胱子宮窩に集めて吸引すると迅速な吸引ができる．

　セルセーバーなどの洗浄式自己血回収式装置を使用する場合にも，装置に付属する吸引管の先端に約40cmの通常の吸引チューブを接続することにより，上記操作が可能である．

h．その他の工夫

### 図44　大量出血の回収法

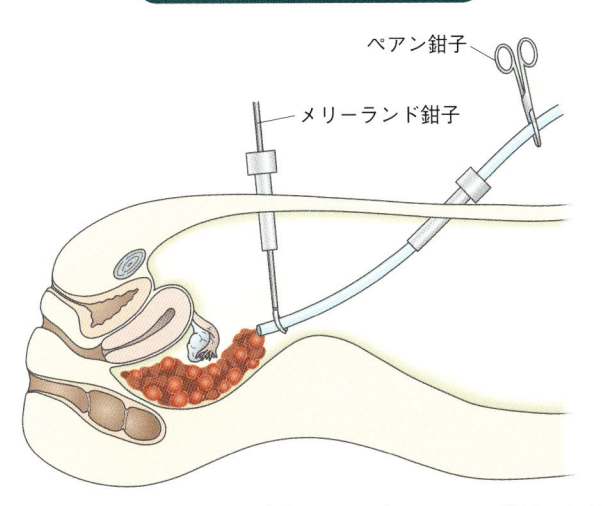

直径 1cm の吸引チューブ（タイロン）をペアン鉗子で把持し，左上腹部の 12mm のトロカールから腹腔内に誘導する．吸引管の先端をメリーランド鉗子で把持する．左手の把持鉗子，右手のペアン鉗子で吸引管の開閉をコントロールする．腹腔内の大量出血時における凝血塊の吸引に適している．

### 図45　マニピュレーターホルダー

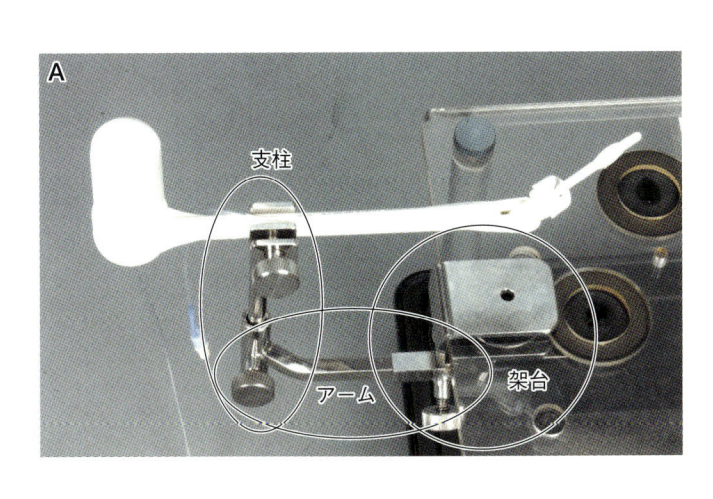

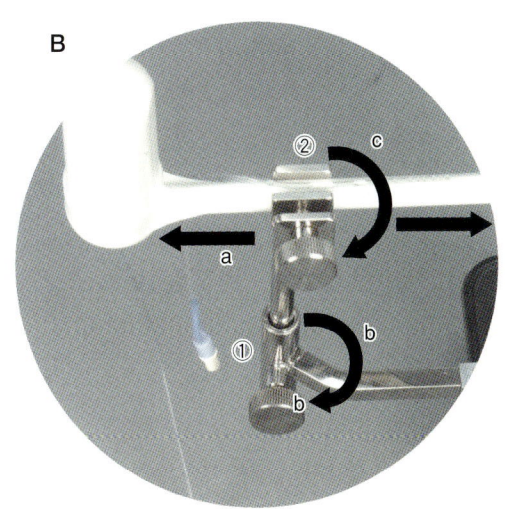

A．マニピュレーターホルダーは架台，アーム，支柱の3つの部品で構成される
B．①アームのジョイントで支柱は水平方向（a）に可動，②支柱のホルダーでユテリンマニピュレーターは前後（b），左右（c）に可動

## 2 マニピュレーターホルダー（図45）

　　手術人員を節約するために当科で開発したマニピュレーターホルダー（取り扱い，ヘリオサージカル社）を紹介する．後壁の子宮筋腫の核出や Douglas 窩子宮内膜症の手術時には絶えず子宮を

### 図46 術後鎮痛に使用しているPCAポンプと内容

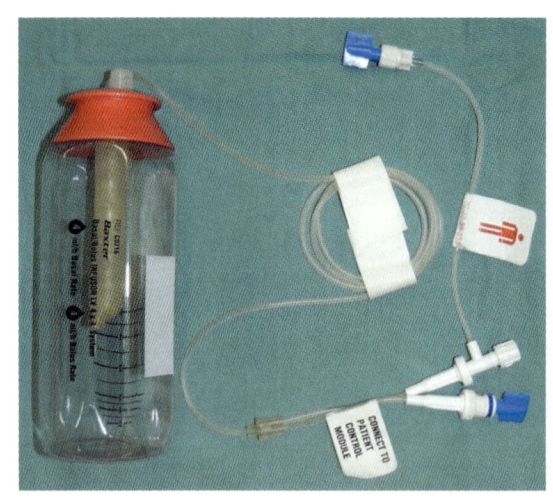

PCAの組成
- 生理食塩水：36ml
- フェンタニール：6A（12ml）

注入速度
　フェンタニール 1μg/kg/hr

術後疼痛は，フェンタニールの入ったPCAポンプによりコントロールしている．

前屈にしておく必要がある．マニピュレーターホルダーは，マニピュレーターを手術台に固定し，2つの関節ネジによりマニピュレーターの方向を任意に調節できる器具である．この簡単な器具により，手術人員が削減でき，より快適な腹腔鏡手術が行える．

### 3 術後鎮痛

　腹腔鏡手術の麻酔は原則として気管内挿管全身麻酔とトロカール刺入部への局所麻酔である．0.75%アナペイン®（ロピバカイン）10mlを生理食塩水10mlで2倍に希釈して，各トロカール刺入部に5mlずつ23Gの針で注入している．

　硬膜外麻酔を用いていないため術後鎮痛は，PCA（patient controlled analgesia）による持続静注を使用している（図46）．

# §3 腹腔鏡手術の実際

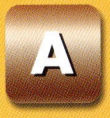

## A 上腹部の観察

　開腹手術と異なり，腹腔鏡は，骨盤から横隔膜下まで腹腔内をパノラマ状に観察できる．腹腔鏡施行時には，必ず上腹部の観察も行うべきである．注意深く観察すると上腹部には，さまざまな所見が認められる．

### (1) 腹腔鏡で観察される上腹部の所見

#### a) Fitz-Hugh-Curtis症候群（図47）

　主にクラミジア感染による骨盤腹膜炎に伴って認められる肝臓と壁側腹膜の線維性の癒着である．気腹で肝臓と腹壁の間にスペースができるため，線維性の癒着があたかもバイオリンの弦のように観察される（violin string like adhesion）．肝周囲癒着は，肝右葉にのみ限局するものから，両葉にまたがるものまで程度は様々である．当科で行っている肝周囲癒着の分類を示す（図47）．

#### b) 横隔膜下子宮内膜症（図48）

　子宮内膜症の腹膜病変が，横隔膜下に認められることがある（図48）．通常のスコープで観察できるのは横隔膜の筋性部であり，月経随伴性気胸の原因と考えられる横隔膜腱性部の観察は困難である．筋性部の内膜症病変の病的意義は不明である．

**図47　Fitz-Hugh-Curtis症候群に伴う肝周囲癒着**

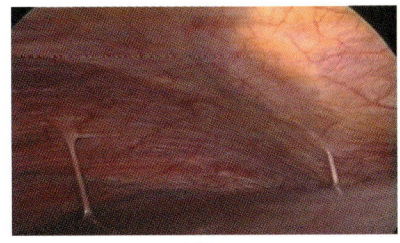

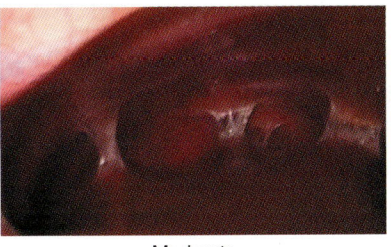

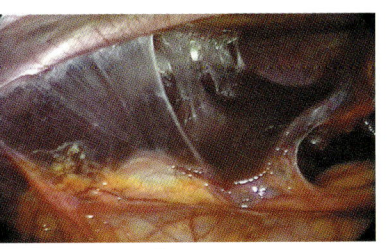

Mild　　　　　Moderate　　　　　Severe

当科における肝周囲癒着の分類

| | | |
|---|---|---|
| ● Mild | violin string adhesion | 5本未満 |
| ● Moderate | violin string adhesion | 5本以上で管右葉に限局 |
| ● Severe | violin string adhesion | 左右両葉に存在 |

肝右葉に数本の癒着のみ，癒着は右葉にのみ限局，両葉にわたって激しい癒着

§3 腹腔鏡手術の実際

当科では，月経随伴性気胸の症例に，胸腔鏡と同時に腹腔鏡を行い，腱性部の病変が腹腔鏡でも観察できることを確認した．使用したスコープは，オリンパス社製の5mmのフレキシブルスコープ（LTF TYPE VH）で，シャフトの長さが37cmと通常の硬性鏡よりも長く，先端が約60°上下

### 図48　横隔膜に認められる子宮内膜症

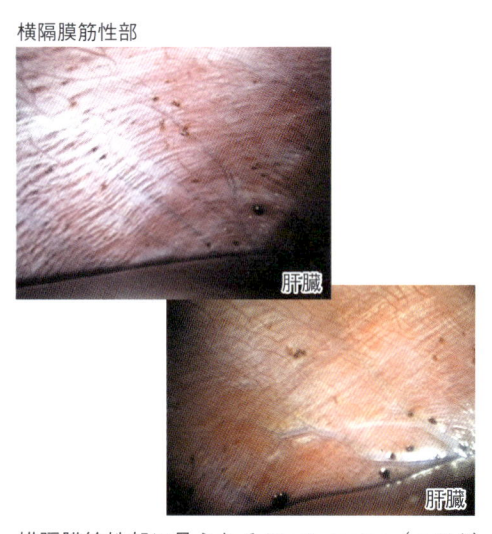

横隔膜筋性部

横隔膜腱性部

肝臓

肝臓

横隔膜筋性部に見られるBlack lesion（ヘモジデリン沈着）．通常の硬性鏡では腱性部までの観察は困難である．

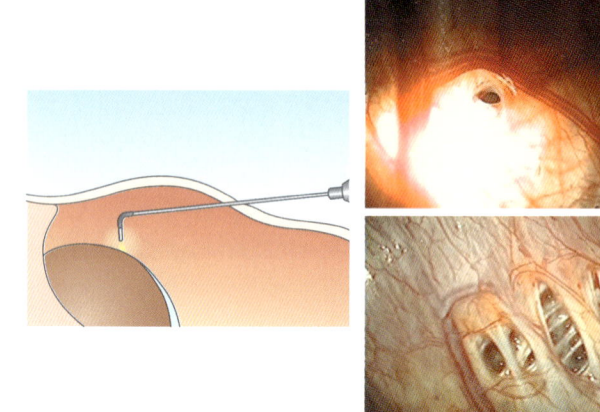

長さ37cmフレキシブルスコープで，臍部のトロカールから観察した横隔膜腱性部．篩状の線維化と小孔が認められる

### 図49　上腹部に認められるその他の所見

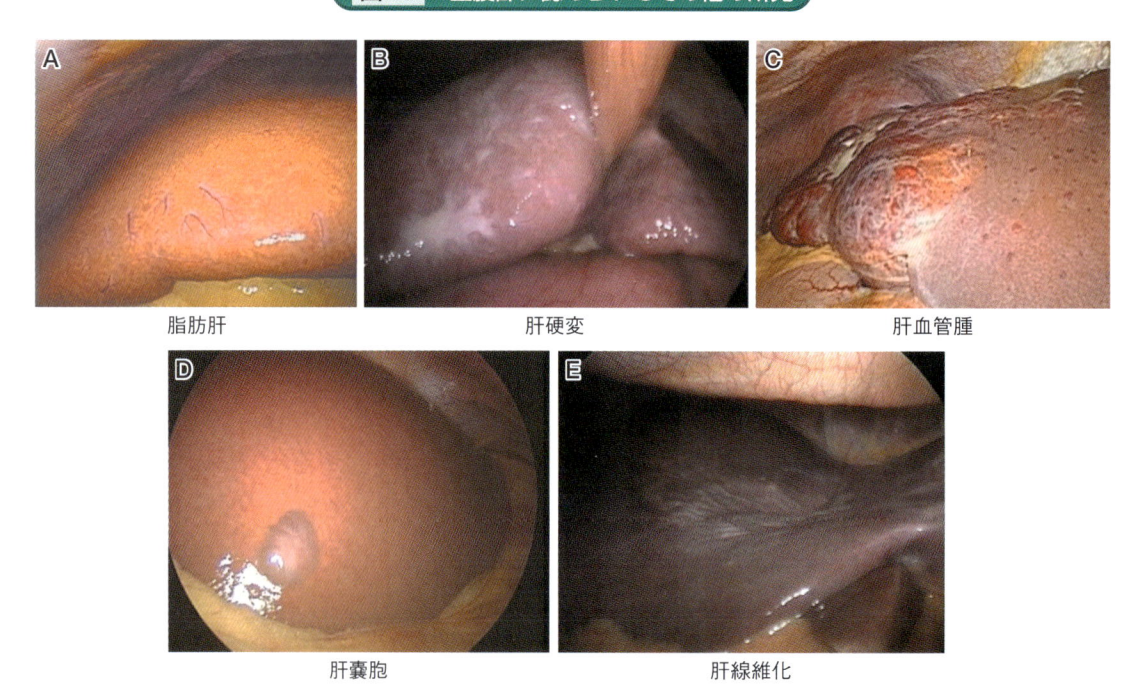

A　脂肪肝

B　肝硬変

C　肝血管腫

D　肝嚢胞

E　肝線維化

上腹部には，肝疾患を中心とする様々な所見が認められる．腹腔鏡手術時には，必ず上腹部を観察する習慣をつけることが重要である．

に屈曲できる．臍部に挿入したトロカールから，このフレキシブルスコープを挿入し，手術台をローテートして右側高位の逆トレンデレンブルグ体位とする．この体位でスコープを進めると，肝鎌状間膜の背側に腱性部が観察できる（図48）．月経随伴性気胸の症例では，腱性部に篩状の孔や小孔が認められ，腹腔側からも観察できる．

### c）上腹部に認められるその他の所見（図49）

#### （a）脂肪肝
肝臓の辺縁は鈍で，肝小葉の脂肪により，肝臓全体が黄色っぽくみえる．

#### （b）肝硬変
肝臓全体が萎縮して，表面がごつごつと結節状にみえる．

#### （c）肝血管腫
暗紫色の血管腫が肝表面に認められる．

#### （d）肝嚢胞
肝表面に白色の嚢胞が認められる．

#### （e）肝臓の生理的な線維化
主に肝右葉に線維性の変化が認められる．時々，認められる所見であるが，ウエストの締めすぎなどによる生理的変化で病的意義はない．

## B 付属器の手術

### 1 良性卵巣腫瘍

#### a．手術適応

　　悪性の可能性がなければすべての卵巣腫瘍が腹腔鏡手術の適応である．当科における良性卵巣腫瘍の手術適応は，茎捻転や悪性転化の観点から直径5cm以上としている．卵胞や黄体血腫などの機能性嚢胞を除外するため，手術の決定には超音波断層法とMRIを組み合わせることや時期をかえて繰り返し超音波検査を行うことが重要である．

#### b．診断

　　卵巣腫瘍の良・悪性の診断には造影MRIを用いている（図50）．当科では，卵巣腫瘍の診断に，sagital T2強調画像，axial T1，T2，fat suppress T1，造影T1の5種類を撮像している．まず，T1造影画像で，腫瘍内の充実部分に造影効果が認められれば悪性と診断する（図51）．次いで，T1，T2強調画像のパターンで質的診断を行う．嚢胞腺腫はT1 low, T2 high, 卵巣チョコレート嚢胞はT1 high, T2 high（またはlow：shedding），fat suppress T1 negative（high），皮様嚢腫はT1 high, T2 high, fat suppress positive（low），線維腫などの性索間質系腫瘍はT1 low, T2 lowを示す．ほとんどの卵巣腫瘍が，この分類により簡便に診断できる．この分類から外れるもの，境界例などに

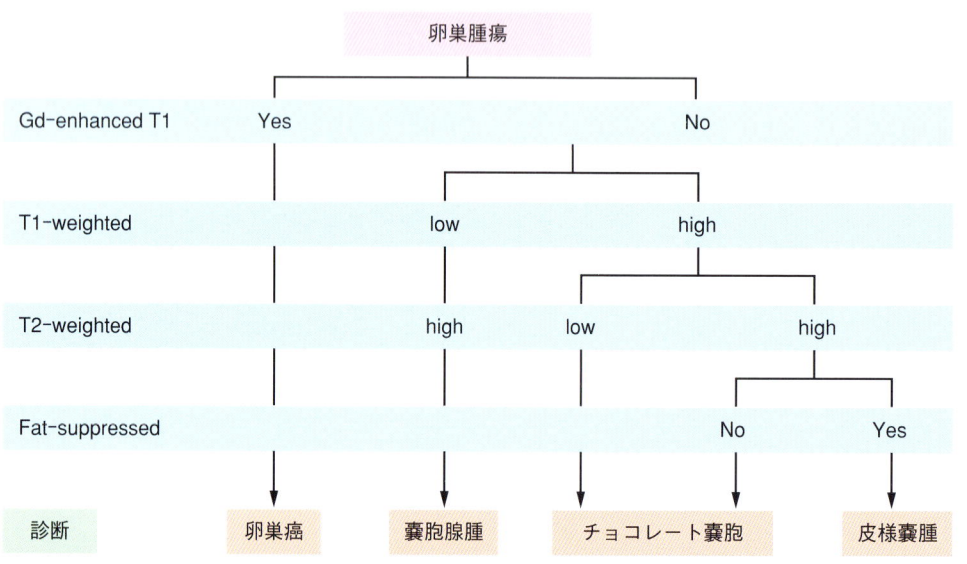

**図50　卵巣腫瘍のMRI診断**

| Gd-enhanced T1 | Yes | | No | | |
|---|---|---|---|---|---|
| T1-weighted | | low | | high | |
| T2-weighted | | high | low | | high |
| Fat-suppressed | | | | No | Yes |
| 診断 | 卵巣癌 | 嚢胞腺腫 | チョコレート嚢胞 | 皮様嚢腫 |

卵巣腫瘍はMRI所見により，卵巣悪性腫瘍，卵巣良性腫瘍に分けられ，後者はさらに嚢胞腺腫，チョコレート嚢胞，皮様嚢腫に大別される．

## 図51 卵巣悪性腫瘍のMRI所見（Clear Cell Carcinoma）

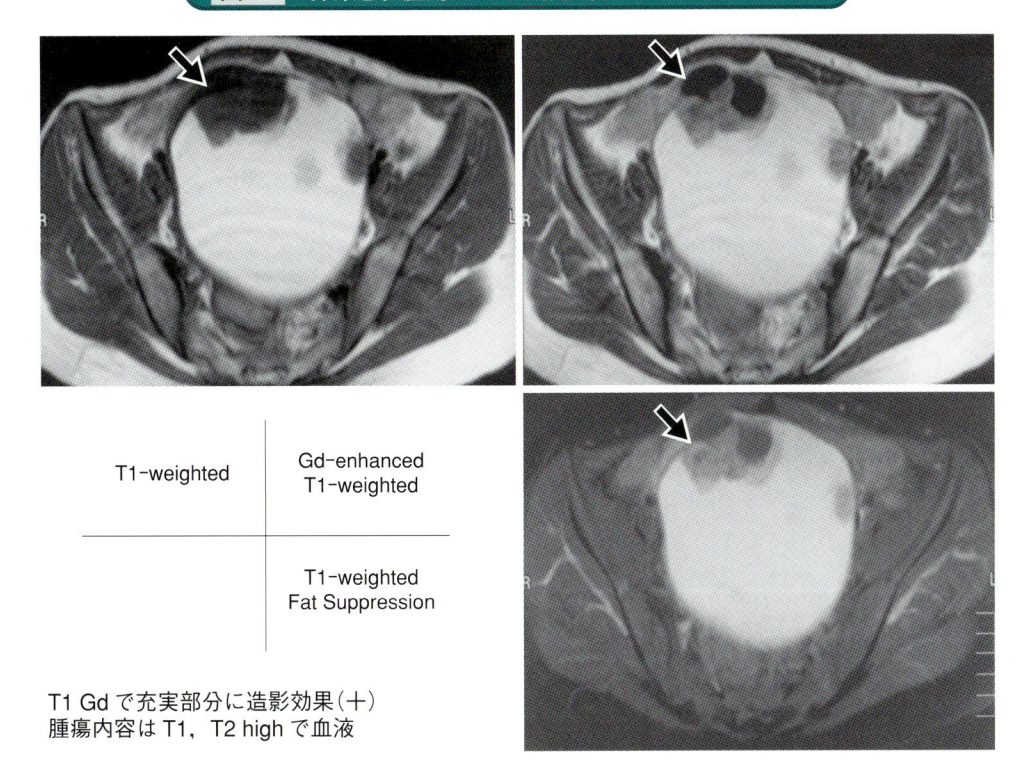

T1-weighted ｜ Gd-enhanced T1-weighted

T1-weighted Fat Suppression

T1 Gd で充実部分に造影効果（＋）
腫瘍内容は T1，T2 high で血液

ついては個々に判断する．

　当科では，卵巣腫瘍の腹腔鏡手術には2種類の手術方法を用いている．1つは，従来の体腔内法であるが，腹腔内における操作が困難である大きな卵巣腫瘍には体腔外法を用いている．体腔内法の目安は，嚢胞腺腫や卵巣チョコレート嚢胞では直径が10cm以下（皮様嚢腫では7cm以下）の場合には体腔内法を，それ以上の場合には体腔外法を選択している．

## c．手術手技

### ■ 腫瘍摘出術（図52）

　嚢腫が広間膜後葉に癒着していればまず癒着剥離を行う．卵巣チョコレート嚢胞であれば，通常，癒着剥離により嚢胞壁が破綻して，内容液が流出する．腹腔鏡下嚢腫摘出術では内容液が流出することが多い．卵巣チョコレート嚢胞の場合，剥離操作を行う前にDouglas窩に生理食塩水を100〜150m*l* 留置しておくとよい．

　皮様嚢腫や嚢胞腺腫など癒着を伴わない卵巣嚢腫の場合には，嚢腫自体を膀胱子宮窩に誘導して，100〜150m*l* の生理食塩水を浸し，手術台を水平からやや骨盤低位にする．これにより，嚢腫壁が破綻しても内容液が腹腔内に広がることを防止することができる．

　破綻した卵巣チョコレート嚢胞以外では，卵巣門の対側の嚢腫壁に針状モノポーラーで約3cmの切開を加え，卵巣被膜を2本のメリーランド鉗子で把持し，プローブプラスIIのシャフトで卵巣被膜と嚢腫壁を剥離する．嚢腫部分を直接把持すると破綻するため，剥離に際しては嚢腫部分を

## 図52 嚢腫（嚢胞）摘出術

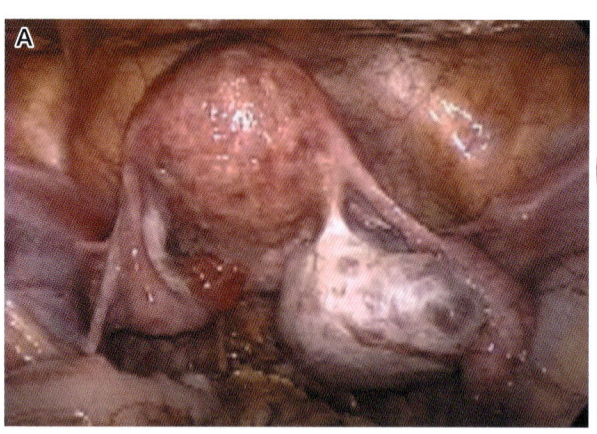

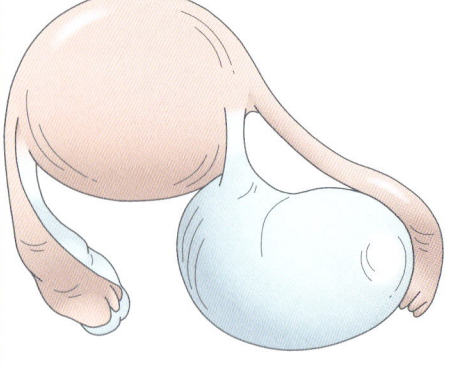

右卵巣チョコレート嚢胞

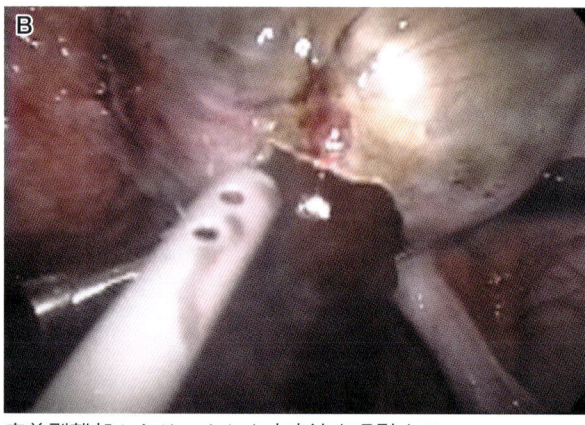

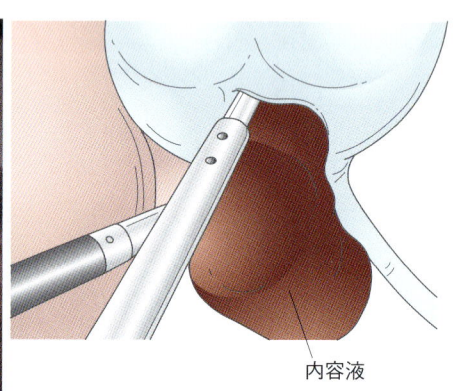

癒着剥離部からリークした内容液を吸引する

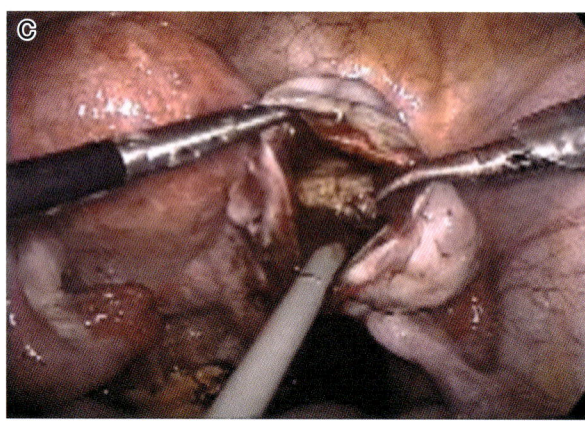

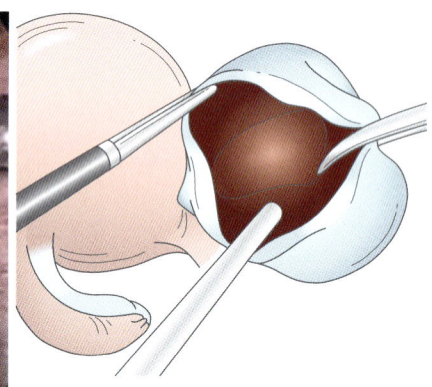

内容液

切開線を延長し，嚢胞内を洗浄して，内腔面を観察する

B. 付属器の手術

卵巣被膜から嚢胞壁を摘出する

囊腫壁

卵巣被膜の辺縁を巾着縫合する

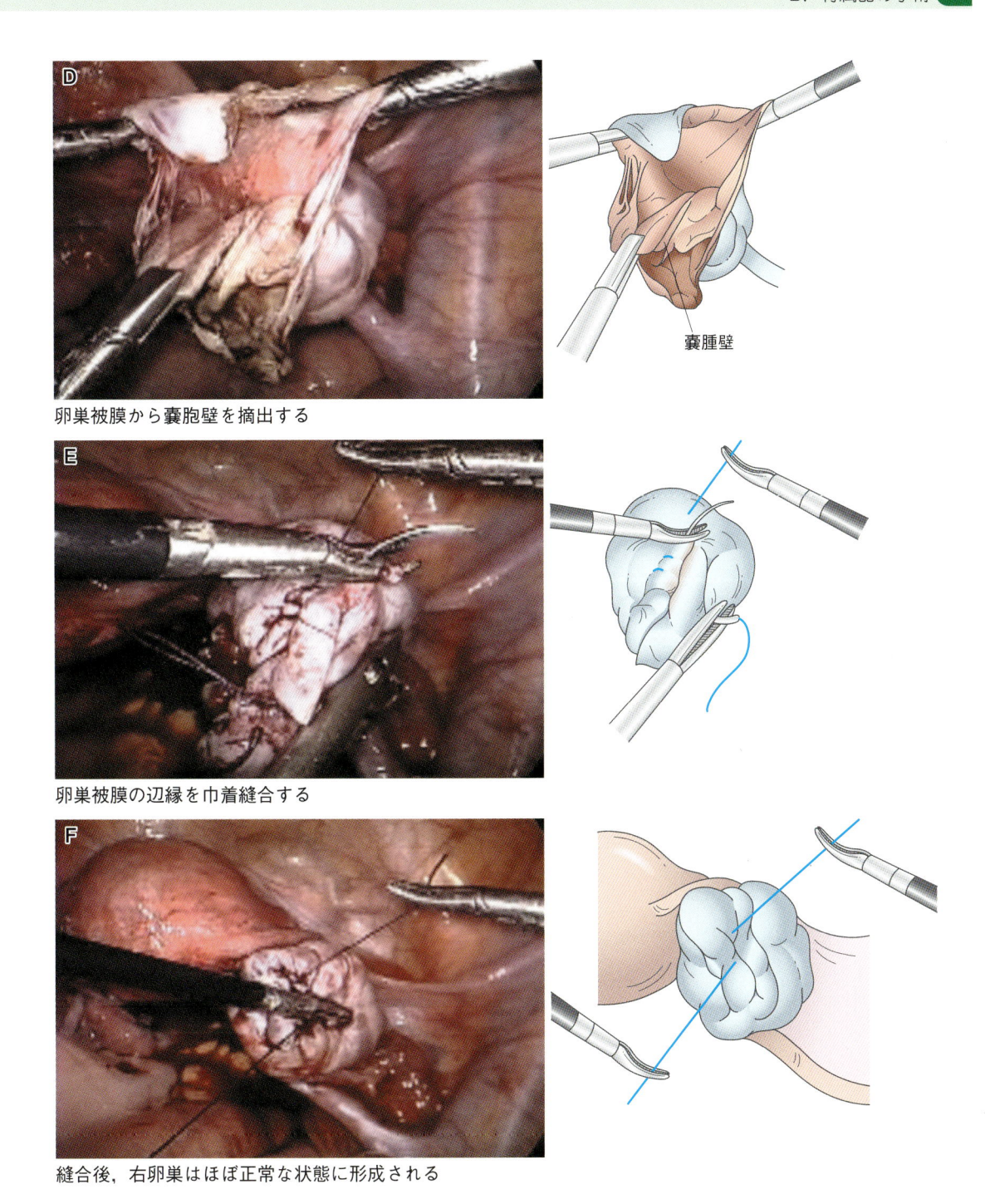

縫合後，右卵巣はほぼ正常な状態に形成される

下にして，重力によるカウンタートラクションをかけて，シャフトにより鈍的な剥離を行う．
　嚢腫壁が破綻して内溶液が流出した場合には，ただちに内容液を吸引する（図52B, C）．卵巣チョコレート嚢胞や嚢胞腺腫では，破綻部分を裂くようにして広げると囊腫壁と卵巣被膜の境界がわかりやすい（図53）．卵巣被膜をメリーランド鉗子とクロー鉗子で把持しながら，囊腫壁をクロー鉗子で牽引する．囊腫が大きな場合，卵巣被膜と囊腫壁を互いに反対方向にロールさせながら，境界面を絶えず画面の中央に置くようにして剥離する（図52D）．

§3 腹腔鏡手術の実際

図53 手術のポイント

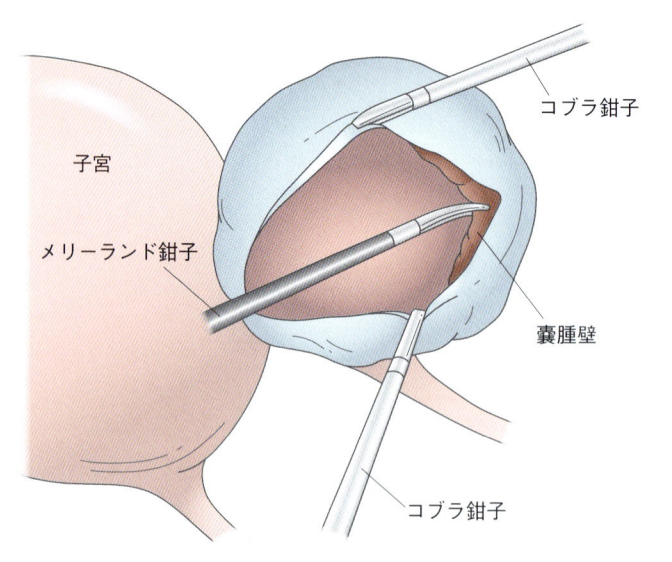

卵巣被膜と嚢腫壁の境界の探し方（切開創の辺縁から探すと剥離面がわかりやすい）

　嚢腫壁の摘出が終了したら，卵巣被膜の剥離面からの出血を針状モノポーラーのスパークにより止血する（針状モノポーラーを出血点に近づけ，40Wの凝固モードで放電止血する）．
　卵巣被膜の卵巣門に2/0吸収糸でZ縫合をおき，そのまま辺縁を縢って巾着縫合を行う（図52E，F）．

　卵巣被膜の縫合を必要以上に行うと縫合部の虚血により，ovarian reserveが低下する可能性がある．また，卵巣被膜を縫合せずに放置した場合，周辺組織との癒着形成が懸念される．嚢腫摘出後の卵巣被膜の縫合に関しては賛否両論があるが，われわれは卵巣被膜の虚血を防ぐため吸収糸による巾着縫合を行っている．

### 2 付属器摘出術（図54）

　将来にわたる挙児希望のない症例やLPM（low potential malignancy）が疑われる症例では，付属器摘出術を行う（図54A）．付属器摘出術では，まず，卵巣堤索と卵巣固有靱帯・卵管を切断する．針状モノポーラーで後腹膜を切開し，卵巣堤索を剥離する．この操作により，尿管と卵巣堤索は分離し，切断時の尿管損傷を予防する．剥離した卵巣堤索を縦開きのフラミンゴ鉗子で遊離し，0吸収糸で二重結紮して切断する（図54B，C）．次いで，卵管，卵巣固有靱帯の順で同様に結紮切断し（図54D，E），分離した付属器を挙上しながら後腹膜を針状モノポーラーで切開して付属器を摘出する（図54E）．このとき，尿管の走行には十分注意する（図55）．
　付属器摘出は，ベッセルシーリングシステムを用いると，簡便かつ迅速に施行できる．リガシュアで切断した場合，切断部の血管はシーリングされて，閉鎖しており，通常追加縫合などの処置は

B. 付属器の手術

図 54　付属器切除術の手術手技

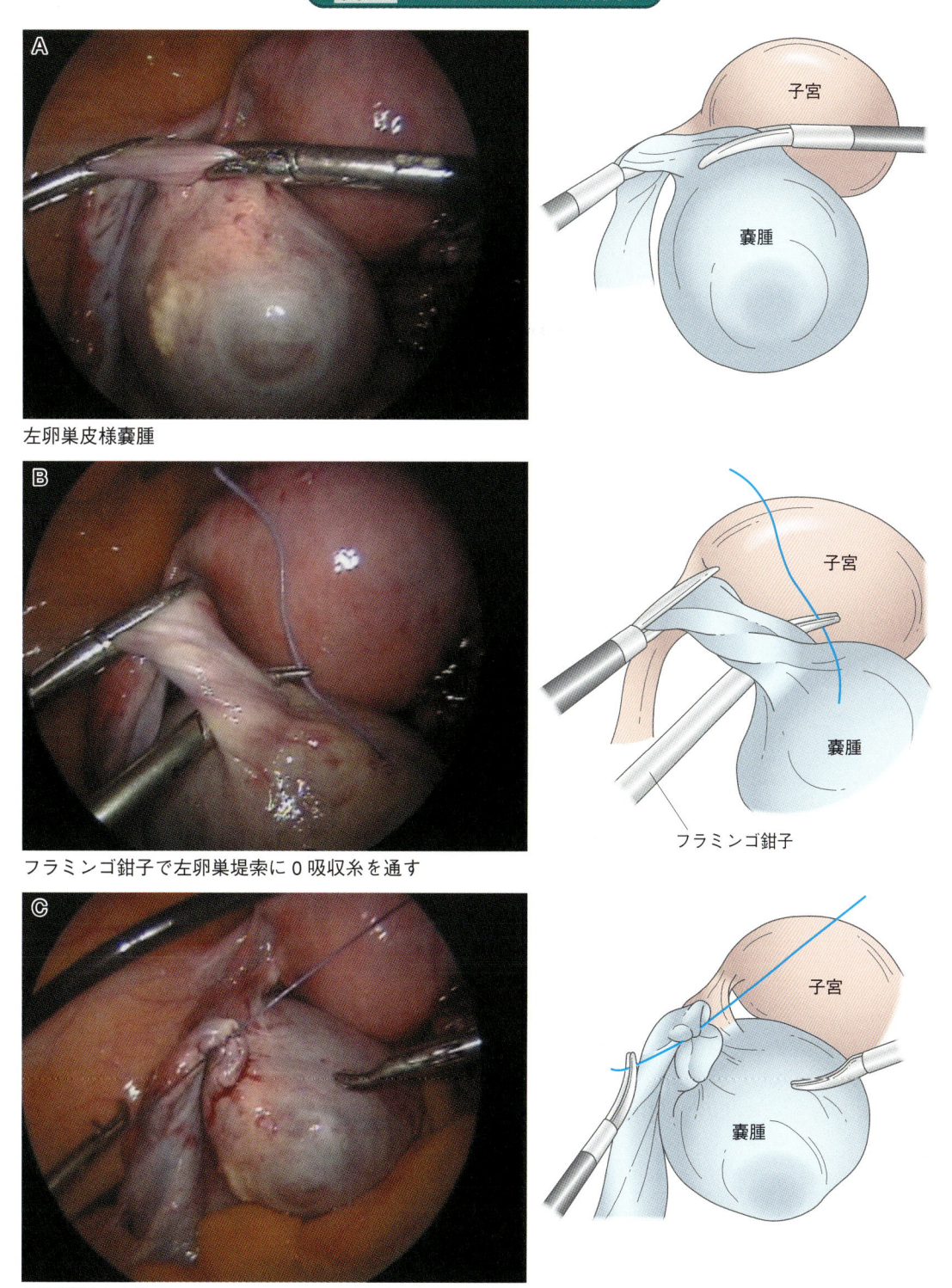

Ⓐ 左卵巣皮様囊腫

Ⓑ フラミンゴ鉗子で左卵巣堤索に 0 吸収糸を通す

Ⓒ 左卵巣堤索を結紮

§3 腹腔鏡手術の実際

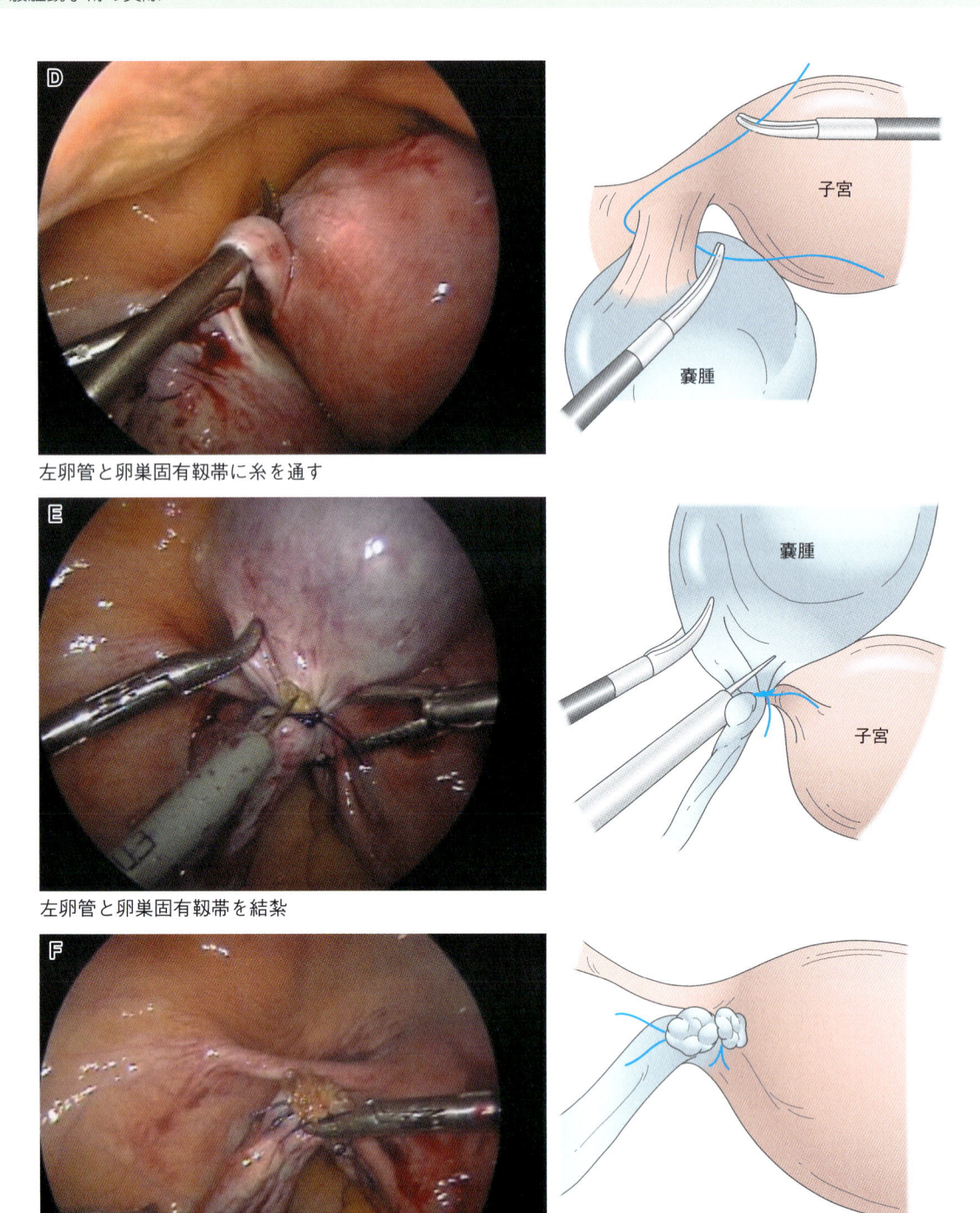

D 左卵管と卵巣固有靱帯に糸を通す

E 左卵管と卵巣固有靱帯を結紮

F 手術終了時の状況

## 図55 手術のポイント

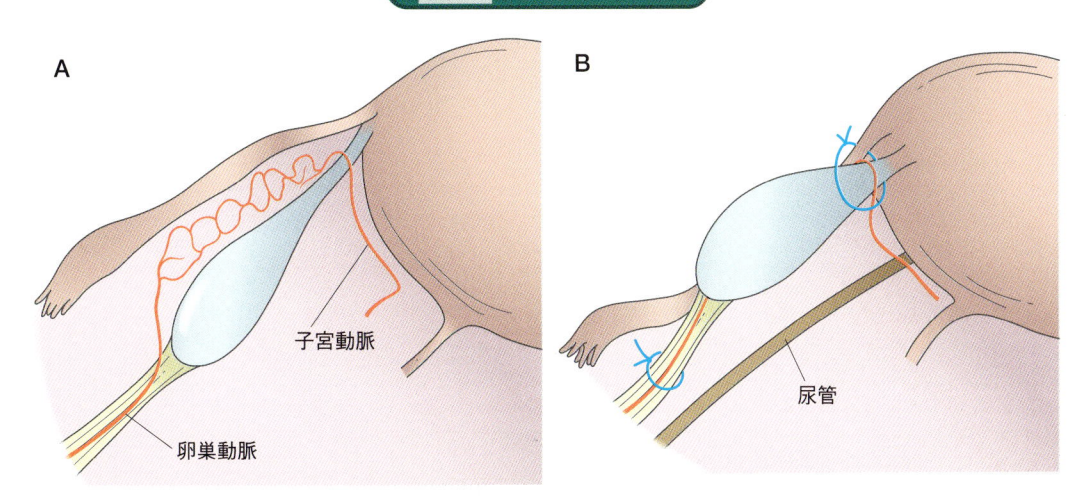

**A**

子宮動脈
卵巣動脈

**B**

尿管

A. 付属器への血流は子宮動脈から卵巣固有靱帯を経由するものと，卵巣動脈から卵巣堤索を経由するものとがある．両者は卵管間膜で分枝しつつ合流する．
B. 卵巣堤索のすぐ内側を尿管が走行している．癒着がなくても両者の位置は近く，卵巣堤索の結紮切断には，細心の注意が必要である．

不要である．

摘出した付属器は，回収バックに入れてトロカール穿刺部またはDouglas窩から回収（28頁参照）する．

## 3 体腔外法（図56）

　10 cm以上の卵巣嚢腫（皮様嚢腫では7 cm以上）には，体腔外法を用いている．麻酔法は，気管内挿管全身麻酔を行っているが，気腹時間の短い本法では脊椎麻酔でも施行可能である．当科で行う体腔外法のコンセプトは，Pfannenstielの小切開で行う開腹手術に腹腔鏡を併用して，より安全で確実な手術を行うことである．腹腔鏡を併用するメリットは，卵巣嚢腫の体外回収前に周囲癒着などの状況を観察できること，手術終了前に腹腔内の様子を確認することができ，さらに直視下に十分な洗浄と吸引ができることである．

　妊娠に合併する卵巣嚢腫に対しても本法を行っている．大きな妊娠子宮を傷つけないように安全にアプローチするには，本法が適している．妊婦に対する腹腔鏡手術は，麻酔薬などの薬剤の胎児への影響を考え，second trimesterに入ってから施行するのが望ましいが，当科では妊娠12週以降を手術の適応としている．妊娠合併の卵巣嚢腫の手術適応は，茎捻転のリスクのある直径5 cm以上の嚢胞腺腫，皮様嚢腫などである．妊娠黄体を適応から除外するのはいうまでもないが，妊娠に伴って縮小する可能性のある卵巣チョコレート嚢胞も原則として手術適応から除外している．術前診断は，超音波断層法で行うが，皮様の嚢腫と卵巣チョコレート嚢胞などの鑑別が困難である場合にはMRIを行う．

　体腔外法の手術手技を示す（図56）．術前に恥骨上の陰毛をシェーバーで除毛する．恥骨上に3～4 cmの小切開を加え，2本の筋鈎で鈍的に脂肪層を剥離し，筋膜にいたる（図56A）．筋膜を横切開して，腹直筋を剥離し，左右の腹直筋の間から腹膜に入る．腹膜をなるべく頭側で切開し，腹

## §3 腹腔鏡手術の実際

### 図56 体腔外法の手技

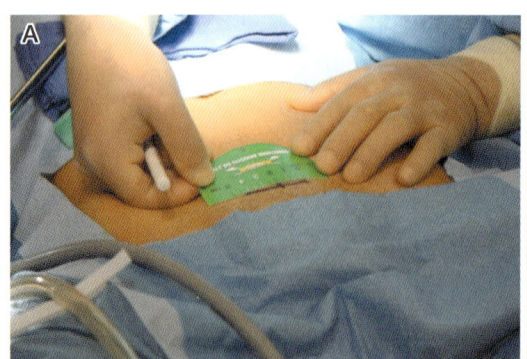

**A** 付属の紙メジャーで切開線をマーキングする．

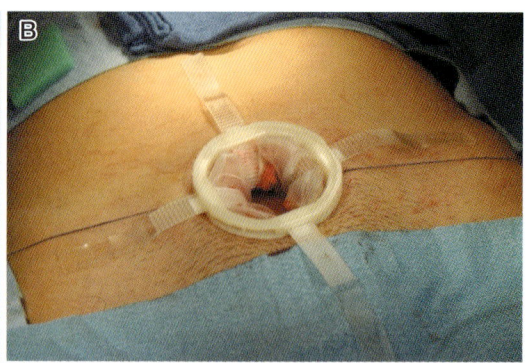

**B** Pfannenstier切開の要領で腹壁に3〜4cmの小切開を加え，腹膜を2/0吸収糸で左右に確保し，パスセーバーを装着する．

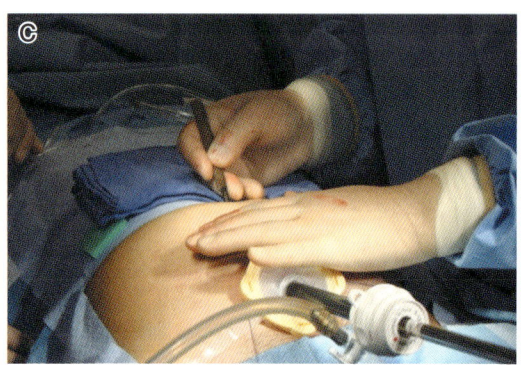

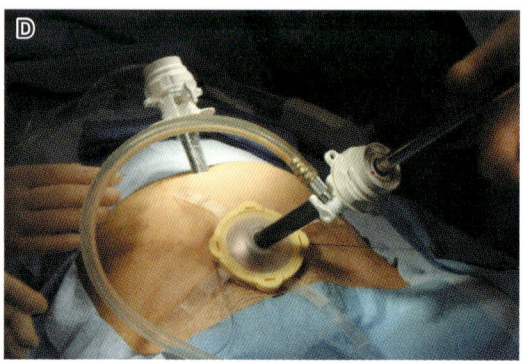

**C** 気腹後，スコープを挿入し，臍輪下部に小切開を加える．

**D** パスセーバーから挿入したスコープの観察下に，臍輪下部に11mmのトロカールを挿入する．

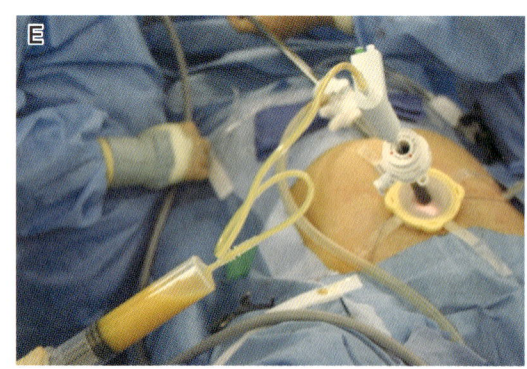

**E** 臍部のトロカール観察下に，パスセーバーからSANDバルーンを腫瘍内に刺入して内溶液を吸引し，腫瘍径を縮小させる．

**F** 腫瘍をパスセーバーから体外に誘導し，囊腫摘出術または付属器切除術を行う．

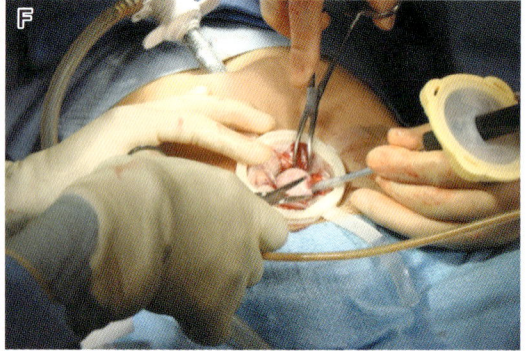

腔内に到達したら，左右の腹膜に3/0の吸収糸をかけ，コッヘル鉗子で把持する．創部に，ウーンドリトラクター（パスセーバー®住友ベークライト社図57A）を挿入し，4本のベルトで創部を広げる（図56B）．キャップをかぶせて，中央の穴に11mmのトロカールを挿入して，気腹を行う．パスセーバーからスコープを挿入し，臍部を見上げながら直視下に臍輪下部の小切開部から11mmのトロカールを刺入し（図56C，D），気腹チューブを接続する．

B. 付属器の手術

図57 体腔外法に使用する手術器具

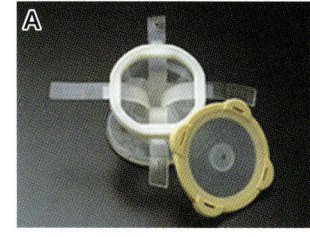

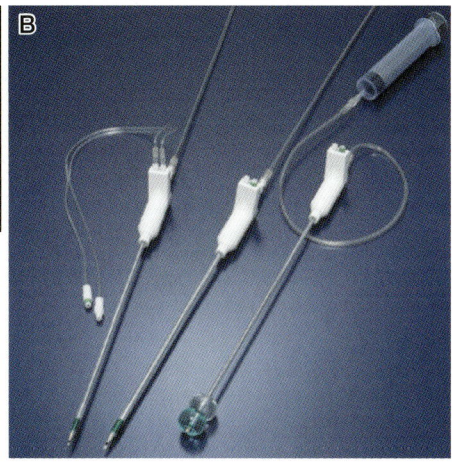

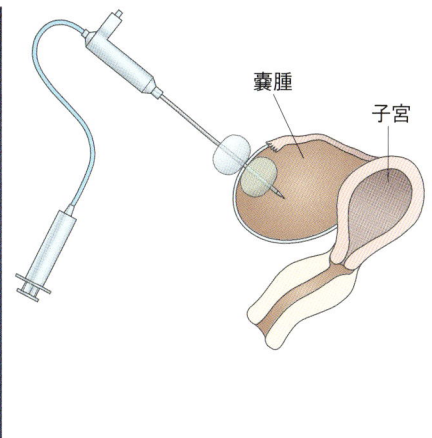

A. 小さな創部を有効に使用するためのウーンドリトラクター（パスセーバー）
B. 嚢腫内容液のリークを最小限に抑え，嚢腫を体腔外に誘導する（SAND バルーン）

　スコープを臍下部からのトロカールに移し，腹腔内をくまなく観察する．卵巣嚢腫が子宮の左右か前面にある場合には，パスセーバーの穴から直接 SAND バルーン®（八光社，図57B）を腫瘍内に穿刺する（図56E）．卵巣嚢腫が術野内になければ左下腹部に 5mm のトロカールを追加して，メリーランド鉗子を用いて嚢腫を膀胱子宮窩に誘導する．

　SAND バルーンの先端が嚢腫内に入ったことを確認したら，2つのバルーンをふくらませてシャフトを固定し，内針を抜去する．接続チューブを直接シャフトに接続して，内容液の吸引を継続する（図57B）．内容液がある程度除去されて嚢腫が縮小したら，気腹を中止し，パスセーバーのキャップを外して SAND バルーンを引っ張りながら，卵巣嚢腫を体外に誘導する（図56F）．腫瘍が大きかったり，皮様嚢腫などで内溶液の吸引が不十分である場合，体腔外で2本のコッヘル鉗子で嚢腫壁の刺入部を把持し，SAND バルーンを抜去して，クーパー剪刀で刺入部の創を延長する．開腹用の吸引管に変更して，内容液を吸引除去しながら，付属器全体を体腔外に誘導する．

　卵巣腫瘍の刺入部の創を延長して，卵巣被膜から嚢腫壁を摘出する．卵巣機能を可能な限り維持するために，卵巣被膜のトリミングは行わない．卵巣被膜の出血点は，モノポーラーで凝固止血し，3/0 吸収糸で卵巣門に Z 縫合をおき，螺旋状に卵巣被膜を縢って連続縫合して形成する．

　卵巣嚢腫摘出術が終了したら，付属器を体内に還納して，パスセーバーのキャップを閉めて気腹する．臍部のトロカールから挿入したスコープとパスセーバーから挿入したメリーランド鉗子により腹腔内の様子を十分に観察し，プローブプラス II で腹腔内を洗浄・吸引する．左下腹部に 5mm のトロカールを刺入している場合には，閉鎖式ドレーンを留置する．

　妊婦などで，卵巣腫瘍が Douglas 窩に陥頓している場合には，レクタムプローブまたは四つ折りガーゼを挟んだ長ペアンで後腟円蓋を挙上すると，卵巣腫瘍も腹腔内に上昇してくる（図58）．

### 図58　手術のポイント

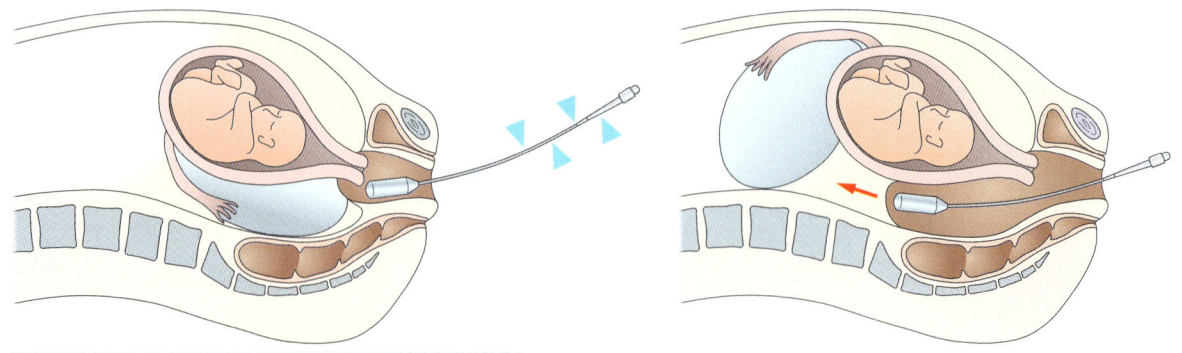

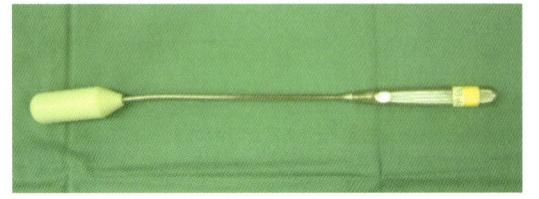

妊娠合併卵巣嚢腫などで，腫瘤がダグラス窩に陥頓している場合，レクタルプローブで後腟円蓋を圧迫すると，嚢腫は子宮底部の方向に挙上される．

　体腔外法で注意しなければならないのは，術後出血である．付属器を体外に誘導したとき，卵巣固有靱帯の付け根などが裂ける場合がある．手術時は，靱帯が緊張しているため出血はわずかであるが，付属器を体内に還納し靱帯の緊張がとれると出血が起こる場合がある．体腔外法を行う場合には，手術操作が終了し最後の腹腔内洗浄の時に，この点に十分留意することが重要である．

　当科では，早い段階で術後出血を予知するため原則として閉鎖式ドレーンを腹腔内に留置している．このため最近では，左下腹部に5mmのトロカールを刺入して3孔式で手術を施行している．

## 2 子宮外妊娠

### a．手術適応

原則として，頸管妊娠を除くすべての子宮外妊娠が腹腔鏡手術の適応となる．

### b．診断

破裂前の子宮外妊娠は，最も診断に苦慮する疾患の1つである．当科では，以下の原則に従って，破裂前の子宮外妊娠の診断を行っている．

❶ 月経歴に関する十分な問診を行い，前回月経，前々回月経の状況を確認して，妊娠週数を推定する．
❷ 最終月経がはっきりしない場合，妊娠反応陽性日を 4w0d として妊娠週数を考える．
❸ 正常な子宮内妊娠では，妊娠4～5週で胎嚢，妊娠5～6週で胎児心拍が確認できる．
❹ 正常な子宮内妊娠では，血中 hCG ＞ 1000mIU/m*l* であれば，経腟超音波により子宮内に胎嚢が確認できる．
❺ 妊娠初期の正常妊娠における血中 hCG の doubling time は 48 時間である．

経腟超音波検査による子宮外妊娠の診断は，

❶ 子宮外の胎嚢，胎児心拍により確定診断．
❷ 付属器周囲の血腫像，Douglas 窩や膀胱子宮窩のエコーフリースペースは子宮外妊娠の間接所見である腹腔内出血を示しているに過ぎない．

以上の原則に基づいて，子宮外妊娠の可能性を診断する．鑑別診断は，正常妊娠，不全流産である．わずかでも正常妊娠の可能性がある場合には，基本的には待機が原則である．数日ごとに問診・内診，超音波検査，血中 hCG 検査を行う．正常妊娠の可能性が否定されているのに，明らかな子宮外妊娠の所見が得られなければ，D&C を行う．

昨日までみえなかった子宮や子宮外の胎嚢が今日になって突然みえることも稀ではなく，子宮外妊娠において「後医が名医」といわれるゆえんである．

エコーフリースペースのみに目を奪われると，正常妊娠＋軽症の卵巣出血などを子宮外妊娠と誤って，腹腔鏡を施行してしまう．

多発性の子宮筋腫や巨大な子宮筋腫および腺筋症などでは，経腟超音波検査による着床部位の診断が困難な場合があり，経腹超音波検査が有用であることもある．また，このような場合，骨盤内臓器すべてを描出することができるMRIが有用である．MRI画像上，胎嚢はT1 low，T2 high，内部に出血が生じた外妊血腫はT1 high，T2 high に描出され，外妊の状況を推定することができる（図59）．

当科における 203 例の子宮外妊娠の内訳は，卵管妊娠が最も多く 89.2％（膨大部 82.8％，峡部

## 図59 子宮外妊娠のMRI画像

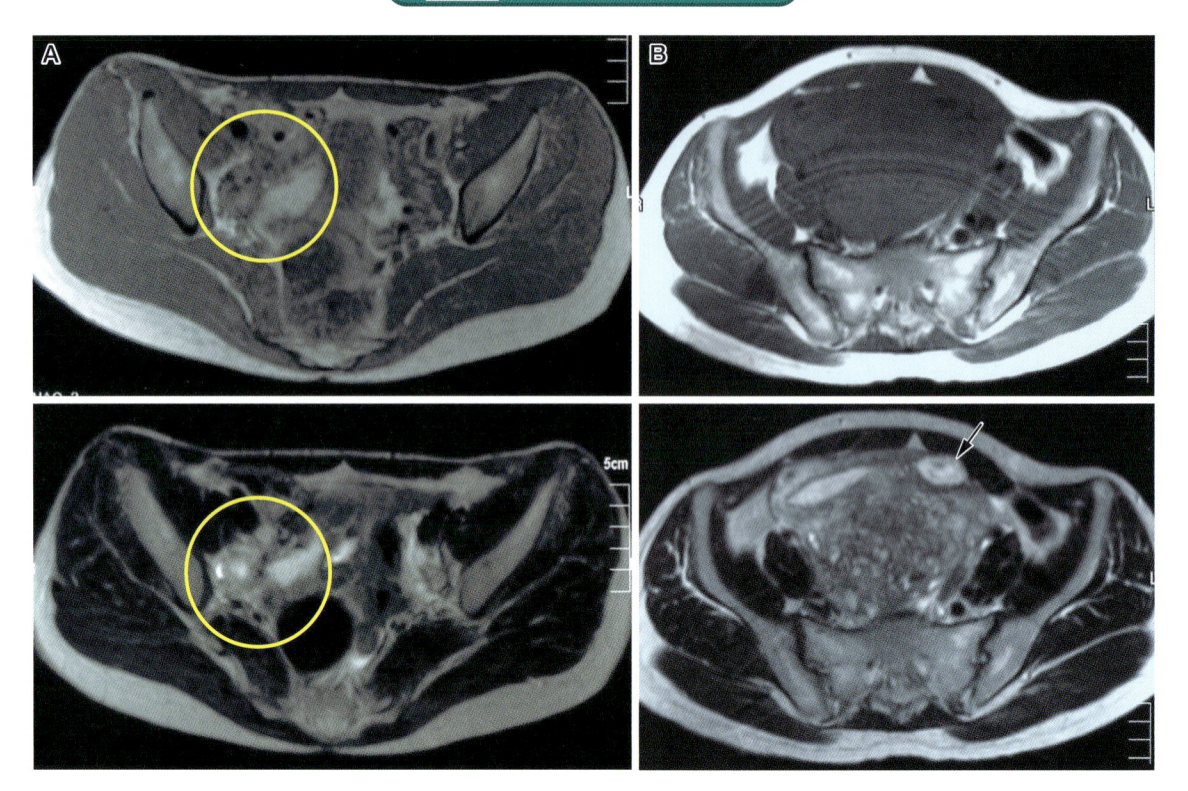

外妊腫瘤に出血がある場合には
T1：high, T2：high

外妊腫瘤が正常なGSである場合には
T1：low, T2：high

4.4％，采部2％），以下間質部妊娠5.4％，腹膜妊娠3％，卵巣妊娠1.5％，頸管妊娠1％と続く．

### c．卵管妊娠

卵管妊娠は，着床部位により，腔内妊娠（intraluminal pregnancy，図60A）と腔外妊娠（extraluminal pregnancy，図60B）に分けられる．成書によれば，両者の比率は3：1とされているが，当科の検討ではほとんどが腔内妊娠であり，腔外妊娠は全体の2％以下である．

### 1 手術手技

卵管妊娠における手術術式は，卵管線状切開と卵管摘出術がある．当科では，将来にわたる挙児希望があり，外妊腫瘤径が5cm以下である場合には，原則として卵管線状切開術を施行している．

#### a）卵管線状切開（図61）

生理食塩水で100倍に希釈したピトレシン3〜4 IUを18Gのサーフロ針で経腹的に卵管間膜に局注する（図61A）．針状モノポーラー（切開モード）またはハサミ鉗子で卵管間膜の対側漿膜に腫瘤径の2/3以上の切開を加える（腔外妊娠であれば胎嚢に到達する，図61B）．次いで，卵管筋層に切開を加えると外妊血腫または胎嚢にいたる．メリーランド鉗子またはコブラ鉗子で内容物を摘出する（図61C）．外妊腫瘤内に血腫が形成されていれば，切開と同時に血腫が排出される．摘出時，絨毛の有無を必ず確認する（はっきりしない場合には，摘出した血腫を生理食塩水の入った

B. 付属器の手術

## 図60 卵管妊娠における着床部位

A　Intraluminal pregnancy　　B　Extraluminal pregnancy

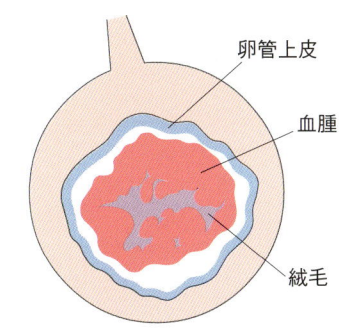

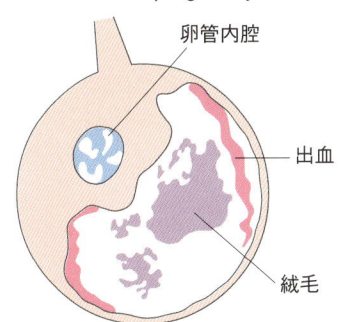

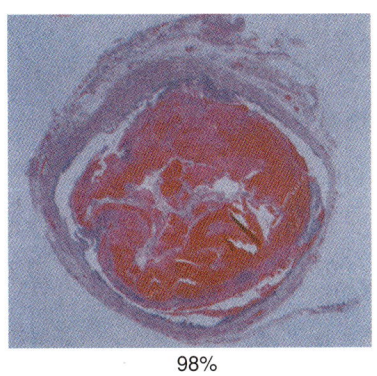

卵管上皮
血腫
絨毛

卵管内腔
出血
絨毛

98%　　　　　　　　　　　　　2%

卵管内腔の卵管粘膜に着床した場合　　子宮内妊娠と同様に，卵管粘膜下の卵管
（ほとんどの症例がこのタイプである）　筋層に着床した場合（↘正常な卵管内腔）

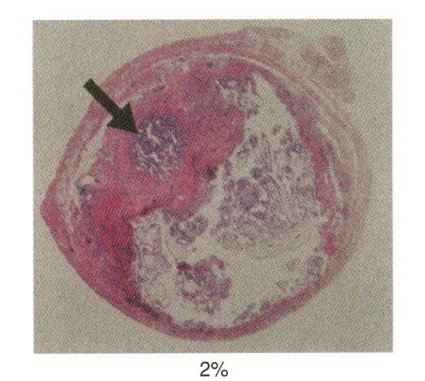

シャーレに浸して確認する）．

　ユテリンマニピュレーターからインジゴカルミンで卵管色素通水検査を行う．対側の卵管の通過性の有無と患側卵管の筋層断裂の状況を確認する．

　卵管筋層は3/0吸収糸で連続縫合により閉鎖し（図61D），漿膜面も3/0吸収糸でインターロック縫合を行う（図61E）．

　卵管線状切開の問題点は，患側の卵管に絨毛が遺残する外妊存続症（persistent ectopic pregnancy）と，患側卵管への外妊再発である．

---

　卵管線状切開は，外妊腫瘤が大きな方が容易である．

　卵管筋層は，臍帯動脈などと同様に比較的大きなピッチで螺旋状を呈している．このため，外妊腫瘤が大きな場合，螺旋部分が大きく引き延ばされて，卵管に水平に切開を加えても筋層が断裂することはない（図62）．

　一方，外妊腫瘤が小さな場合，卵管筋層は螺旋状のままであり，水平方向に切開すると卵管筋層が完全に断裂してしまう（図62）．外妊腫瘤径が小さい場合には，卵管筋層の走行に十分注意して筋層切開を行うべきである．

　卵管線状切開で術後の卵管疎通性が不良である要因は，卵管峡部妊娠例や胎児心拍陽性例などである．

## 図61 卵管線状切開術

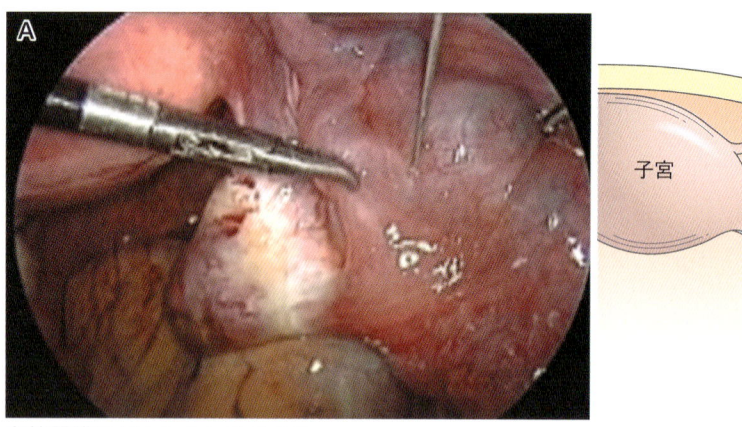

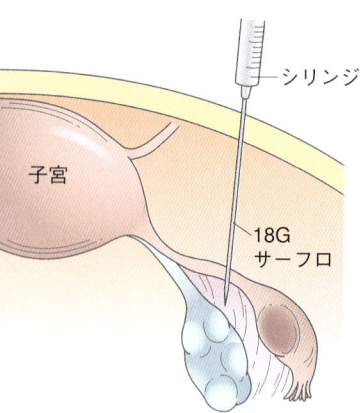

卵管間膜にピトレシンを局注する

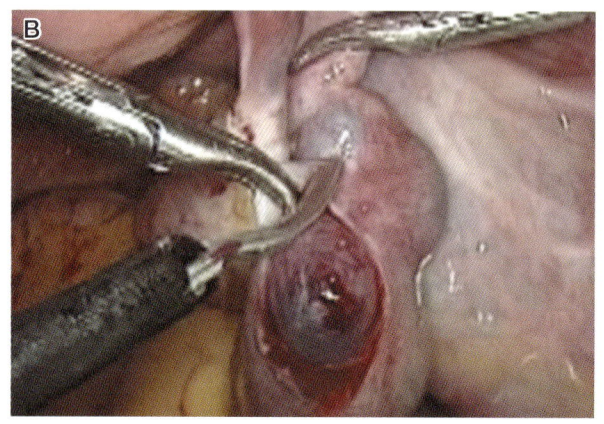

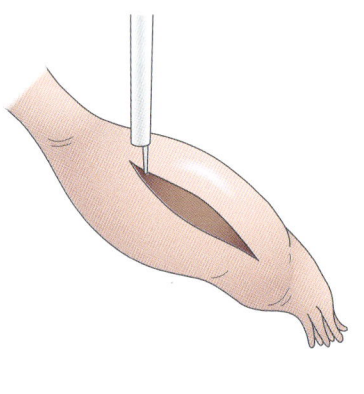

卵管漿膜を切開して，筋層と分離する

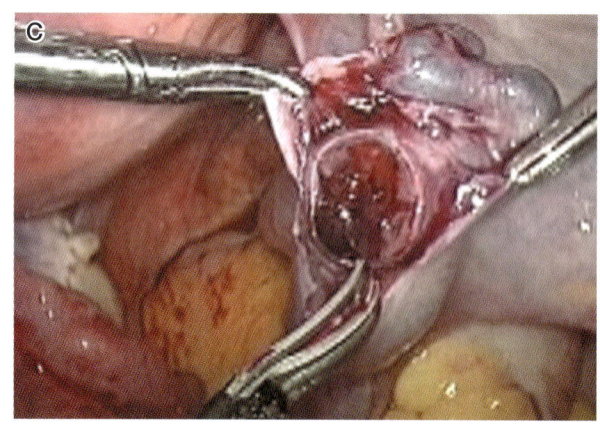

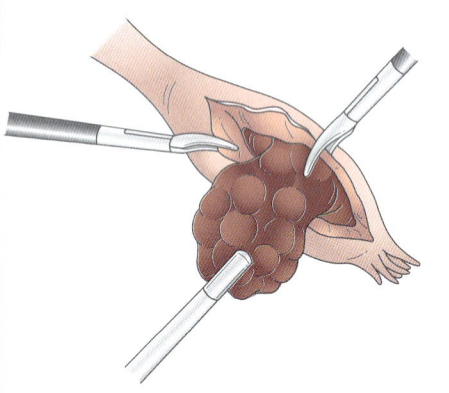

卵管筋層を切開し，外妊組織を提出する

B. 付属器の手術

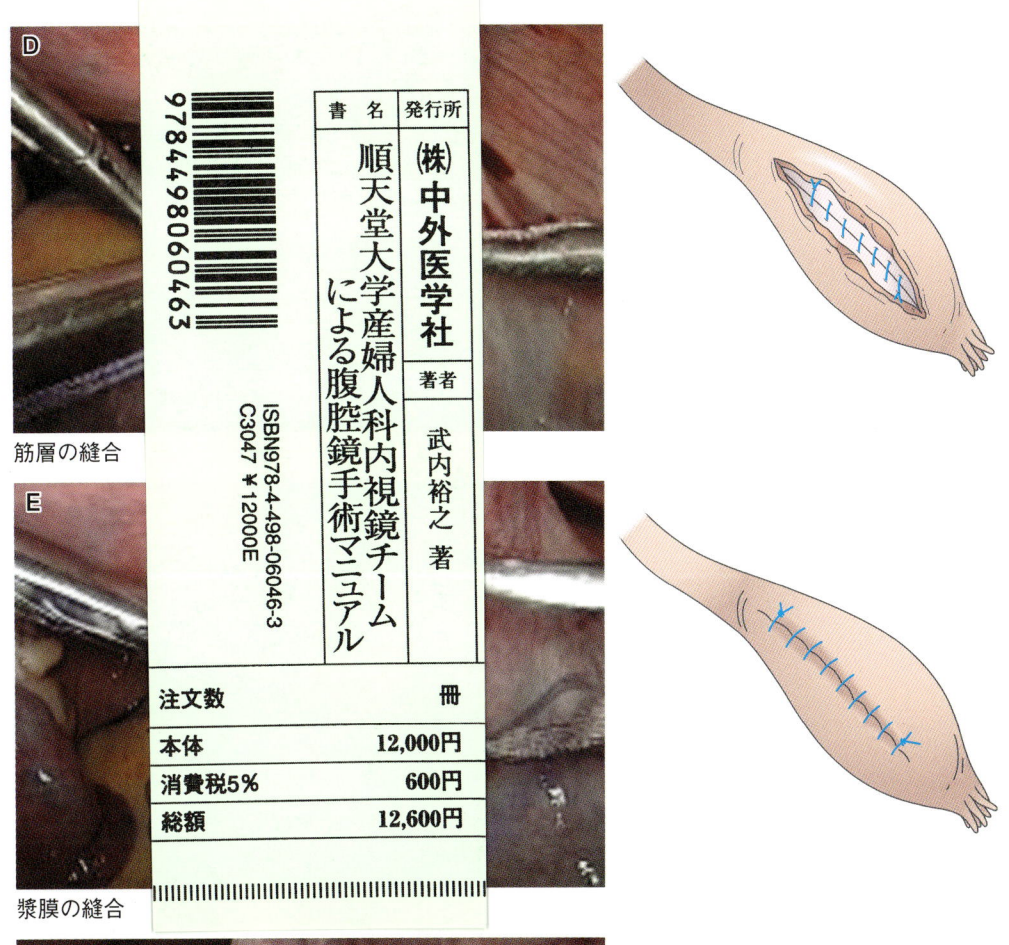

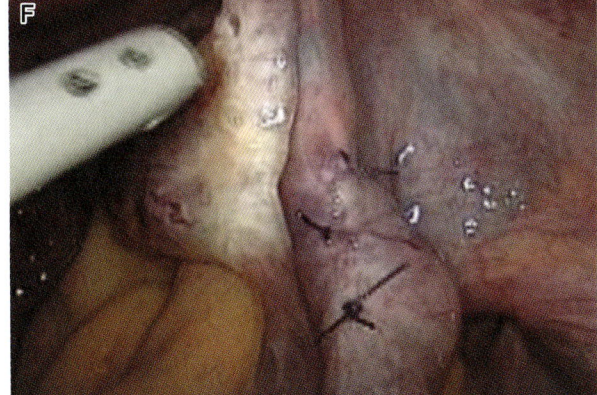

D

筋層の縫合

E

漿膜の縫合

F

手術終了時の所見

63

§3 腹腔鏡手術の実際

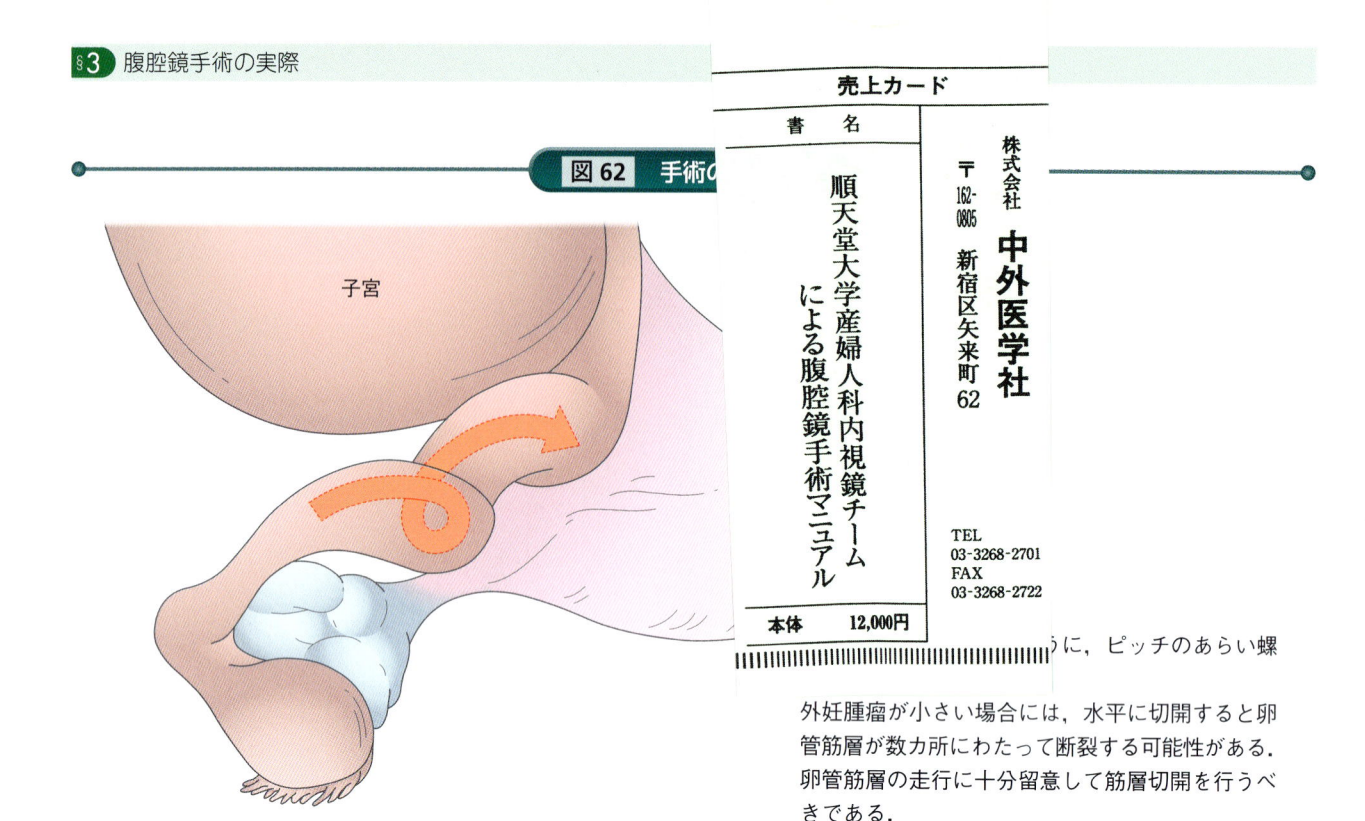

図62 手術の

子宮

外妊腫瘤が小さい場合には，水平に切開すると卵管筋層が数カ所にわたって断裂する可能性がある．卵管筋層の走行に十分留意して筋層切開を行うべきである．

b）卵管摘出術（図63）

将来にわたる挙児希望がない場合や外妊腫瘤が5cmを超える（図63A）場合には，卵管摘出術が施行される．助手の鉗子で卵管を挙上し，卵管間膜を十分に展開する（図63B）．バイポーラーまたはリガシュアを用いて，卵巣側から卵巣間膜を凝固切断する（図63C）．卵管遺残部への子宮外妊再発を予防するため，卵管は間質部ぎりぎりまで切断する（図63D）．

卵管間膜の切断端はそのままでよいが，バイポーラーによる断端の凝固が不十分で切断端からの出血が多いときには，2/0吸収糸で断端をインターロック縫合する．

摘出卵管は，回収袋に入れて12mmのトロカールから体外に回収する（図63E）．

### 2 卵管妊娠に対する手術成績

対側卵管が正常である場合，卵管線状切開と卵管摘出術の術後妊娠率はそれぞれ63.8%（30/47例），60.0%（24/40例）と有意差を認めない．卵管線状切開施行後，患側の卵管に絨毛が遺残する外妊存続症（persistent ectopic pregnancy）は術後7.1%（6/84例）に認められた．術後の子宮外妊娠再発率は，それぞれ16.7%（5/30例），29.2%（7/24例）と両者間で有意差を認めない．

卵管線状切開における外妊存続症を予防するためメトトレキサートが有用であるとする報告がある．メトトレキサート25mgを術後患側卵管に局注するか，または50mgを筋注する．

### d．間質部妊娠（図64）

卵管が子宮筋層を貫く卵管間質部に着床したのが間質部妊娠である．間質部の筋層は薄く，放置すると2nd trimesterに破裂する．経腟超音波検査で，子宮の横断像を描出し，子宮内膜と連続性のない子宮辺縁の胎嚢により診断する．妊娠が正常に継続する子宮角部妊娠との鑑別が重要である．

B. 付属器の手術

## 図63 卵管摘出術

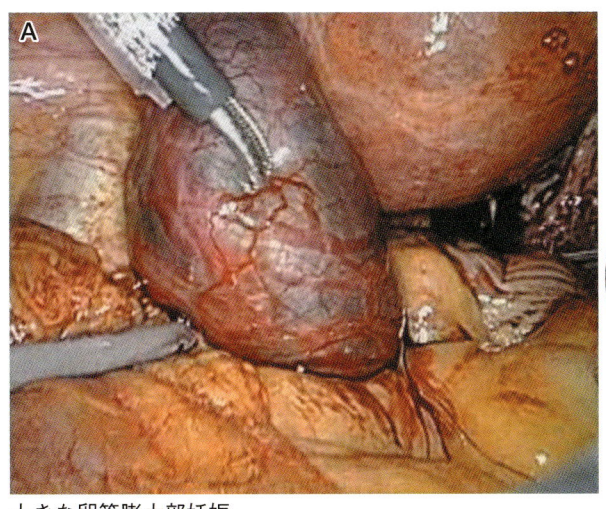

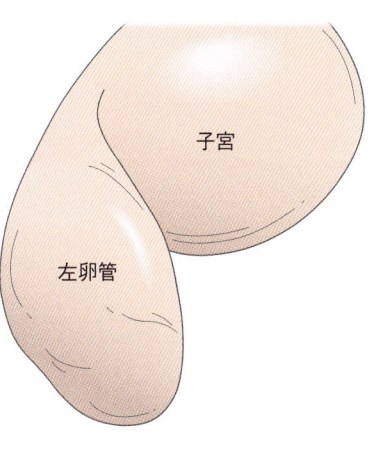

**A** 大きな卵管膨大部妊娠

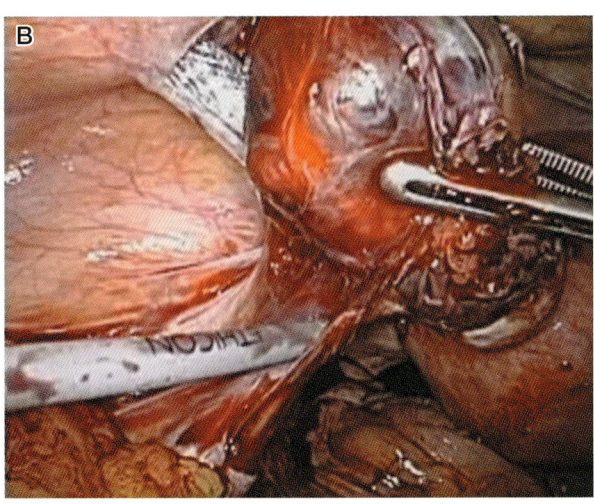

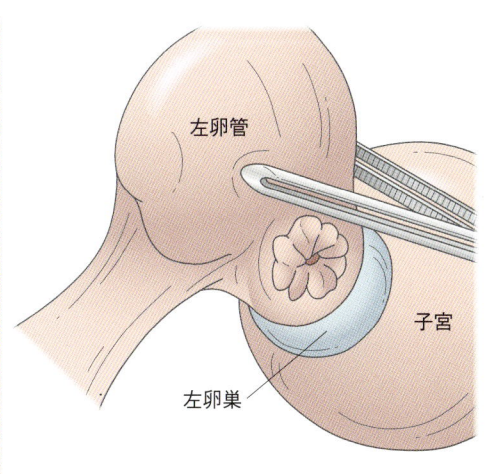

**B** 卵管を挙上し，出血を確認．卵管間膜にリガシュアを装着

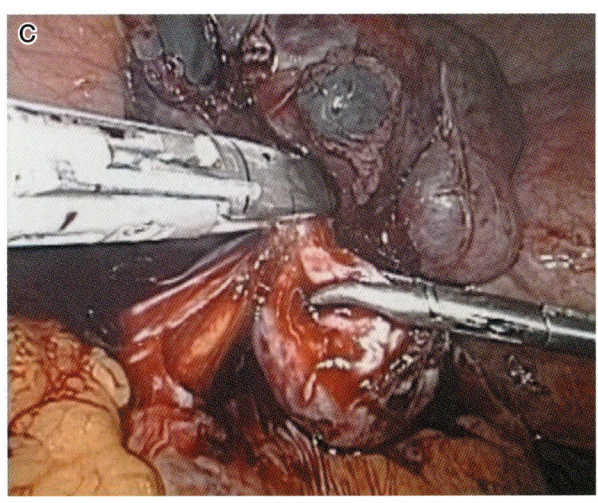

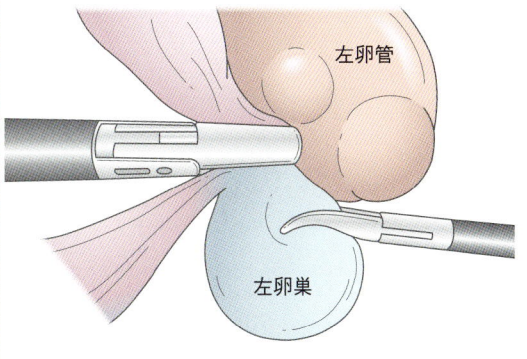

**C** リガシュア・アトラスで遠位部から卵管間膜の切開を開始

§3 腹腔鏡手術の実際

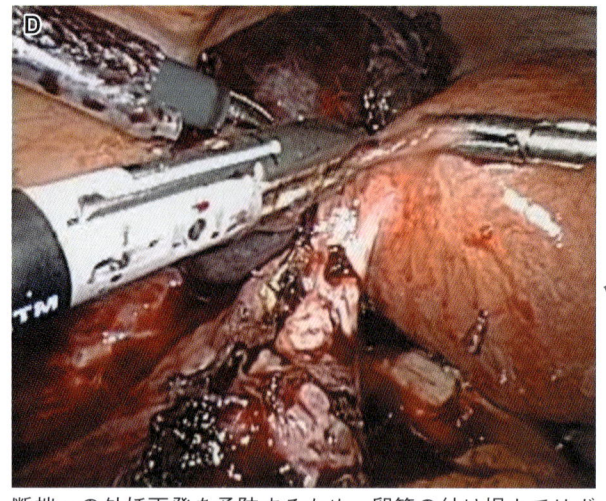

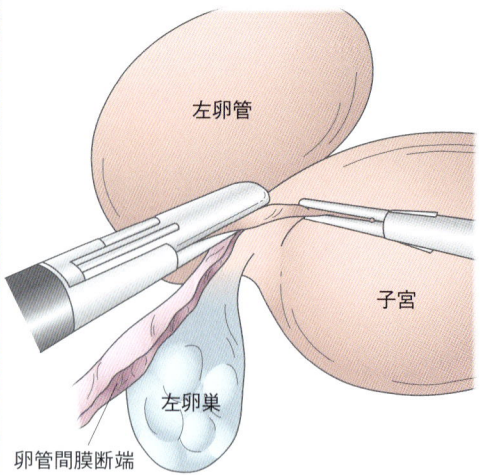

断端への外妊再発を予防するため，卵管の付け根までリガシュアで切断

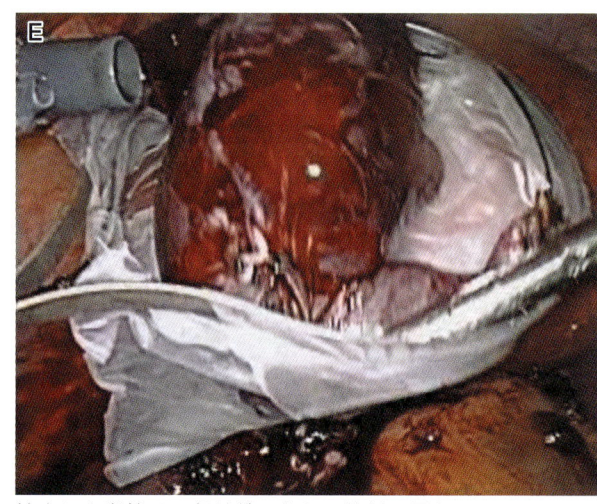

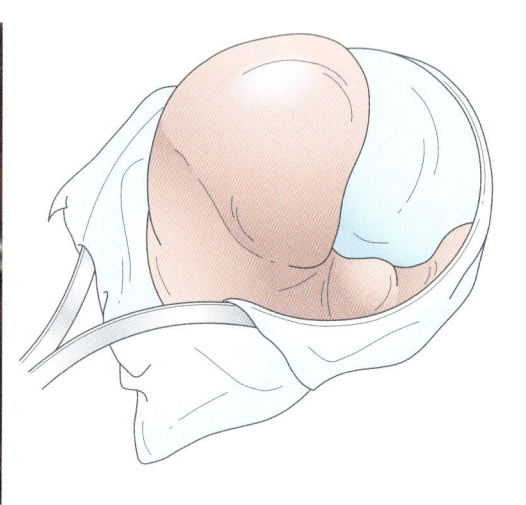

摘出した卵管は，収納袋に入れて体外へ回収

　妊娠が正常に経過する角部妊娠との鑑別が困難である場合には子宮全体を描出できるMRIが有用である．

　腹腔鏡下に卵管間質部の膨隆を確認したら，周辺部に100倍希釈のピトレシン3～4単位を局注する．ピトレシンの平滑筋収縮作用により子宮筋層が収縮すると，間質部妊娠と正常筋層の間にくびれが生じる（図64A）．このくびれの部分を針状モノポーラーで接線方向に切除する（図64B, C）（図65）（この操作により，患側の卵管は間質部で途絶して閉塞する）．切除後の子宮筋層は，1～2層に0吸収糸で連続縫合し（図64D），漿膜はベースボール縫合する（図64E）．切除した外妊腫瘤は，回収袋に収納して体外に回収する（図64F）．

> 　子宮間質部の筋層はもともと薄い上に，角部切除によりさらに筋層が菲薄化する．このため，十分な筋層縫合を行っても，切除部が脆弱化し，術後の妊娠中や分娩中に子宮破裂が起こるリスクがある．当科関連病院で，角部切除後に妊娠34週で子宮破裂を起こした1例を経験している．

B. 付属器の手術

## 図64 間質部妊娠の手術

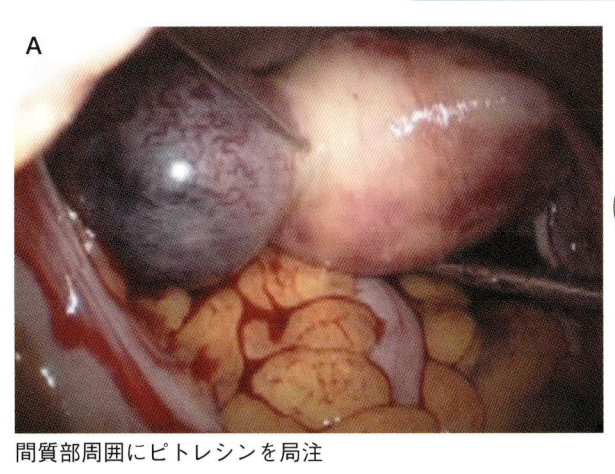

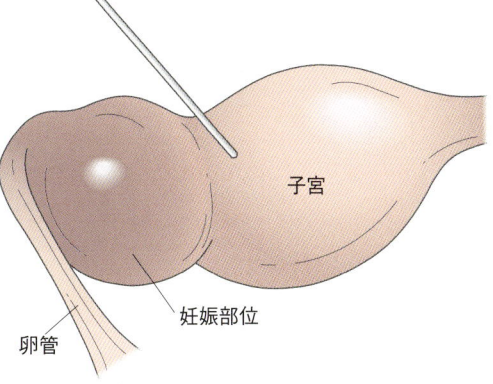

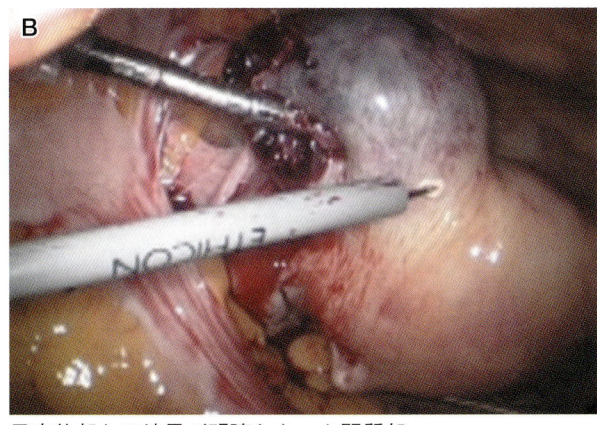

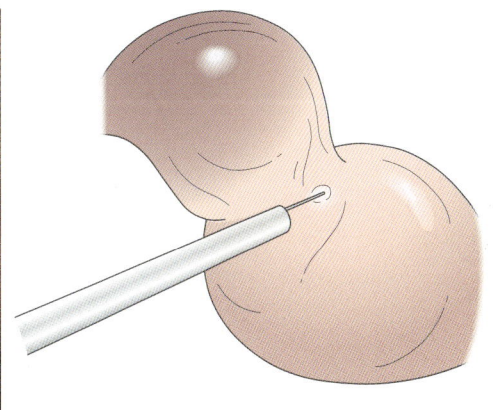

A 間質部周囲にピトレシンを局注

B 子宮体部との境界が明瞭となった間質部

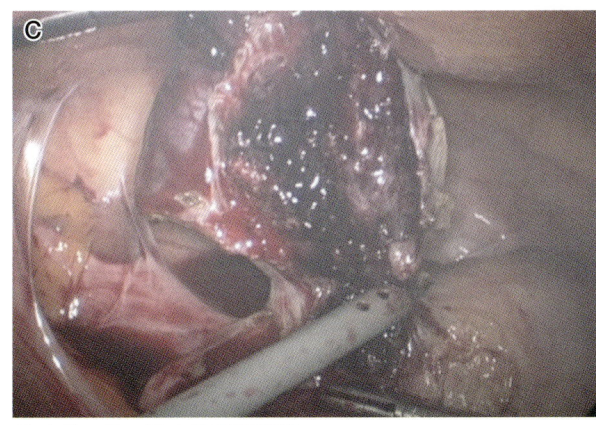

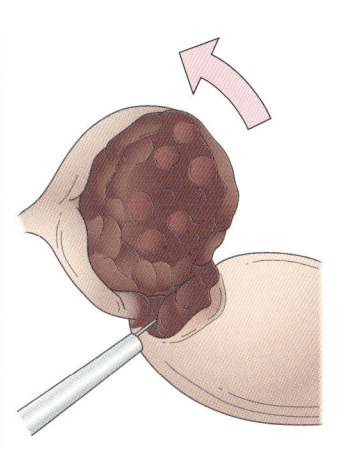

C モノポーラーによる角部切除

子宮
妊娠部位
卵管

§3 腹腔鏡手術の実際

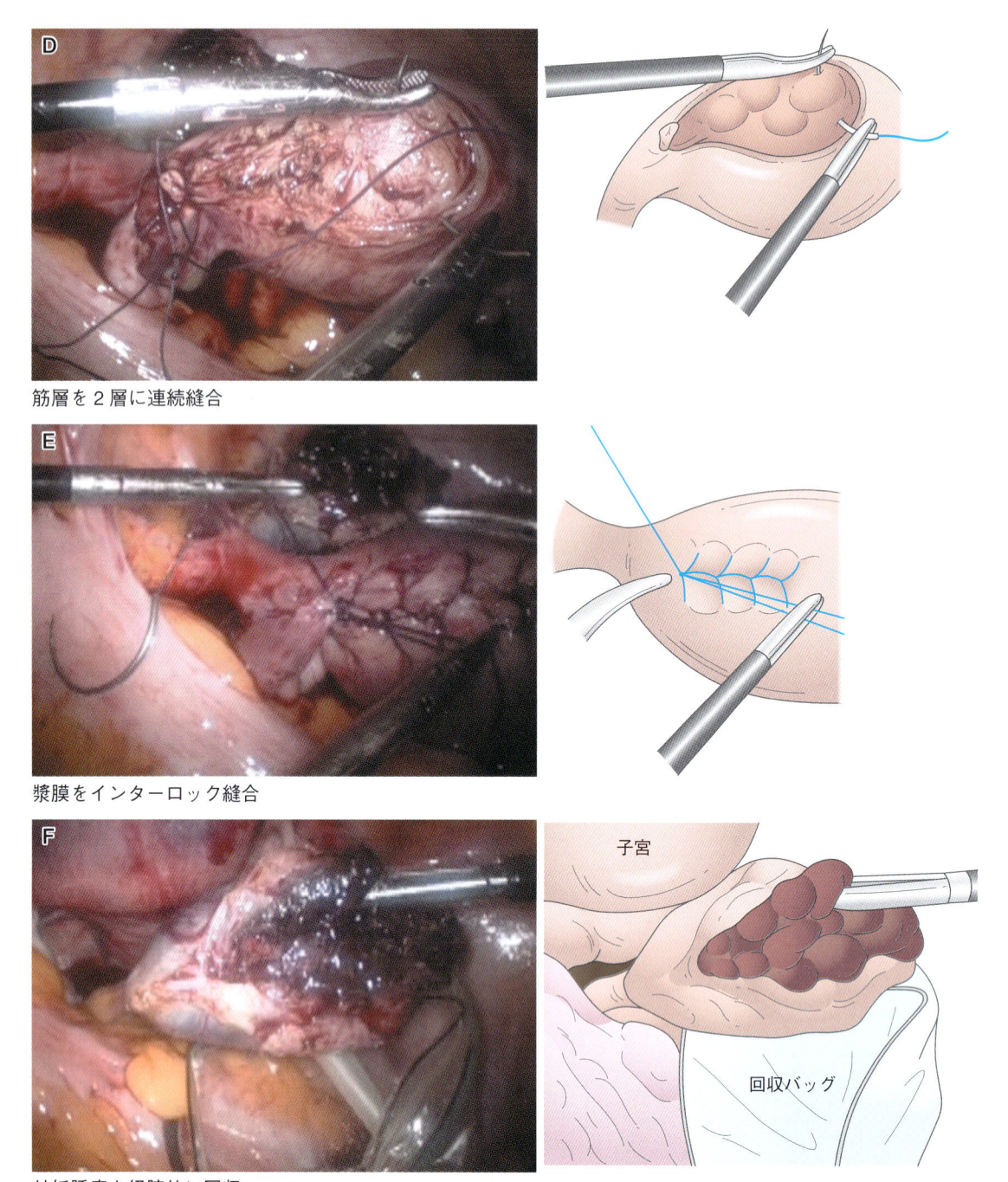

D 筋層を2層に連続縫合

E 漿膜をインターロック縫合

F 外妊腫瘤を経腟的に回収

子宮
回収バッグ

## 図65　手術のポイント

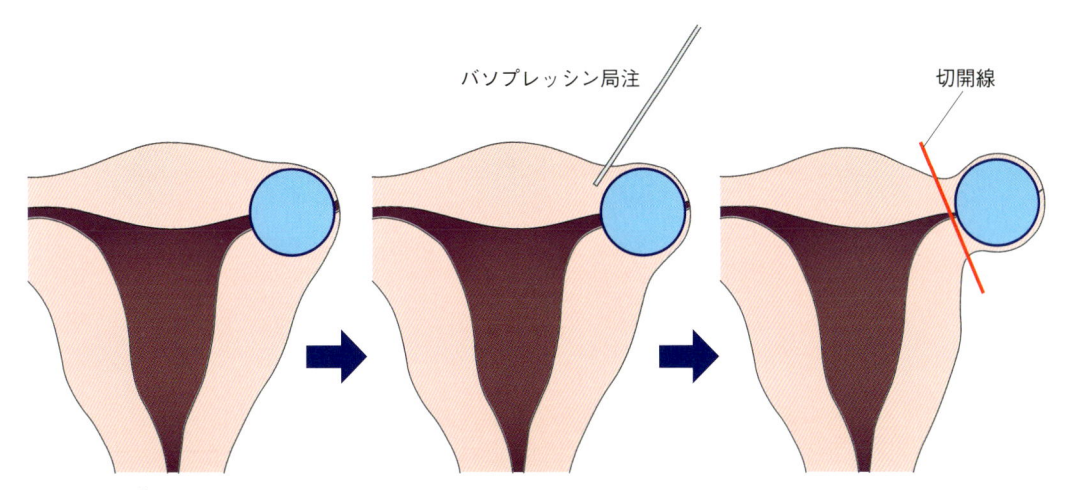

バソプレッシン局注　　切開線

ピトレジン®の局注により正常筋層は収縮し，妊娠腫瘤との境界が明瞭となる．

## e．その他の子宮外妊娠

　　子宮外妊娠は，腹腔内のどこにでも起こりうる．当科で経験したその他の子宮外妊娠について気がついた点を列挙する．

❶ 卵管以外の子宮外妊娠では，受精卵が腹腔内組織に直接着床したタイプ（primary）と卵管内で受精した受精卵が流産して絨毛組織が腹腔内の組織に付着したタイプ（secondary）の2種類がある．

❷ 卵胞内に精子が直接侵入して受精した卵巣妊娠では，同じ週数の子宮内妊娠に比べてhCGが高値を示す場合が多い．

❸ 自然妊娠における子宮内外同時妊娠は1/30,000であるが，体外受精施行後では約100倍に増加する．子宮外妊娠の診断に際しては，絶えず内外同時妊娠も念頭に置かなければならない．

❹ 当科では，体外受精後の卵管と脾臓の同時妊娠を経験した．肝臓や脾臓などの上腹部妊娠は，CTやMRIで診断可能である．

## f．出血性ショックを呈している症例の取り扱い

　　当科では，大量の腹腔内出血が予想されても，意識が清明でバイタルサインが安定していれば，麻酔科医と相談の上，原則として腹腔鏡手術を行っている．気腹圧は通常より低めの8mmHgに設定している．セルセーバーを準備し，10mmの吸引管で直接腹腔内の出血を吸引する（42頁参照）．セルセーバーの使用により，子宮外妊娠破裂例でも同種血輸血を行うことはほとんどなくなった（13頁参照）．

## 3 卵管留水腫（図66）

*Chlamydia trachomatis*などの上行感染により卵管采が閉塞して，卵管内に分泌物が貯留した状態が卵管留水腫である．卵管留水腫は子宮卵管造影や経腟超音波検査で診断される．卵管留水腫は，不妊の原因になるばかりではなく，内容液の逆流により体外受精における着床障害の原因にもなるため，卵管摘出術の適応であるとする報告も少なくない．

当科では，卵管留水腫に対して積極的に卵管開口術を施行している．

ユテリンマニピュレーターにより子宮を十分前屈とし，卵管と卵巣周囲の癒着の状況をAFS分類に基づいて評価する．マニピュレーターからインジゴカルミンを注入して，卵管留水腫の部分を観察する（図66A）．水腫部分と卵巣の間を針状モノポーラーで剝離すると，卵管内のインジゴカルミンが流出する（図66B，図67A）．この操作により正常な卵管粘膜が認められる場合には，卵管上皮の障害は軽度である．

### 図66 卵管開口術

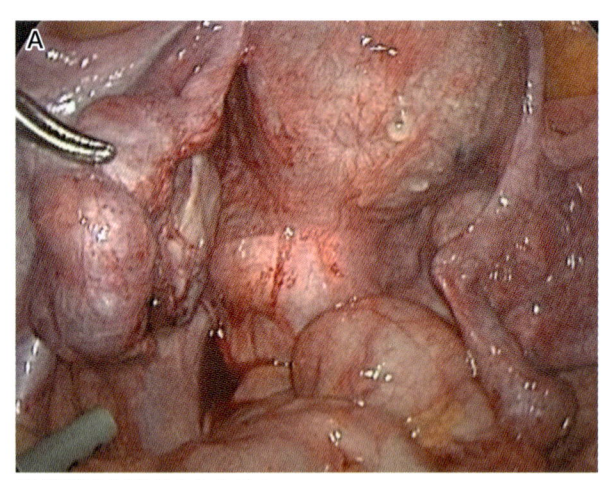

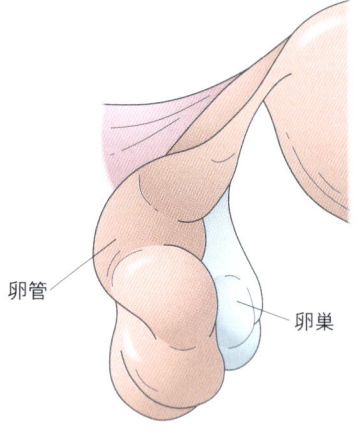

A 両側卵管水腫がみられる

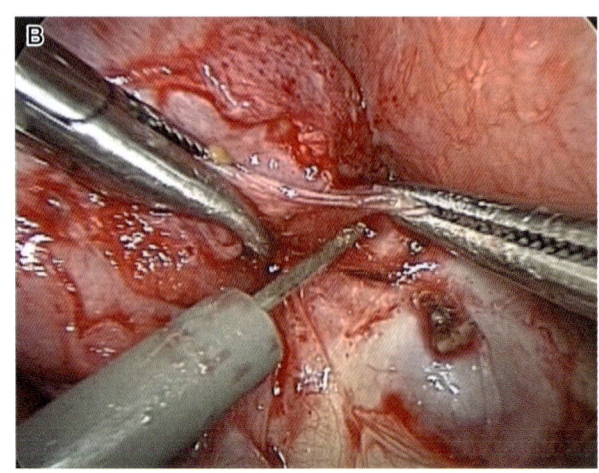

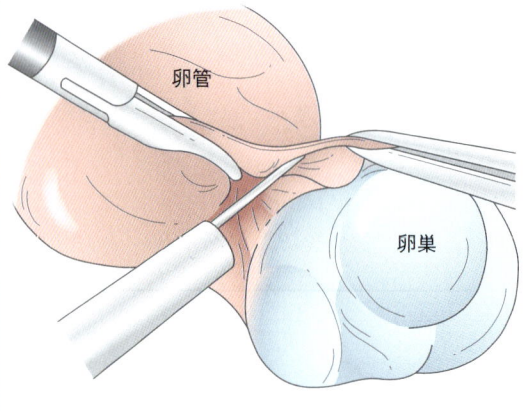

B 卵管と卵巣の境界部をモノポーラーで切開

B. 付属器の手術

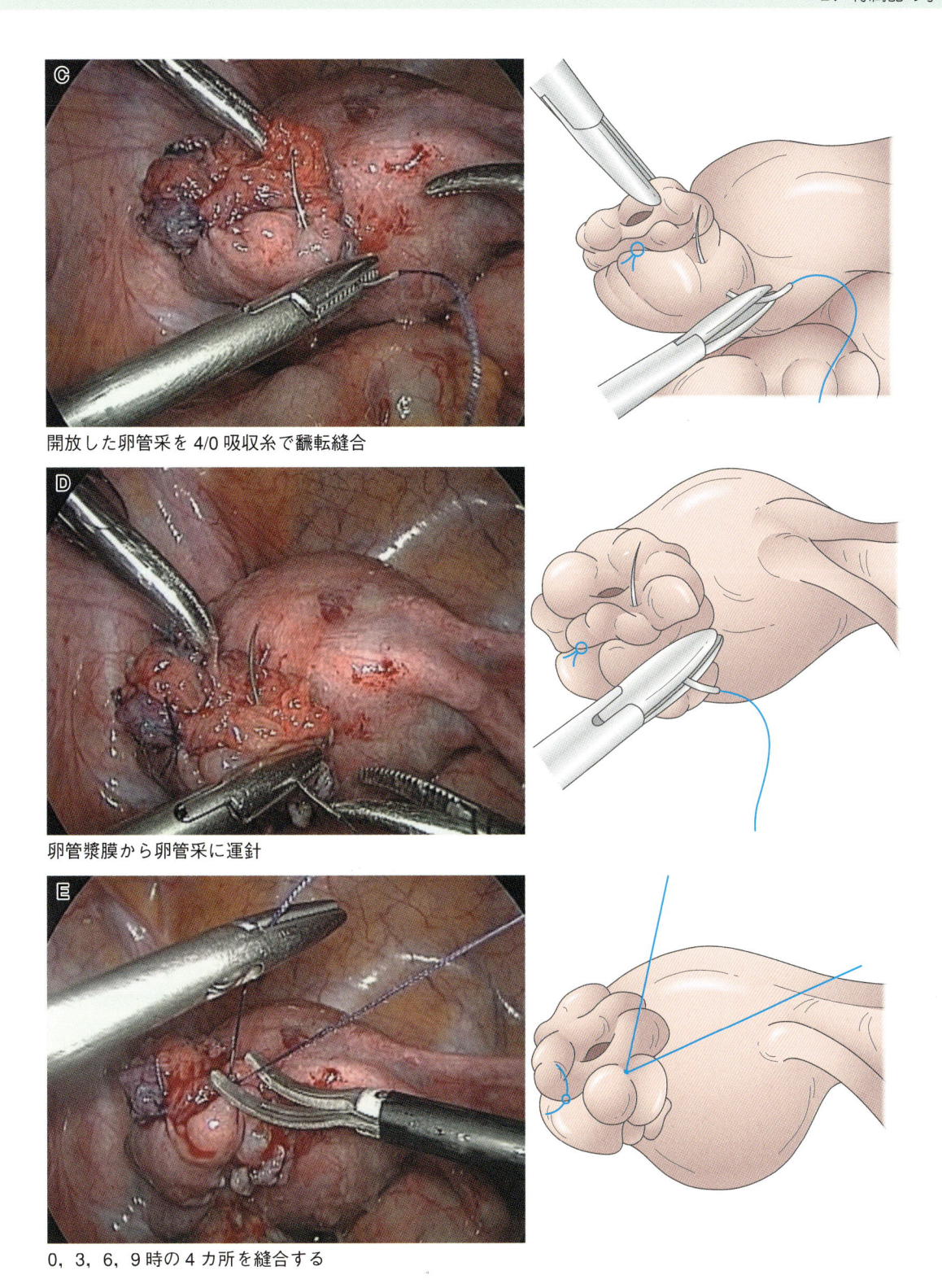

Ⓒ 開放した卵管采を 4/0 吸収糸で翻転縫合

Ⓓ 卵管漿膜から卵管采に運針

Ⓔ 0，3，6，9 時の 4 カ所を縫合する

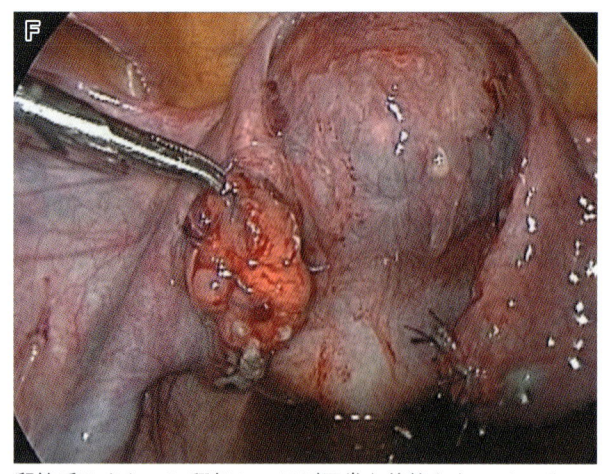

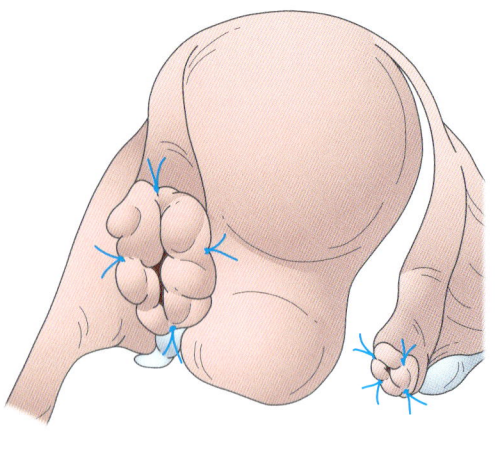

§3 腹腔鏡手術の実際

卵管采はきれいに翻転し，ほぼ正常な状態となっている

図67　手術のポイント

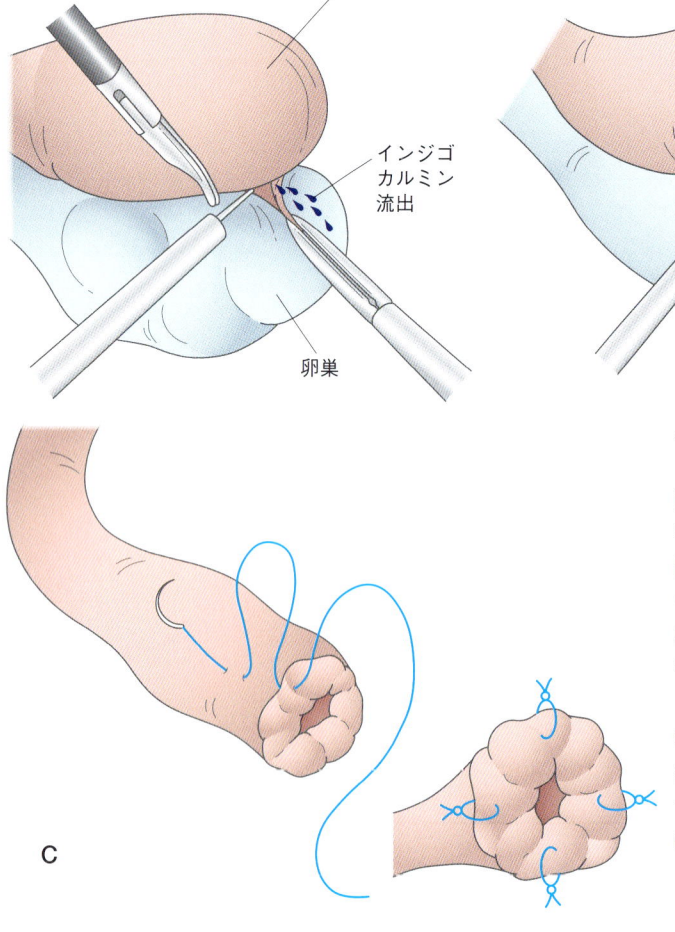

A　卵管　インジゴカルミン流出　卵巣

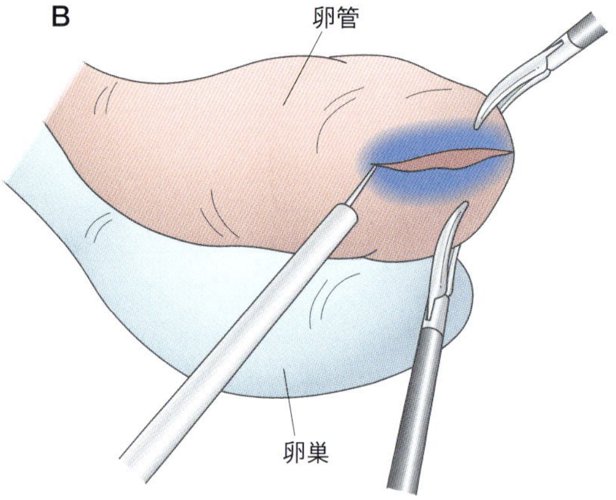

B　卵管　卵巣

C

A．インジゴカルミンの漏出がある場合，卵巣と卵管留水腫の境界面から剥離を開始する（正常な卵管粘膜が確認できる）．
B．インジゴカルミンの漏出がない場合，卵管水腫の遠位端の最も卵管の薄い部分を横切開する（卵管粘膜が菲薄化し不可逆的なダメージを受けていることが多い）．
C．卵管粘膜内から漿膜方向に運針した後，卵管開口部から約1cm遠位部の漿膜を掬って結節縫合する．

水腫と卵巣の間の剥離面が明らかでない場合には，インジゴカルミンが透見される水腫壁が最も薄い部分を横切開する（図67B）．この操作が必要な場合には，卵管粘膜が不可逆的に変性している場合が多く，卵管上皮の障害の程度が大きい．

いずれの場合でも開口部の0，3，6，9時方向を4/0吸収糸で結節縫合する（図66C，D，E）．卵管の粘膜面から漿膜面に糸を通し，開口部から約1cm離れた漿膜面を掬って結節縫合を行う（図67C）．

縫合が終了したら再度卵管色素通水を行い，卵管の疎通性を確認する（図66F）．

## 卵管開口術の手術成績

当科の成績では，卵管開口術後の卵管疎通率は74.3%，術後妊娠率は24.1%であった．卵管開口時，卵管粘膜が正常である場合は卵管粘膜の菲薄化が認められる場合よりも有意に妊娠率が高い．卵管開口術により，70%以上の症例で卵管疎通性の回復（卵管留水腫の改善），4人に1人の自然妊娠が得られることから，卵管留水腫の治療のfirst choiceは卵管開口術であると考えられる．

## C 子宮の手術

### 1 子宮筋腫

　子宮筋腫は，女性の良性疾患の中で最も罹患率の高い疾患であり，生殖年齢にある女性の20～50％に認められる．子宮筋腫の手術は患者の背景を考慮して手術方法を選択すべきである．当科における子宮筋腫の管理は図68の選択肢に従って行っており，核出か子宮摘出術かは患者自身の選択を優先し，患者の年齢等は斟酌していない．最近では，45歳以上でも子宮温存を希望する例が多く，このような症例に対しても再発のリスクなど十分なインフォームドコンセントの後にLMを施行している．

#### a．子宮筋腫核出術

##### 1 適応と限界

　当科におけるLMの適応は，①筋腫による症状を有するもの，②将来にわたる挙児希望があり5cm以上の筋腫核を有し，増大傾向が明らかなもの，③他に腹腔鏡手術の適応があり筋腫核を認めるものである．

　LMの限界は，子宮全体の大きさが小児頭大以下，最大筋腫核径が12cm以下である．MRIによるLMの限界の評価は，子宮全体が臍角以下の骨盤内にあればLM可能，臍高を超えればLM不可，臍高と臍角の間にあればGnRHアゴニストの前投与などによりLM可能と考えている（図69）．また，子宮の大きさによらず筋層内筋腫が10個以上ある症例はLMの適応外としている．開腹筋腫核出術後の再発筋腫もLMの適応に含まれており，これまで約30例以上の開腹筋腫核出術後の

図68　子宮筋腫における治療の選択肢

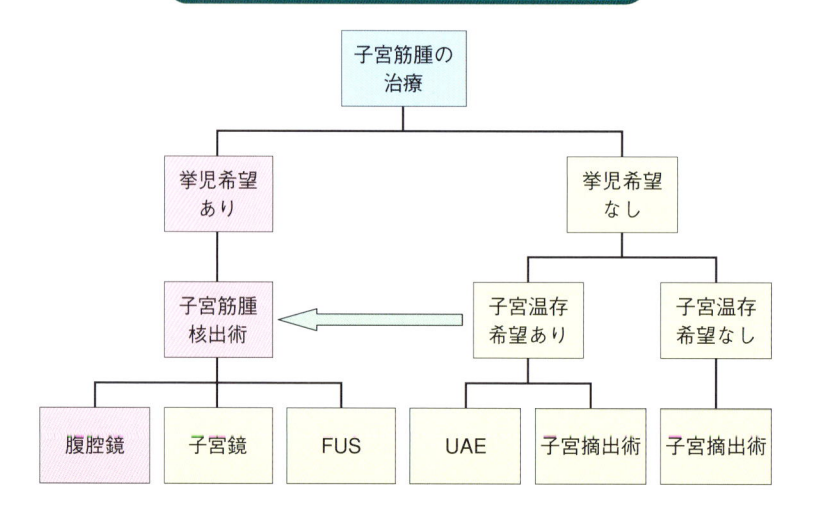

## C. 子宮の手術

**図69** MRIによるLMの手術の限界の目安

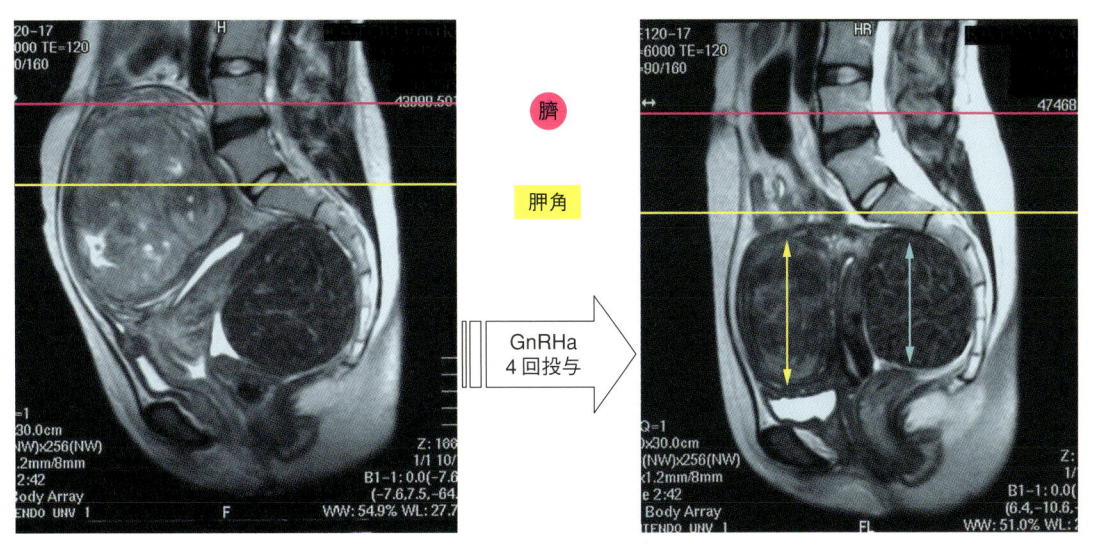

- LM可：岬角以下の子宮
- LM不可：臍高を越える子宮筋腫
- 臍高と岬角の間にある場合は，ケースバイケースで対応

再発例に対してもLMを行ってきた．

### ② 子宮筋腫の診断

　通常，経腟超音波断層法やMRIにより子宮筋腫は容易に診断可能である．しかし，子宮筋腫の約0.1～0.2％に発生するといわれている子宮肉腫の除外診断は重要である．子宮肉腫の肉眼的所見の特徴は，出血と壊死であり，これらがMRI画像に反映されていれば診断可能であるが，一般的には子宮肉腫に特徴的なMRI所見はない．急速に増大する筋腫やGnRHアゴニスト投与にもかかわらず増大する筋腫などの臨床症状にも留意する．

　一般的な子宮筋腫は，MRIのT1，T2強調画像でともにlow intensityを示すが，細胞密度の高い特殊な筋腫や内部に変性を有する筋腫ではT2強調画像でhigh intensityを示す場合がある．開腹手術と異なり3本の鉗子のみで筋腫核出を行うLMでは，筋腫が軟らかかったり，脆弱であったりすると核出操作に時間がかかり，思わぬ大量出血をきたすこともまれではない（図70）．また，筋腫表面の石灰化はモーセレーターの刃が立たず，核出筋腫の回収を著しく困難にする．LMを安全に施行するためには，術前のMRI所見を十分に検討することが重要である（図71）．

### ③ 子宮の血流

　子宮の血流は，内腸骨動脈→子宮動脈→上行枝→弓状動脈→放射状動脈→螺旋動脈と，弓状動脈以降の血管はすべて子宮を横走する（図72）．したがって，子宮の切開は血管の走行に平行な横切開とし，縫合は血管に垂直な縦縫合を行うことにより筋腫核出術時の出血を最小限に抑えることができる．

## §3 腹腔鏡手術の実際

### 図70 核出困難な筋腫例

| Cellular leiomyoma | Carcification |
|---|---|
| Adenomatoid tumor | Myxoid tumor |

核出困難な筋腫は MRI で非典型的な像を呈する.

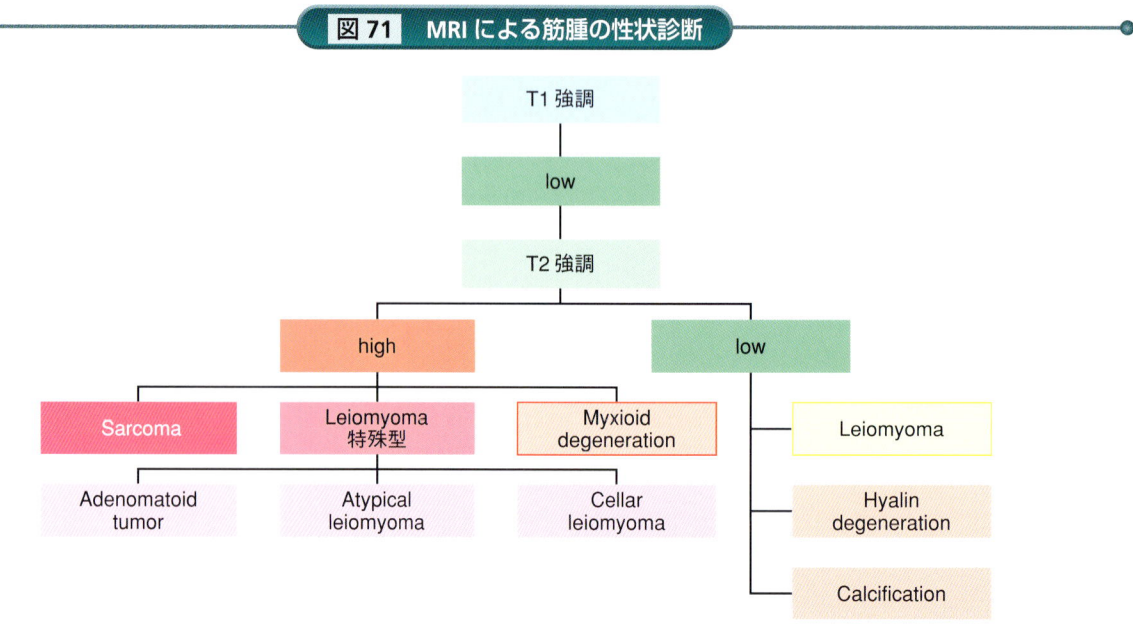

### 図71 MRI による筋腫の性状診断

T1 強調 → low → T2 強調

- high
  - Sarcoma
  - Leiomyoma 特殊型
  - Myxioid degeneration
  - Adenomatoid tumor
  - Atypical leiomyoma
  - Cellar leiomyoma
- low
  - Leiomyoma
  - Hyalin degeneration
  - Calcification

T2 強調画像で high intensity を示す筋腫は要注意.

### 図72　子宮体部の血流

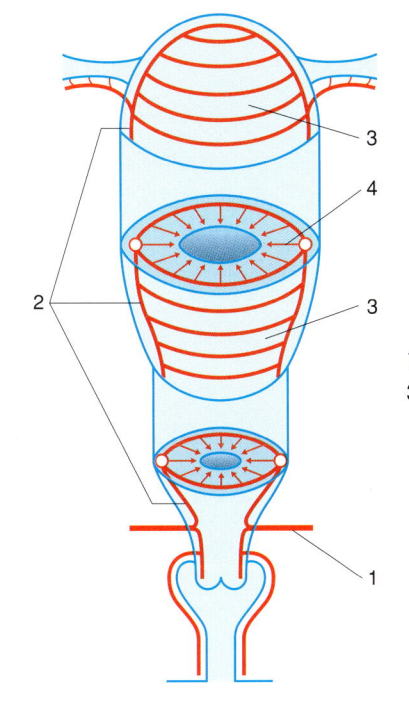

1. 子宮動脈　2. 子宮動脈上行枝
3. 弓状動脈　4. 放射状動脈

子宮動脈上行枝から分枝する子宮の栄養血管は，いずれも子宮を横走する．
LMに際しては，血管に水平に子宮を横切開し，栄養血管と交差するように垂直に縫合すれば，出血が少ない．

## 4 手術準備

子宮筋腫の大きさが7cm以上の症例では，術前にGnRHアゴニストを3～6回投与し，筋腫核の縮小と子宮体部の血流の減少を図っている．

## 5 手術に使用する器具（図73）

筋腫被膜に至るまで切開したら10mmのJ式ミオームボーラー®（サンリツ社）を筋腫核に打ち込んで牽引しつつ核出する．J式ミオームボーラーは螺旋状の先端部のピッチが細かく，他社のものに比べしっかりと筋腫核の把持ができる．10mmのクロー鉗子（ストライカー社）も筋腫を確実に把持することができるため，核出時やモーセレーターでの回収時に有用である．

## 6 手術手技（図74）

### a）ピトレシンの局注

ピトレシン20単位/1mlを100mlの生理食塩水に希釈し，18Gのサーフロ®針で経腹的に子宮筋腫被膜と漿膜の間に局注する（図74A）．

### b）子宮体部の切開

子宮体部の血管は横走するため，子宮筋層は針状モノポーラーで血管と平行する横切開を行っている（図74B）．

### c）筋腫の核出

筋腫核が大きな場合には，ミオームボーラーを筋腫核の前へ前へと順次刺して牽引し，筋腫核を

### 図73 LMで使用する器具

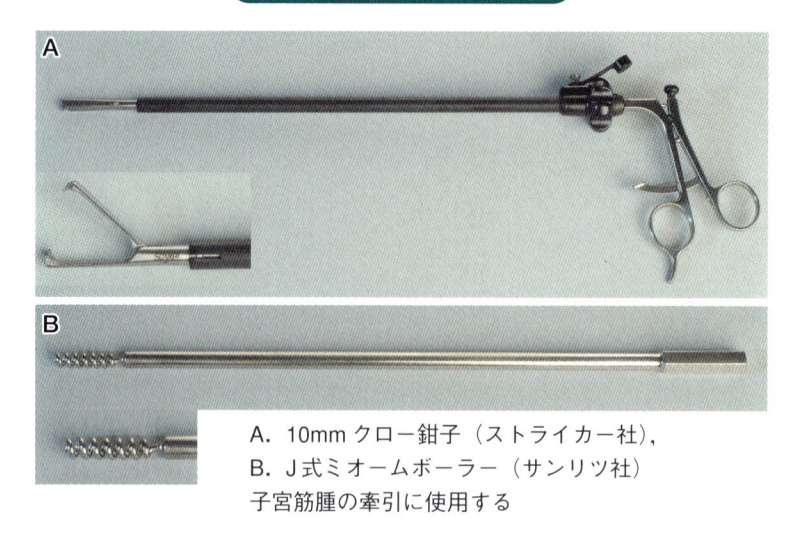

A. 10mmクロー鉗子（ストライカー社），
B. J式ミオームボーラー（サンリツ社）
子宮筋腫の牽引に使用する

後方に回転させるようにして核出する（図74C）．術前のMRIのT2強調画像でhigh intensityを呈する筋腫核はmyxioid degenerationなどの変性やadenomatoid tumorなどの可能性があり，筋腫核が脆かったり，境界が不明瞭であったりして核出操作が困難である可能性がある．変性が強い場合には，筋腫被膜をなるべく温存して，注意深く核出する．

筋層内に埋もれた2cm以下の比較的小さな筋腫の核出には，針糸を用いたfishingを行う．筋腫核がみえたら37mm強弯針で筋腫核を貫いて牽引核出する（図75-1）．

#### d）筋層の縫合法

筋層の縫合はLMの手術操作の中で最も高度な技術が求められる．我々はすべての縫合操作を体腔内で行っている．縫合のポイントは時間がかからないことと死腔を作らないことである．このためには単結節縫合やZ縫合よりも連続縫合が適している．

創部が深い筋層内筋腫では，核出底部に死腔ができないように連続縫合を行う．筋層の断裂の深さに応じて2層～5層ぐらいまで何層にも縫合する．われわれは1層目には縫合終了時に糸が絞り込める連続縫合を用い（図74D），2層目以降は1つのノットごと確実に結紮できるインターロック縫合を行っている．漿膜面は創縁がめくれ上がらないようにベースボール縫合を採用している（図74E, F）．

大きな漿膜下筋腫では筋腫核出後の筋層の形成が困難な場合がある．漿膜下筋腫では漿膜面を切開するときに漿膜のトリミングを行う．筋層内筋腫のときのような横方向の連続縫合では筋層が変形してしまう．これを避けるため，われわれは螺旋縫合を行っている．核出後の創部の最深部にanchor stitchを置き，筋層を螺旋状に縫合する．創面の死腔をなくし，筋層の変形を少なくすることができる（図75-2）．

#### e）筋腫核の体外回収

核出した充実性の筋腫核をトロカールから体外に回収するためには電動式モーセレーターが必要である．リンゴの皮を剥くように，モーセレーターは筋腫の辺縁を接線方向に操作すると1回のストロークで多くの筋腫を回収できる．リユーザブルのものはディスポーザブルに比べコスト的には

## 図74 LMの手術手技

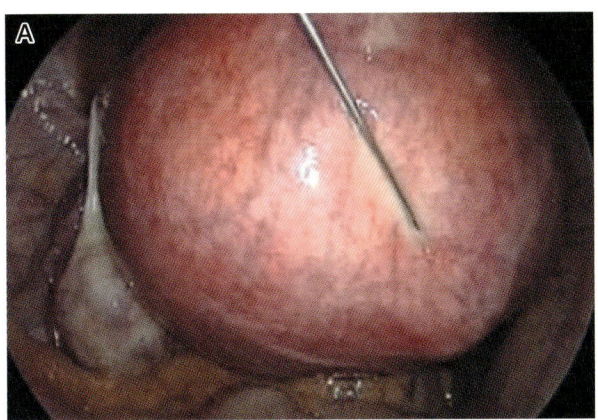

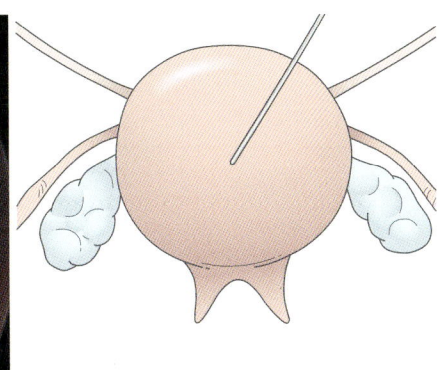

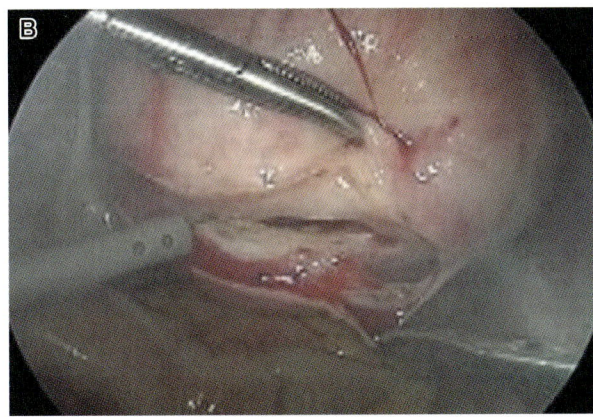

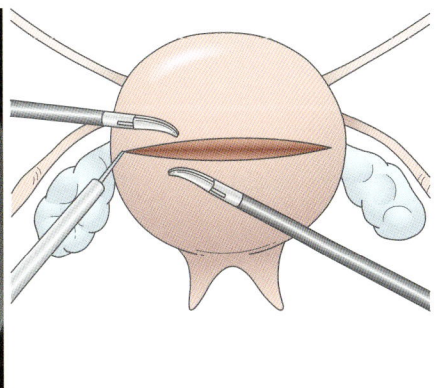

A 18Gサーフロでピトレシンを局注する

B 針状モノポーラーで子宮後壁を横切開

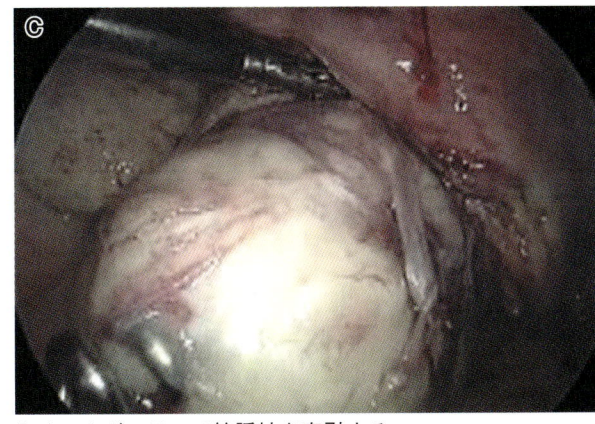

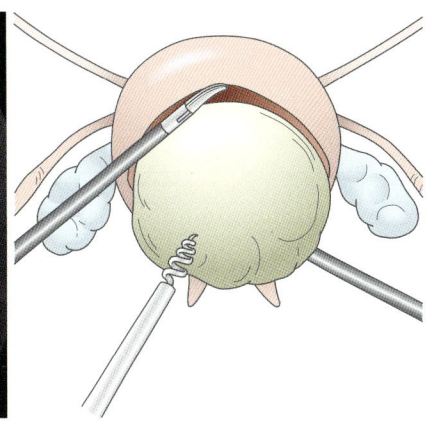

C ミオームボーラーで筋腫核を牽引する

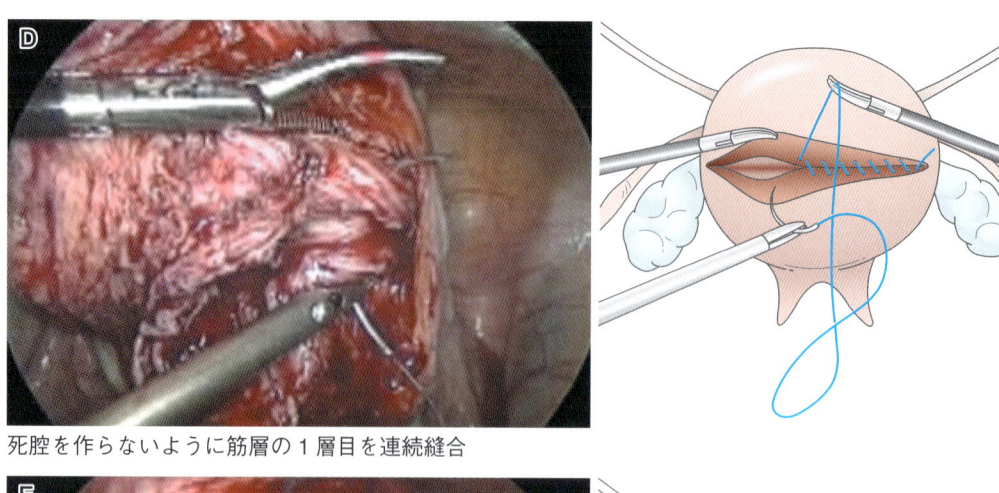

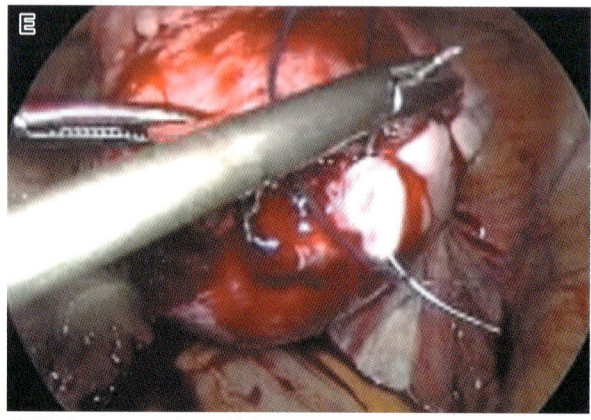

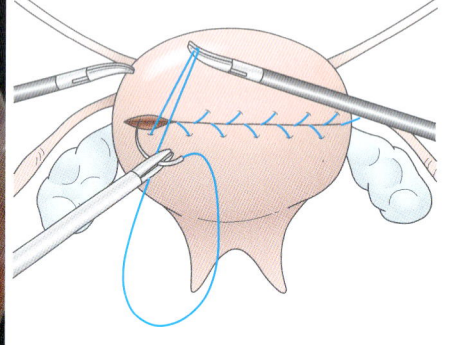

死腔を作らないように筋層の1層目を連続縫合

漿膜面はベースボール縫合

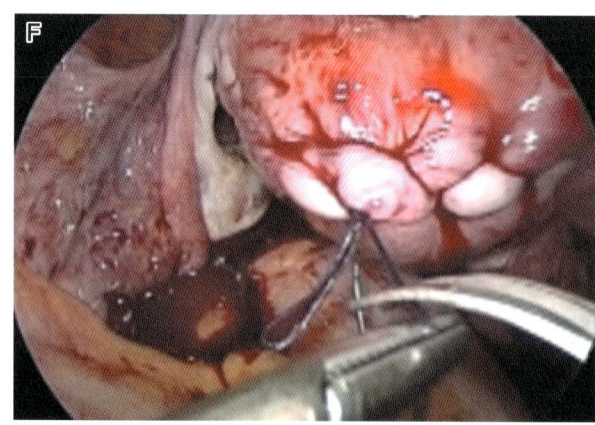

縫合終了時の創部

C. 子宮の手術

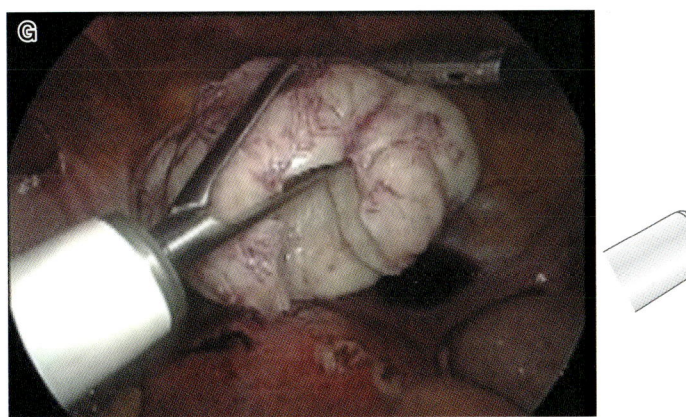

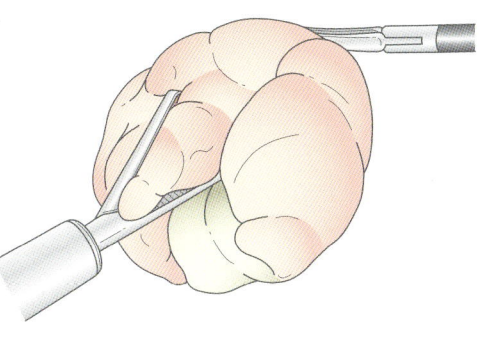

電動式モーセレーターによる筋腫の回収

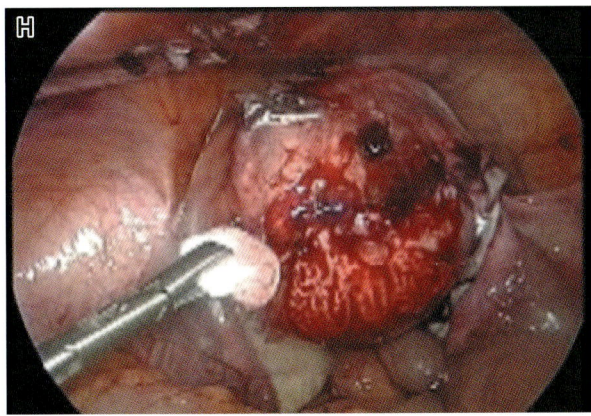

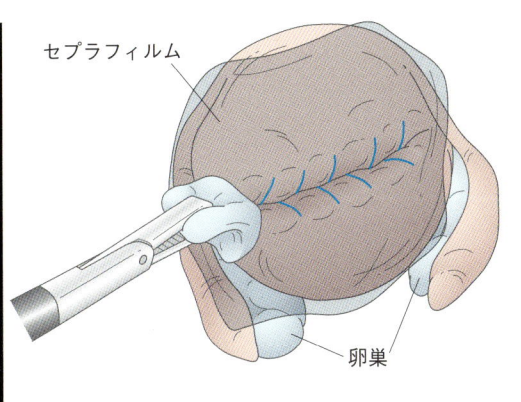

1/6 に裁断したセプラフィルム®を創面に貼付

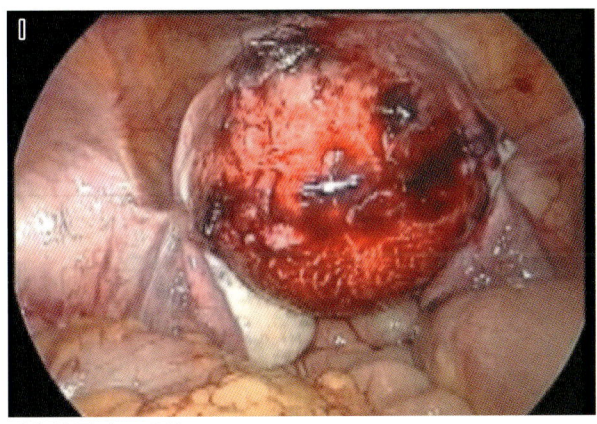

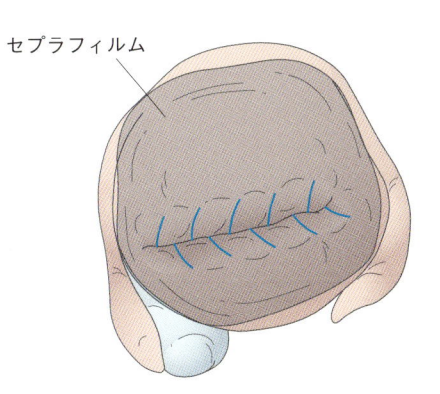

セプラフィルム

卵巣

セプラフィルム

手術終了時の所見

### 図75-1　手術のポイント1　—フィッシング法—

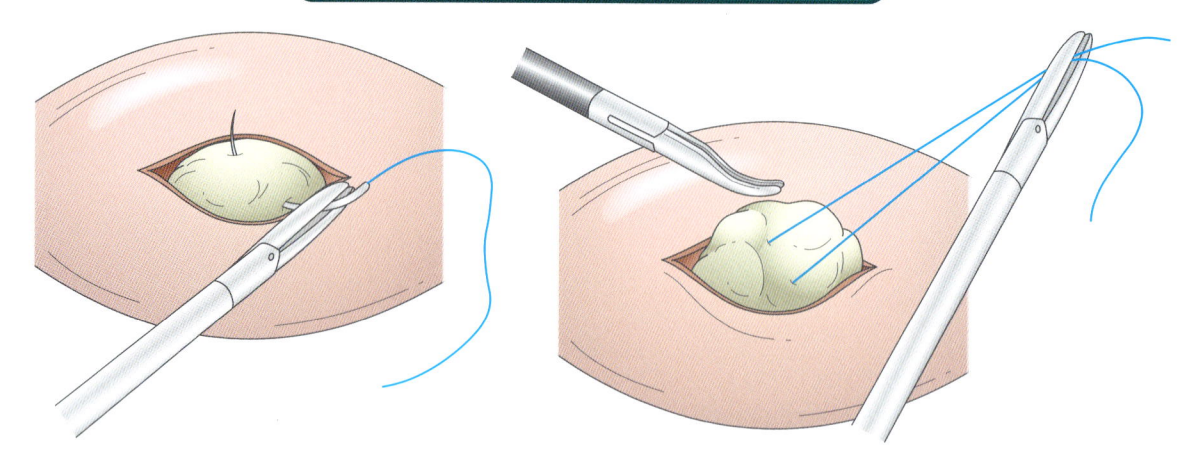

小さくて深い筋層内筋腫の核出は針糸でフィッシングする

### 図75-2　手術のポイント2　—らせん状縫合—

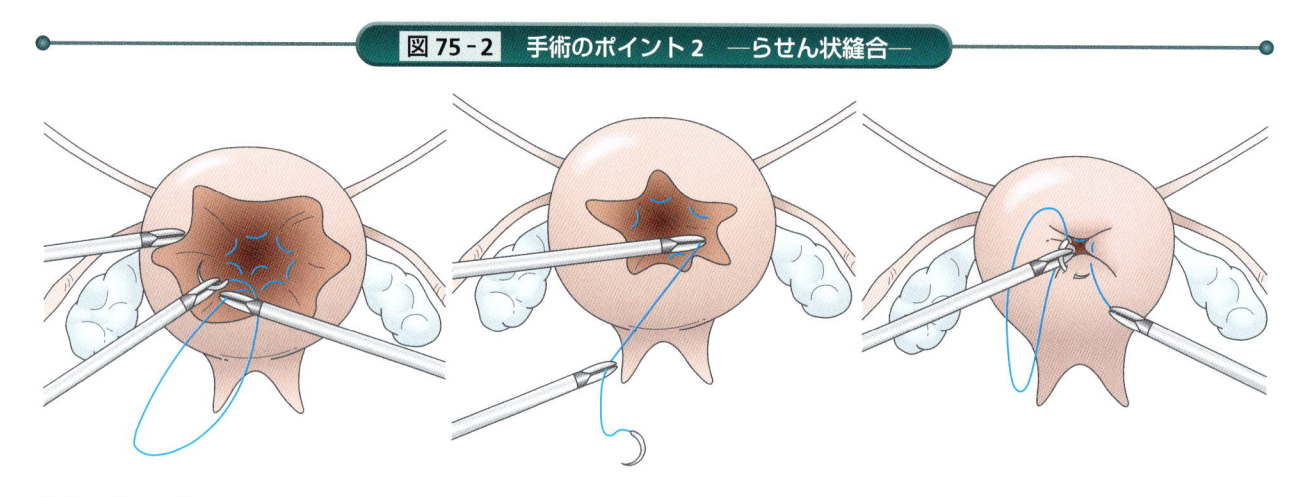

漿膜下筋腫を核出した場合，創縁を螺旋状に縫合して形成する

有利であるが，回収効率が劣る．筋腫核の予想重量が200g以下ではリユーザブルをそれ以上の場合にはディスポーザブルを使用するなど使い分けると経済的である．

**f）術後癒着防法**

　筋腫核手術は子宮を温存し，術後の妊孕能を温存することを目的とする手術である．開腹手術による筋腫核出術後には創部への癒着や附属器への癒着が高率に発生することが報告されている．LMでも術後癒着の発生が懸念される．当科では，癒着防止の目的にはセプラフィルムかインターシードを使用し（図74H, I），針穴からのoozingの止血を目的とする場合には，ベリプラストかタココンブなどの血液製剤を用いている．

## 7 LM の限界

　LM の限界を子宮筋腫の個数や筋腫核の大きさで厳密に規定することはできないし，ナンセンスである．以下に示す2症例は，通常 LM の適応外であると思われるが，MRI による診断後，LM 可能と判断した症例である．

### 症例1： 巨大子宮筋腫

　MRI では，剣状突起の下まで及ぶ巨大な子宮筋腫が認められるが，筋腫の直下に変形のないほぼ正常な子宮体部が認められた（図76）．茎を有する巨大筋腫と考え，LM を行った．

　LM に際しては，すべて12mm トロカールを使用し左下腹部のトロカールからスコープを挿入して，茎を確認した．臍部と左下腹部からのトロカールから J 式ミオームボーラーで筋腫を上方に挙上し，左上腹部のトロカールから挿入した10mm の血管鉗子で茎部を挟鉗した（図77A）．次いでスコープを臍腹部のトロカールに移し，左上腹部のトロカールから挿入した針状モノポーラーで茎部を切断した（図77B）．切除した筋腫を上腹部に移動させ，下腹部の視野を確保した．血管鉗子で挟鉗した茎部を0吸収糸で小林式2重結紮を行った（血管鉗子の下の茎部を1重に結紮し，その下に縦方向の Z 縫合をおいて2重に結紮する）．

　すべてのトロカールを12mm にするのは，スコープや血管鉗子，ミオームボーラーなどの器具をいずれのトロカールからでも挿入できるようにするためである．

### 症例2： UAE（uterine artery embolization）後の多発筋腫

　英国在住で，4年前に開腹による筋腫核出術施行し，再発のため1年前にロンドンで UAE を施行した症例．筋腫核の縮小が予想より不良であり，再婚により挙児希望となったため当科での LM を希望して来院した．MRI では子宮は超新生児頭大で明らかに10個以上の筋層内筋腫を認めた

**図76　巨大子宮筋腫の患者の腹部と MRI 像**

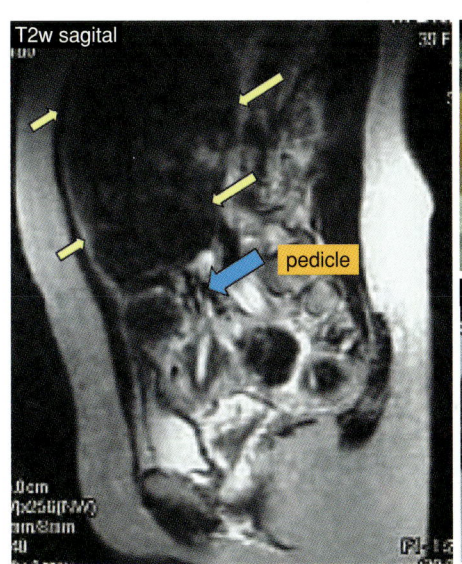

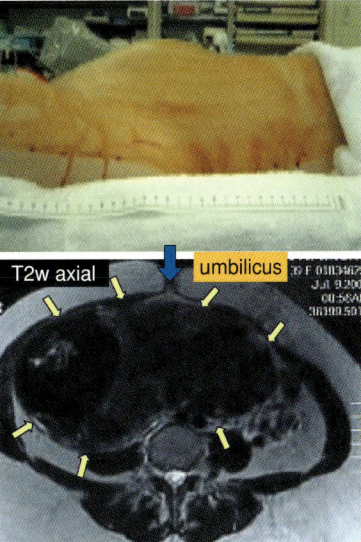

図77 血管鉗子による茎部の挟鉗と切断

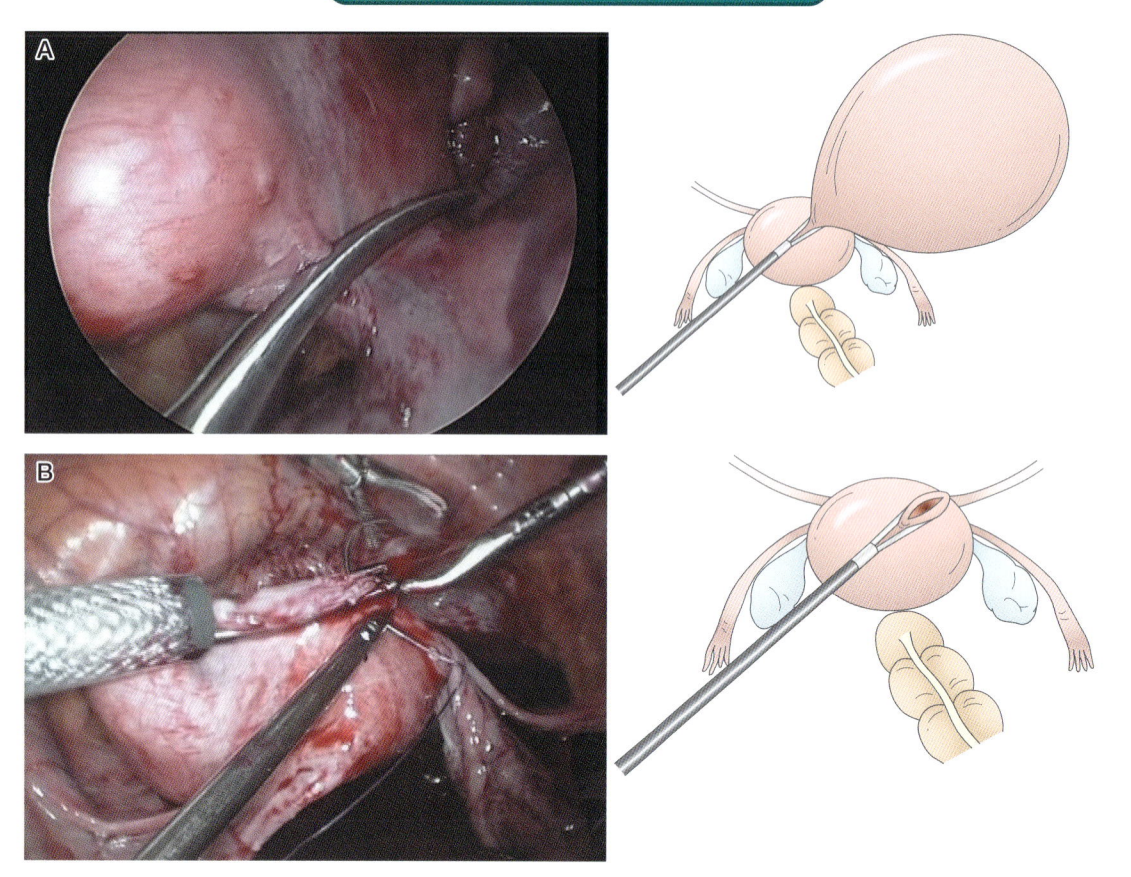

図78 多発性筋層内筋腫例

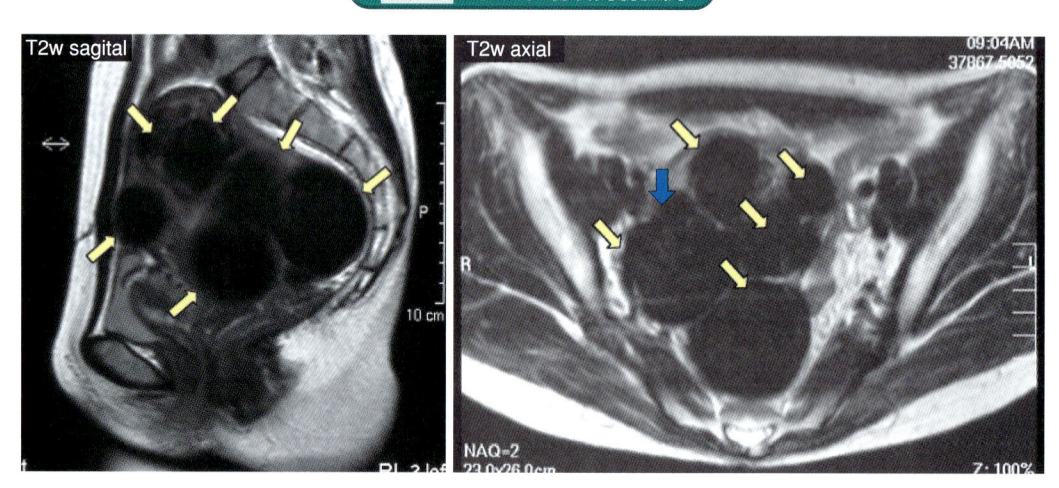

（図78）が，UAEの効果を期待し，3カ月間の術前GnRHアゴニスト投与を行った後，LMを施行した．核出した筋腫の下にまた筋腫があるような状態で，合計18個の筋層内筋腫を核出した（図78）．この症例は，術後半年後に自然妊娠が成立し，妊娠38週で選択的帝王切開術により生児を得ている．

C. 子宮の手術

> LMは，術者の技量に大きく依存する手術であり，その限界は術者ごとに異なるといっても言い過ぎではない．術前の内診や超音波，とくにMRIを用いて，LMの可能性と限界を十分に評価できる目を養うことが重要である．

## 8 子宮頸部筋腫（頸管内）に対する手術手技

　患者が妊孕能の温存を希望する場合，子宮体部筋腫および漿膜側に発育する子宮頸部筋腫に対してLMが行われるが，子宮頸管内に発育する子宮頸部筋腫に対する取り扱いは様々である．子宮頸部筋腫に対する保存療法としては，筋腫分娩例に対する経腟的捻除術，TCRを用いた摘出術，UAEによる方法などが報告されているが，いずれも一長一短がある．当科では，子宮後方視界に優れる腹腔鏡に着目し，頸管内に発育する子宮頸部筋腫（図79）を安全に摘出する方法を開発した．

　麻酔導入後，ヘガール頸管拡張器（1～12番）で子宮口を十分に拡張し（図81A），12番のヘガールを挿入した状態で手術を施行する．

　腹腔内を観察後，膀胱腹膜を切開剥離して，側臍靱帯を頭側にたどって子宮動脈本幹を分離する．子宮動脈本幹を尿管から十分に分離してから，血管クリップ（エンドクリップ®：タイコヘルスケア社）で子宮動脈を結紮する（図80A）．子宮腔内に挿入したヘガールにより子宮を十分な前屈位とする．子宮頸部に100倍に希釈したピトレシンを5～8単位局注する．針状モノポーラーで子宮頸部を頸管内の筋腫核に達するまで4～5cmの縦切開を行う（図80B）．頸管内筋腫核の全体が見渡せるまで切開を延長し，筋腫核の付着部を確認して付着部を直視下にモノポーラーで切除する．筋腫核が腟内に突出する場合には経腟的に回収し（図80C），頸管内に存在する場合には腹腔内から回収する．切除部位は2/0吸収糸で結節縫合する（図81B）．次いで，頸管粘膜を2/0吸収糸で結節縫合し，筋層および漿膜面は2/0吸収糸で連続縫合を行う（図80D）．手術終了後，メリーランド鉗子で子宮動脈本幹の血管クリップの頭部を圧迫して外し，腹膜は3/0吸収糸で連続縫合し

### 図79 頸管内に発育する子宮頸部筋腫

T2 sagital　　　　　　　　　　　　T2 axial

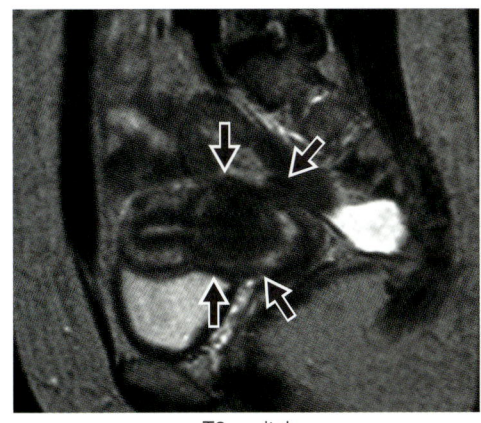

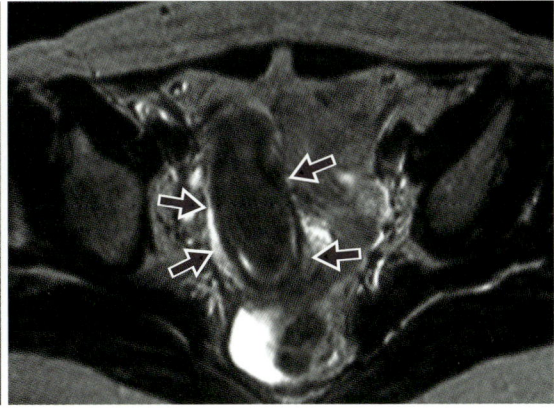

子宮頸管内に4×5×3cmの頸管内筋腫が存在する

§3 腹腔鏡手術の実際

図80　頸管内頸部筋腫に対するLM

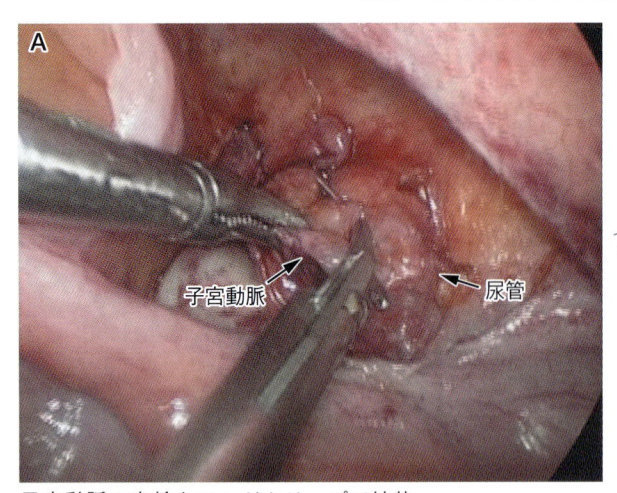

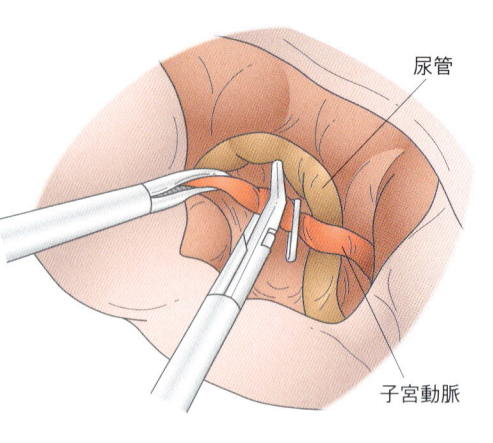

A　子宮動脈の本幹をエンドクリップで結紮
（子宮動脈、尿管）

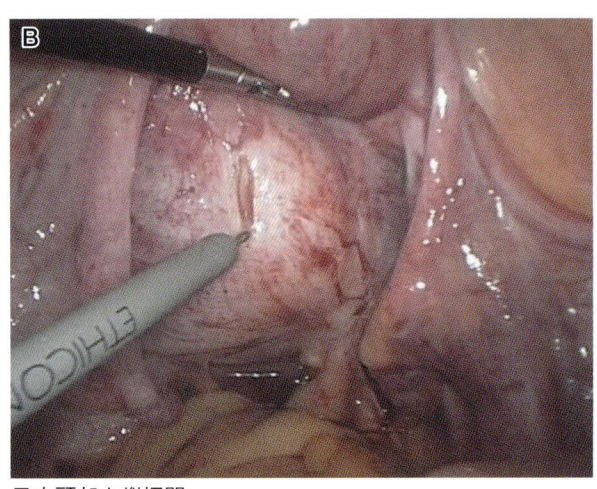

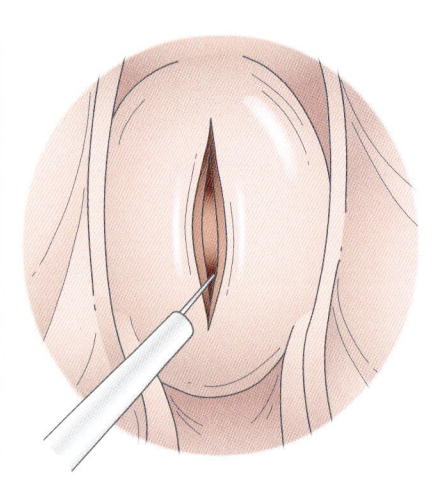

B　子宮頸部を縦切開

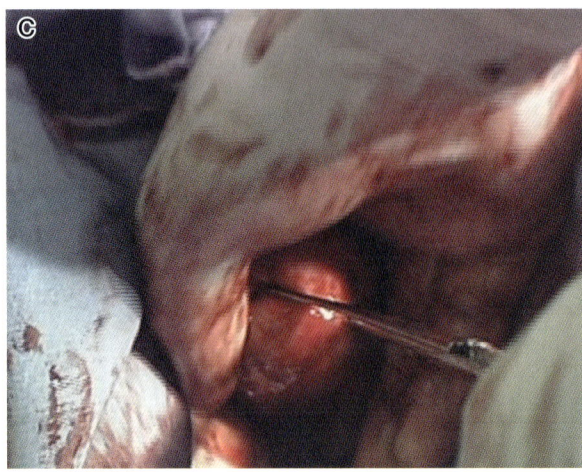

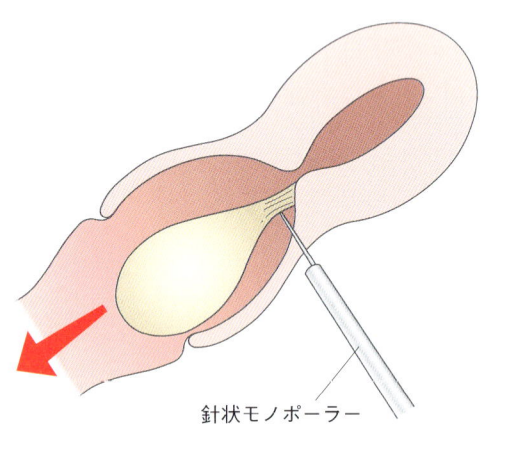

C　子宮筋腫を経腟的に摘出

針状モノポーラー

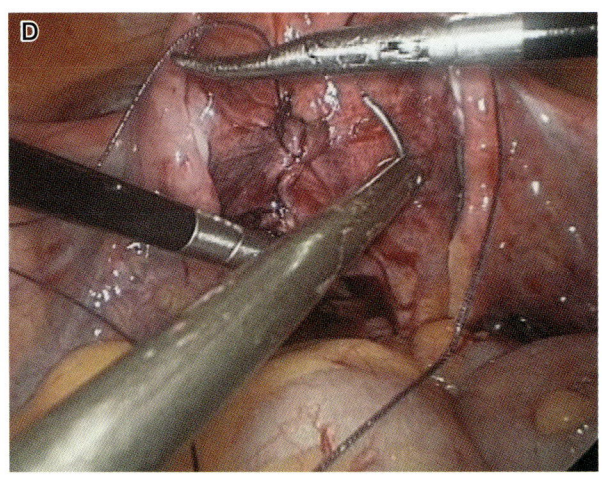

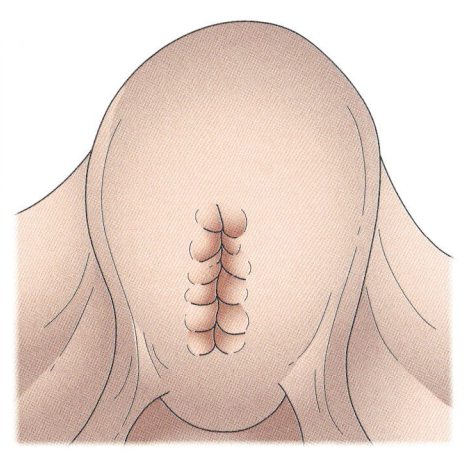

子宮頸部筋層を連続縫合

**図81** 手術のポイント

A. 手術施行前に，ヘガール頸管拡張器で内子宮口に至るまで子宮口を十分に拡張する．子宮頸管に挿入したヘガール頸管拡張器に沿って縦切開を加える．
B. 直視下に頸管内筋腫を摘出し，摘出部分を直視下に結紮縫合する．

て閉鎖する（図81）．

この方法により，頸管内筋腫を完全な止血を行いながら直視下に，安全に摘出することが可能である．

## 9 残存筋腫核を減少させるための工夫

LMでは開腹手術と異なり，術中の触診による残存筋腫核の診断が困難である．そこで，われわれは以下の工夫を行っている．

① MRIによるナビゲーション

術中小さな筋層内筋腫は，MRIをみながら確認する．MRIで筋腫核の残存が疑われる場合には，電気メスのシャフトで筋層を圧迫して，筋腫の有無を触診する．

**図82 残存筋腫を探す術中超音波検査**

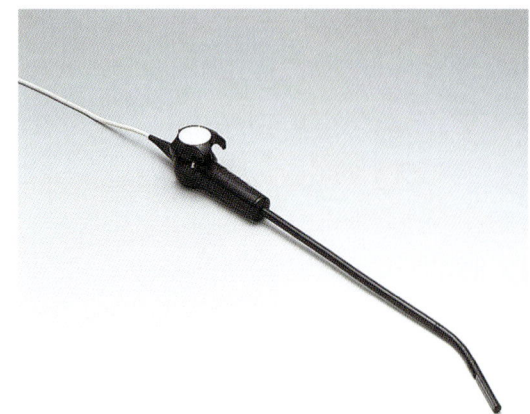

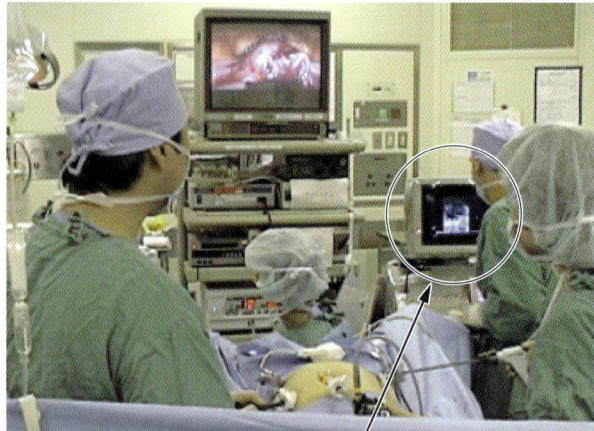

CUSプローブ　UST-52109（アロカ社）　　SSD-5000™®（アロカ社）

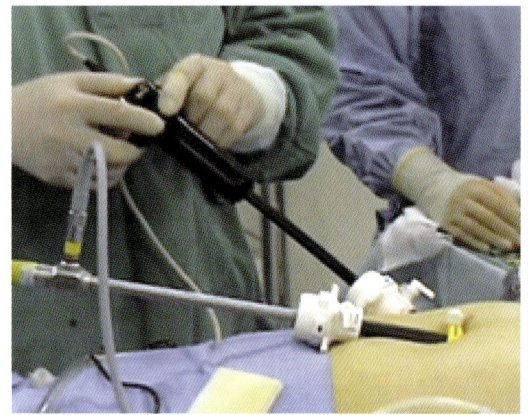

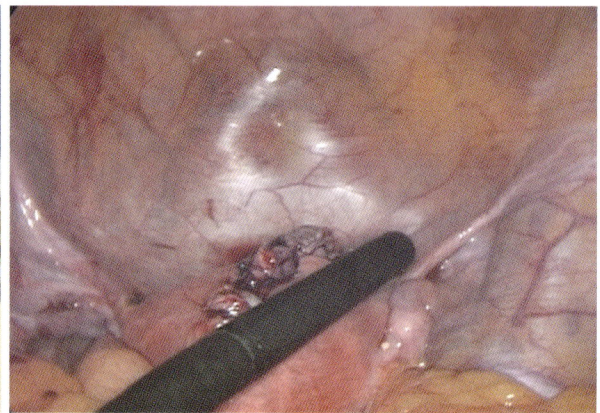

アロカ社の接触プローベを使用して術中に残存筋腫を探す．

②術中超音波検査

①の操作によっても残存筋腫核がみつからない場合には，術中超音波を施行する．術中超音波（図82）には，接触プローブ（アロカ社）を用いて術野から検索する方法と経腟プローブを用いて経腟的に行う方法とがある．

## 10 LMにおける術中出血の予防と同種血輸血の回避策

当科では下記の工夫により，術中出血の予防と同種血輸血の回避を行っており，原則として自己血の貯血は行っていない．

❶ 術前GnRHアゴニスト投与
❷ 術中ピトレシンの局注
❸ 子宮筋層の横切開
❹ 筋層の連続縫合
❺ セルセーバーのスタンバイ

## C. 子宮の手術

### 11 手術成績

#### a）子宮筋腫核出希望例に対するLMの施行率（図83）

近年，女性のライフスタイルの変化により，晩婚化や少子化が進み，子宮筋腫の手術療法には大きな変化が見られ，子宮全摘の希望が減少し，子宮を温存する子宮筋腫核出術の希望が著しく増加している．当科における最近の子宮摘出と子宮筋腫核出術の施行頻度は1：4程度である．2000～2005年までの6年間に，筆者の外来に筋腫核出術希望で来院した患者は657名であり，そのうち術前にLM不可能と判断して開腹筋腫核出術を施行したのは23例で，残り634例にLMが施行された．LM施行中に開腹術にコンバートされたのは5例のみで，629例（95.7%）にLMが完遂された．LMの適応範囲が極めて広いことがわかる．

#### b）LMの術後癒着

同一の術者が行ったLM 372例の術後6カ月後に施行したsecond look laparoscopy（SLL）では，子宮創部への癒着は141例（37.9%），附属器へのde novo adhesionは33例（8.9%）に認められた．術後創部癒着に影響を及ぼすのは最大筋腫径，筋腫数，癒着防止剤（インターシード，セプラフィルム，ベリプラストで減少）であり，附属器のde novo adhesionへの影響因子は最大筋腫径であった．タココンブには癒着防止作用は認められなかった．

LMでは開腹による筋腫核出術に比べ，術後子宮創部癒着や附属器へのde novo adhesionの発生が少ない．

#### c）LM後の妊娠と分娩方法（図84）

2000～2006年までに当科でLMを施行した1334例中外来フォローアップ中に妊娠が確認されたのは221例であった．この221例中，帝王切開や筋腫核出術などの手術既往のある症例や子宮奇形および胎児奇形を除いた当院分娩希望例111例を対象に経腟分娩を試みた．子宮破裂などのリスクを十分に説明し，インフォームド・コンセントの得られた74例に経腟分娩（VBALM：vaginal birth after laparoscopic myomectomy）を試みたところ59例（79.7%）で経腟分娩が可能で

**図83　子宮筋腫核出希望例の手術方法**

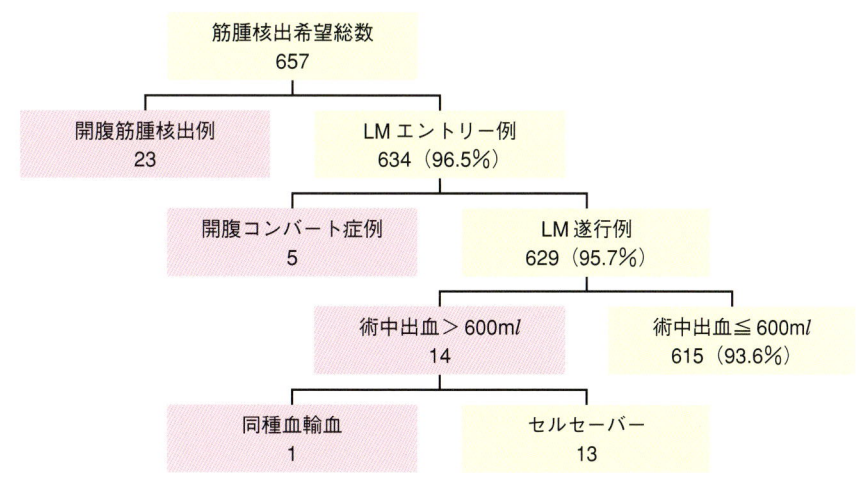

```
                    筋腫核出希望総数
                          657
                    ┌──────┴──────┐
         開腹筋腫核出例              LMエントリー例
              23                    634（96.5%）
                             ┌──────┴──────┐
                    開腹コンバート症例          LM遂行例
                          5                 629（95.7%）
                                      ┌──────┴──────┐
                              術中出血＞600ml    術中出血≦600ml
                                    14           615（93.6%）
                             ┌──────┴──────┐
                       同種血輸血         セルセーバー
                           1                  13
```

2000～2005年順天堂大学産婦人科

§3 腹腔鏡手術の実際

**図84　妊娠例症例の分娩方法**

```
                            LM後妊娠
                             221例
        ┌──────────┬──────┬──────┬──────┬──────────┐
      159例        流産   子宮外妊娠  人工妊娠中絶  Follow up Lost
                  47例     4例        1例          10例
   ┌────┬────┬────┬────┐
 妊娠継続中 経腟分娩不適 他院分娩  111例
   10例     8例      31例
                      ┌────┬────┐
                   VBALM予定  選択的帝切
                    82例      29例
                   ┌────┬────┐
                 選択的帝切  VBALM try
                   8例      74例
                           ┌────┬────┐
                         経腟分娩   帝切
                          59例    15例
```

2000〜2006年順天堂大学産婦人科

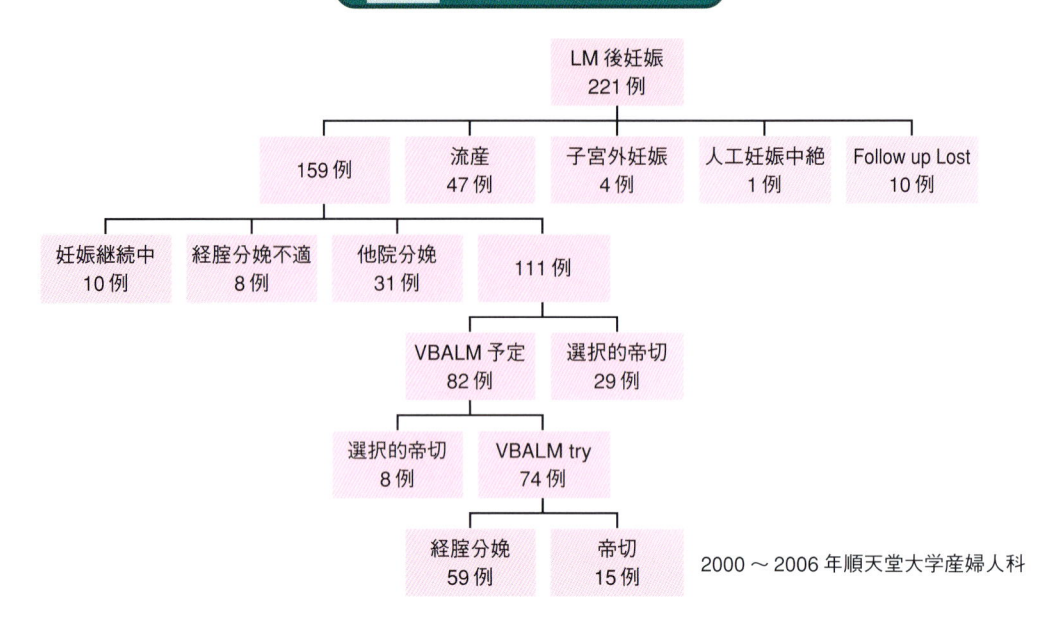

あった．緊急帝王切開の適応は，分娩停止が最も多く，次いでnon-reassuring fetal statusであった．妊娠中および分娩中の子宮破裂はなかった．

　LM後の妊娠・分娩中の子宮破裂の報告が散見されるが，開腹手術と同様な子宮創部縫合を行えば，これらの合併症の頻度はきわめて低いものと思われる．

#### d）LM後の再発率

　同一術者が施行し6カ月以上経過観察を行った307症例の術後再発率は17.6％であった．再発の定義は経腟超音波検査で20mm以上の円形のhypo-echoic areaを認めた場合とした．経過観察期間の中央値は15カ月間であり，Kaplan-Mayer法で算定した術後3年間での累積再発率は33％と推定された．この成績から，LMの術後再発率は開腹手術による筋腫核出術後の再発率に遜色ないものと考えられた．

### b．単純子宮全摘術

　子宮筋腫に対する子宮全摘術には，腟式単純子宮全摘術（TVH：total vaginal hysterectomy），腹腔鏡下子宮全摘術（TLH：total laparoscopic hysterectomy），腹式子宮全摘術（total abdominal hysterectomy）の3つの術式がある．さらに，腹腔鏡と腟式手術を併用した子宮摘出術にはLAVH（laparoscopic assisted vaginal hysterectomy）があり，これに対しTLHはすべての操作を腹腔鏡下に行う子宮摘出術と定義されている．

　腟式の手術操作が不要なTLHは，すべての手術操作を直視下に行う術式であり，未産婦などの腟の狭い症例に対しても施行可能で，LAVHよりも手術適応が広いと考えられる．

#### ■1 手術適応

　気腹や腹壁つり上げにより腹腔内にスペースを作って施行する腹腔鏡手術では，術野に十分なス

C. 子宮の手術

ペースが得られない大きな子宮筋腫では手術が困難である．TLHの限界は，施設や術者によって異なるが，当科では子宮全体の大きさが妊娠16週（小児頭大）までをTLHの適応としている．

TLHの施行に際しては，他の腹腔鏡手術と同様に開腹にconvertしたり，輸血が必要になったりする可能性を十分に説明する以外に，本術式がTAHに比べ尿管損傷などの合併症の頻度がやや高いというリスクについても，あらかじめ十分なインフォームドコンセントを得ておく．

## 2 追加する手術器具（図85）

子宮動脈の結紮用として，縦開きのフラミンゴ鉗子（ストルツ社）があると便利である．パワーソースとして必要なのは，カーブ型電極のモノポーラー（プローブプラスⅡ®：ジョンソン・エンド・ジョンソン社），ベッセルシーリングシステム（リガシュア・アトラス®：タイコヘルスケア社）の2種類である．子宮摘出術時の切開線を同定するための腟パイプは必須である．腟パイプは，長さ約25cmの市販の塩化ビニール製パイプの先端を，斜め45°に切って断端をサンドペーパーで

**図85　TLHで使用する器具**

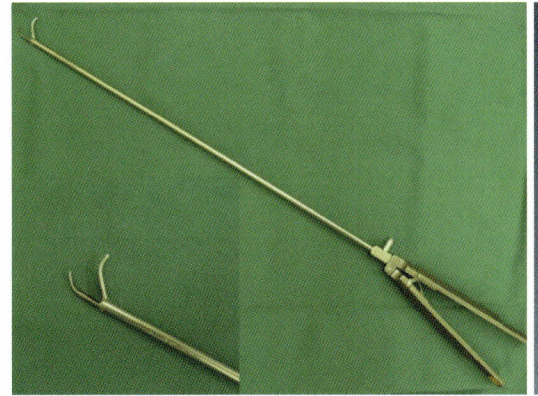

フラミンゴ鉗子（ストルツ社）

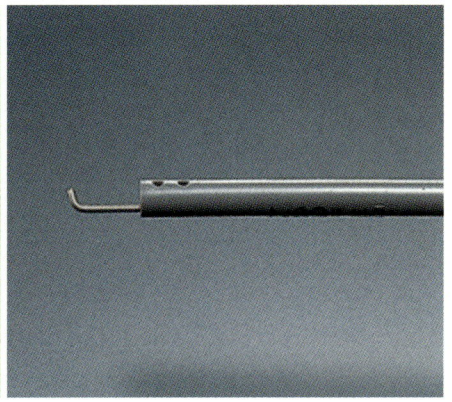

カーブ型電極：プローブプラスⅡ
（ジョンソン・エンド・ジョンソン社）

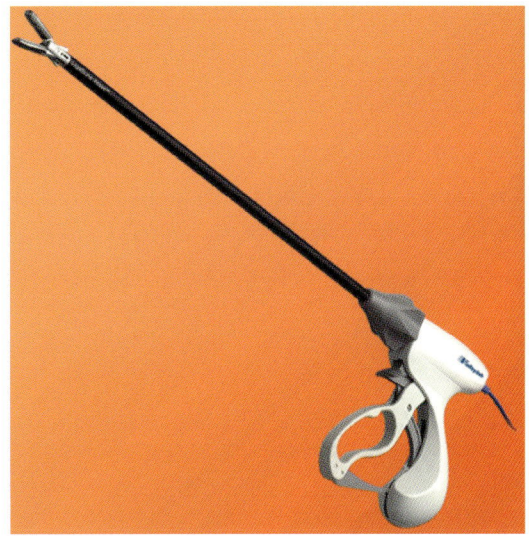

リガシュア・アトラス（タイコヘルスケア社）

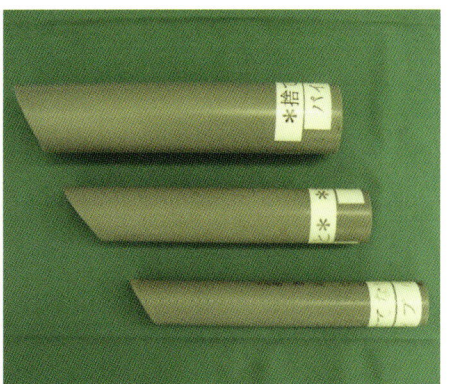

塩化ビニール製の腟パイプ
（45，30，25mm）

## §3 腹腔鏡手術の実際

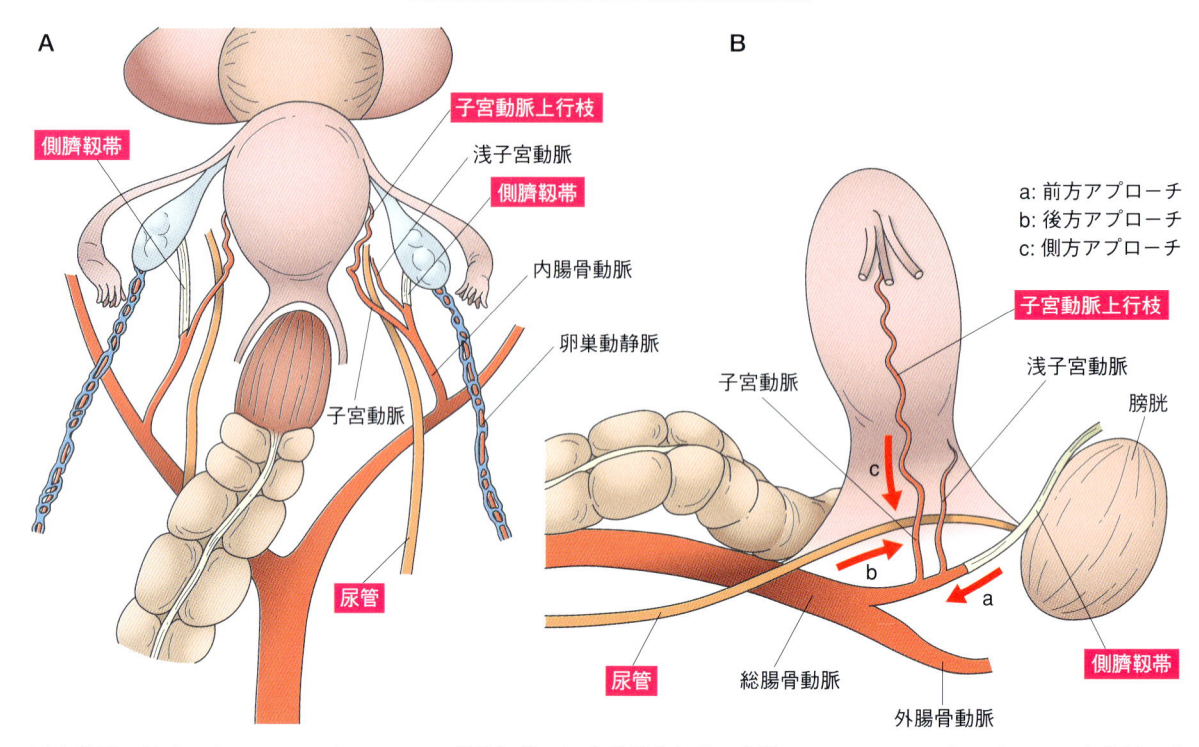

**図86** TLHに必要な後腹膜の解剖

A / B

a: 前方アプローチ
b: 後方アプローチ
c: 側方アプローチ

子宮動脈に達するためのランドマークは，側臍靱帯，子宮動脈上行枝，尿管である．これらをたどって子宮動脈に達する方法として前方・側方・後方の3つのアプローチ法がある．

研磨して自作した（倉敷成人病センター，安藤正明先生考案）．腟パイプのサイズは，25・30・45mmの3種類であり，使用時には気腹が漏れないように他端に手術用手袋を輪ゴムで固定する．腟が狭くて摘出子宮の経腟的な回収が困難である場合には，腹腔内で子宮を破砕するために電動式モーセレーター（ストルツ社またはジョンソン・エンド・ジョンソン社）を使用する場合もある．

### 3 手術に必要な解剖

TLHを安全に施行するためには，後腹膜の尿管および子宮動脈の解剖を知悉する必要がある．TLHの最大の合併症は尿管損傷であり，これを回避するためには内腸骨動脈の走行と尿管の走行を理解しなければならない（図86A，B）．図86Bは，子宮の右側方から尿管と内腸骨動脈の位置関係を示したものである．内腸骨動脈から分枝した子宮動脈は，その後索状組織である側臍靱帯に移行する．一方，尿管は総腸骨動脈を乗り越えて骨盤腔に入り，子宮動脈の背側を通って膀胱にいたる．

### 4 手術手技

トロカールを刺入した後，腹腔内の状況を十分に観察してTLHを施行する．当教室におけるTLHの手術手技の手順を解説する．

#### a）上部靱帯の切断

リガシュア・アトラスで卵管，卵巣固有靱帯，子宮円靱帯の順に切断する（図87）．血管シーリ

**図87** 子宮上部靱帯の切断

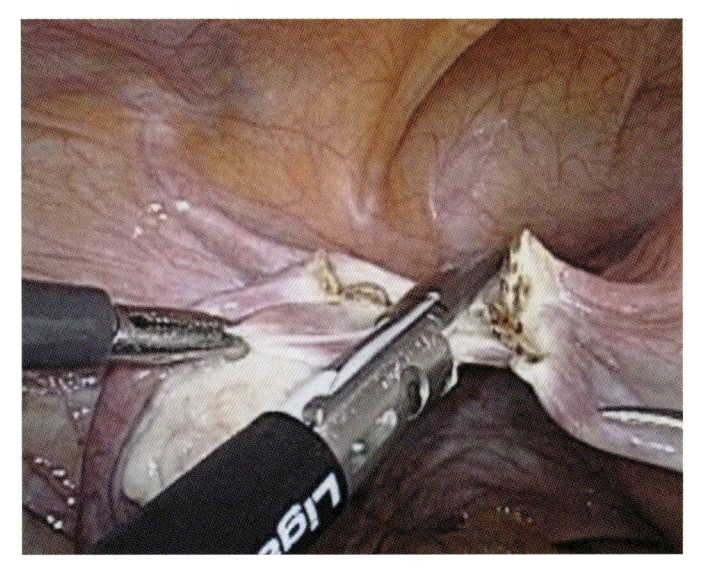

卵管・卵巣固有靱帯・子宮円靱帯をリガシュアで切断する

ングシステムを用いたリガシュア・アトラスは，通常のバイポーラーのように挟鉗部の温度を高温にすることなく，約85℃で凝固止血するために，挟鉗部の組織の収縮がなく，靱帯の無結紮切断が可能である．上部靱帯を切断後，子宮広間膜の前葉と後葉を展開し，子宮動脈の本幹の結紮を行う．

### b）子宮動脈へのアプローチ

我々は，TLHに際して必ず子宮動脈の分離結紮を行っている．子宮動脈本幹の分離結紮の意義は，尿管損傷の回避である．TAHと異なりコッヘル鉗子による基靱帯の結紮切断が困難であるTLHでは，基靱帯の結紮切断に際して尿管を十分側方に圧排しなければならない．子宮動脈本幹を分離結紮した結紮糸がその後の手術操作時における尿管のよいメルクマールとなる．

広間膜の展開や剥離にはモノポーラーを用いる．プローブプラスⅡのシャフトで吸引しつつ結合織を鈍的に剥離する．吸引操作により，結合織の剥離は促進される．毛細血管や周囲の線維性の組織はカーブ型電極の先端で凝固切開する．

また，筋腫により術野が妨げられて手術が困難な場合には，最初に筋腫核出術を施行する場合がある．あらかじめ両側子宮動脈が結紮されていると筋腫核出後の子宮創部からの出血が著しく減少する．

子宮動脈本幹を結紮するためには，3つのランドマークからのアプローチがある．ランドマークは，①内腸骨動脈の最終分枝である側臍靱帯，②子宮動脈と交叉する尿管，③子宮動脈本幹の末梢である子宮動脈上行枝の3つである．これら3つのランドマークから子宮動脈本幹を同定したら，フラミンゴ鉗子で剥離し15cmの0吸収糸で結紮する．結紮糸の糸尻は2cm程度残し，以降の操作のメルクマールとする．

### （1）前方アプローチ（図88）

子宮の上部靱帯切断後，子宮を後屈位にする．広間膜を十分に展開したら，下腹壁に下垂してい

## 図88 子宮動脈への前方アプローチ

前方アプローチのコツ

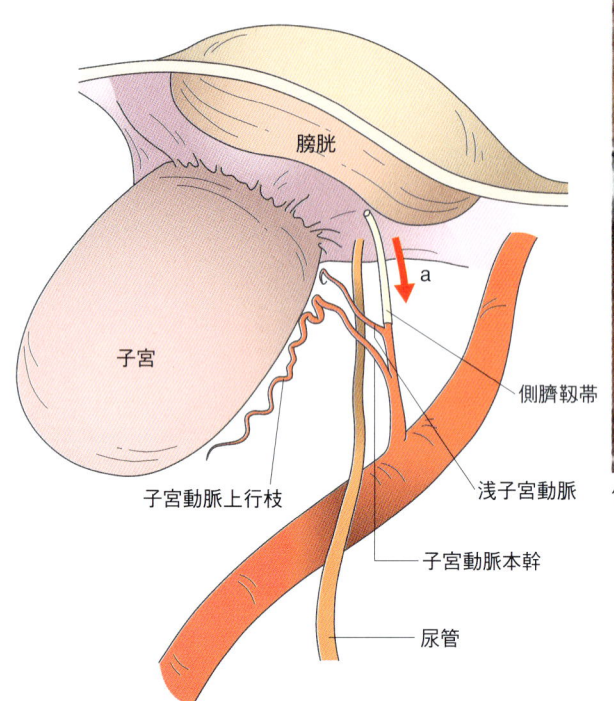

- 膀胱
- 子宮
- 子宮動脈上行枝
- a
- 側臍靭帯
- 浅子宮動脈
- 子宮動脈本幹
- 尿管

前方アプローチによる左子宮動脈の同定

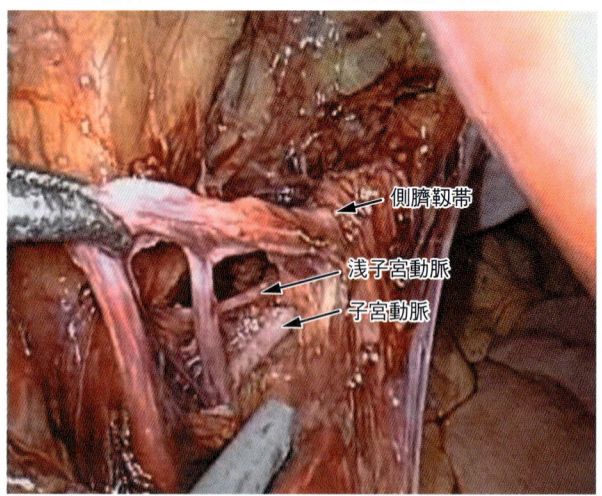

- 側臍靭帯
- 浅子宮動脈
- 子宮動脈

側臍靭帯からの最初の分枝は浅子宮動脈である

---

る側臍靭帯を緊張させ，後腹膜にある側臍靭帯を確認して，頭側に遡及する．通常は，側臍靭帯を頭側に追った場合の最初の分枝は浅子宮動脈であり，子宮動脈ではない．解剖学的なバリエーションも多く，最初の分枝が子宮動脈である場合も少なくない．浅子宮動脈の結紮では，子宮への血流はほとんど減少しないので注意が必要である．

### (2) 後方アプローチ（図89）

子宮が手拳大以下の場合，ユテリンマニピュレーターで子宮を前屈位にすると，広間膜後葉を通して尿管が透けてみえる．広間膜後葉を切開して尿管を分離し，尾側に遡及すると子宮動脈本幹が確認できる．子宮動脈は尿管と直交するのではなく，尿管の外側を併走して緩やかに交叉する．

### (3) 側方アプローチ（図89）

子宮をやや前屈位として，さらに処置側の対側に挙上する．広間膜を十分に剥離した後，子宮側の結合織を剥離すると蔦状にうねった子宮動脈の上行枝が確認できる．この上行枝を外側に遡及すると子宮動脈本幹にいたる．

---

子宮動脈の分離結紮に際して留意すべき点は，子宮動脈は子宮から離れるほど静脈と離れているという点である．子宮動脈は尿管の内側では，子宮静脈と近接しており，分離結紮時に静脈を損傷する危険性が高くなる．子宮動脈の分離結紮は，尿管の外側で行うのが安全である．

## 図89　子宮動脈への後方・側方アプローチ

後・側方アプローチのコツ

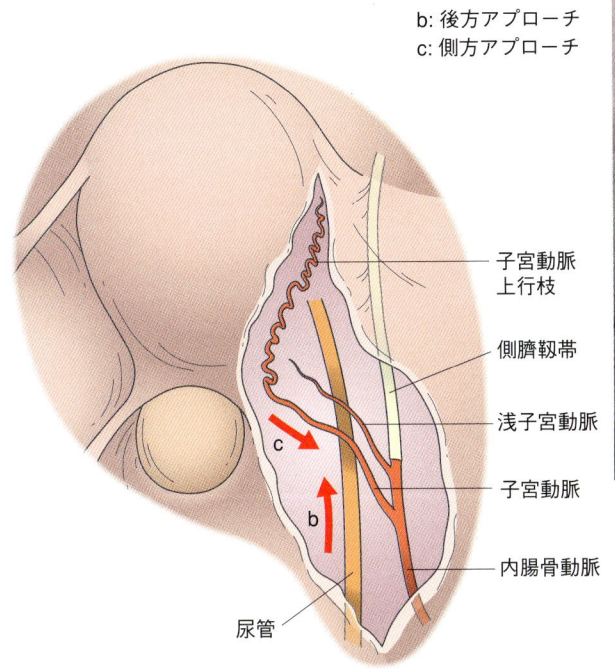

b: 後方アプローチ
c: 側方アプローチ

- 子宮動脈上行枝
- 側臍靱帯
- 浅子宮動脈
- 子宮動脈
- 内腸骨動脈
- 尿管

後方アプローチによる右子宮動脈の同定

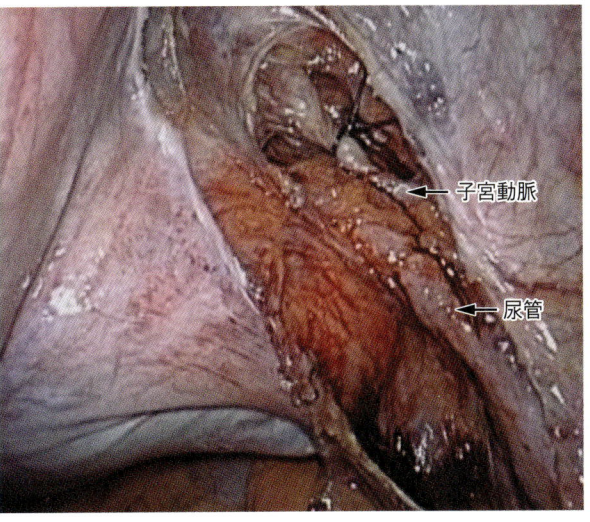

- 子宮動脈
- 尿管

子宮を前屈位にすると子宮動脈は尿管の外側を並行して走行し，ゆるやかに交叉する

後方アプローチは尿管を尾側に辿り，
側方アプローチは子宮動脈上行枝を近位側に辿る

### c）膀胱腹膜の剥離，広間膜後葉の剥離（図90A）

　子宮を中間位にして頭側に挙上する．子宮頸部の中央で膀胱腹膜を，カーブ型電極で切開する．2本のメリーランド鉗子で，切開部分にカウンタートラクションをかけて子宮頸部の組織が白く透けてみえるまで切開する．

### d）傍子宮組織の skeltonization（図90B）

　膀胱腹膜の切開剥離が終了したら，子宮をやや前屈位にして傍子宮組織の skeltonization を行う．子宮動脈上行枝をメルクマールにして，その後方の広間膜後葉を仙骨子宮靱帯にいたるまで切開する．子宮の前方と側方の結合織をすべて剥離して，子宮動脈上行枝を分離する操作が skeltonization である．

### e）子宮動脈上行枝の結紮切断

　子宮を軽い前屈位として，さらに処置側の対側に挙上する．尿管のメルクマールである子宮動脈本幹の結紮糸から 1cm 以上離して，子宮動脈上行枝を含む基靱帯をリガシュア・アトラスで切断する（図91A）．切断後，近位端を0吸収糸で結紮する（図91B）．リガシュア・アトラスの挿入角度が不良な場合には，基靱帯を0吸収糸で結紮してその間をモノポーラーで切開する．

### f）腟管の切断（図92）

　可能な限り子宮を前屈位として，ユテリンマニピュレーターで後腟円蓋を挙上する．モノポーラ

## §3 腹腔鏡手術の実際

**図90** 膀胱腹膜の切開と傍子宮組織のskeltonization

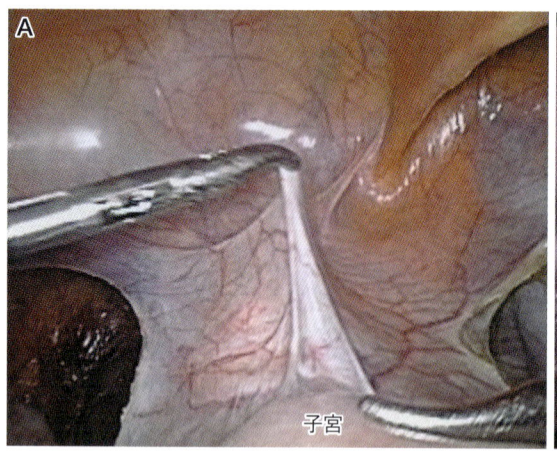

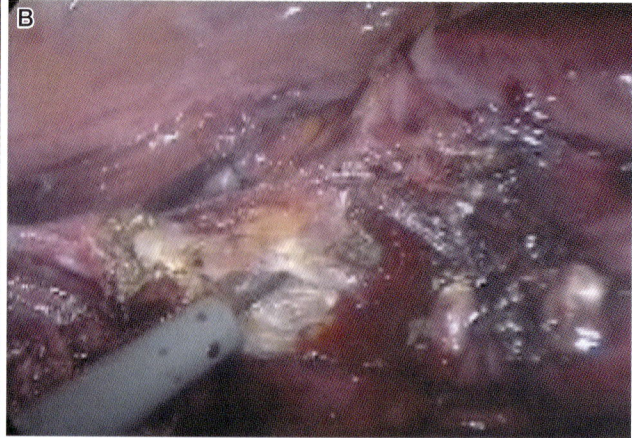

メリーランド鉗子で膀胱腹膜を把持し，モノポーラーで切開する

モノポーラーで傍子宮組織のskeltonizationを行う

**図91** 左基靱帯の切断

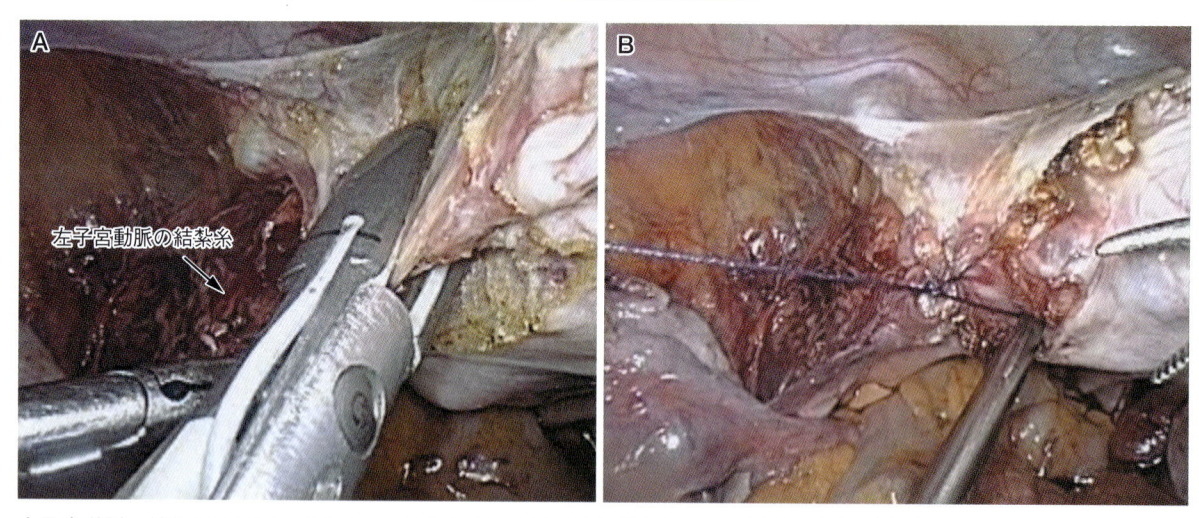

左子宮動脈の結紮糸を尿管のメルクマールとして，左基靱帯をリガシュアで切断し（A），中枢側を0吸収糸で結紮する（B）

ーで仙骨子宮靱帯の間をユテリンマニピュレーターがみえるまで切開し（図92A），その後マニピュレーターを抜去して，腟パイプを挿入する．腟パイプの先端を前腟円蓋に押し込み（図92B），モノポーラーでエッジを切開する（図92C）．切開とともに腟パイプを回転させ，側方では基靱帯の結紮部の上方で腟管を切開し，すでに切開してある後方の切開線につなげる．この操作により，子宮は腟管と完全に分離される．

### g）摘出子宮の回収

摘出子宮は，原則として腟から体外に回収する．腟からマルチン鉗子で子宮を把持し，円刃またはクーパー尖刀で子宮を2分割または筋腫核出を行いつつ腟式に回収する．腟が著しく狭小であっ

## C. 子宮の手術

**図92** 腟壁の切開

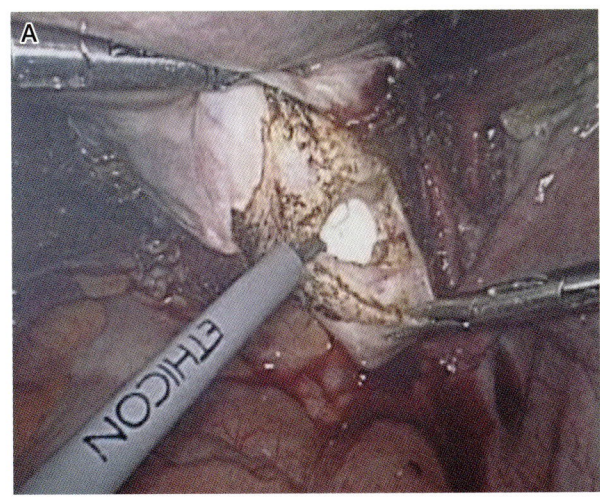

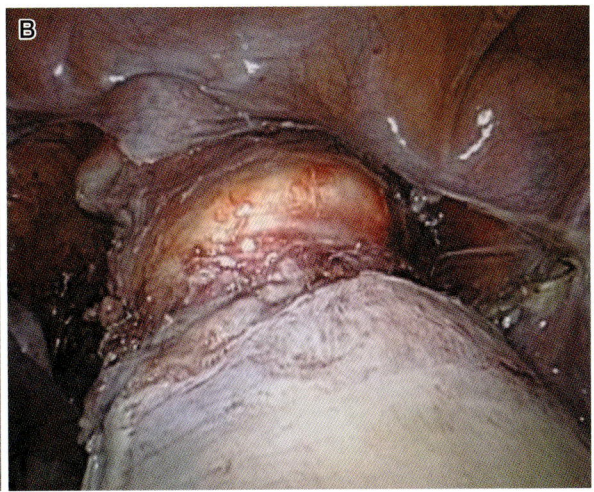

A: ユテリンマニピュレーターを前屈にして，後腟円蓋の膨隆部を切開する

B: パイプで膨隆した前腟円蓋

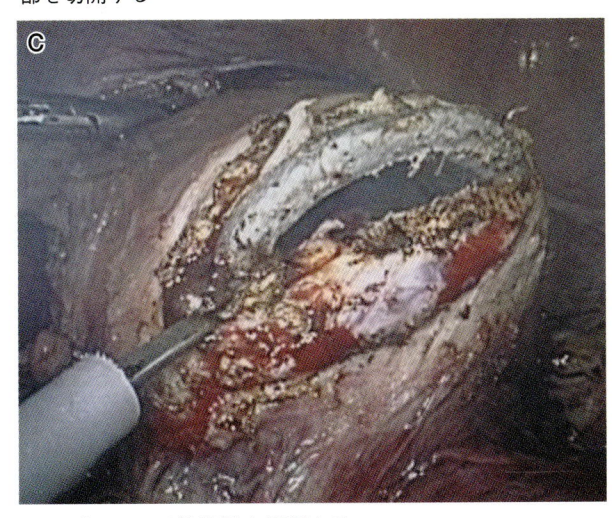

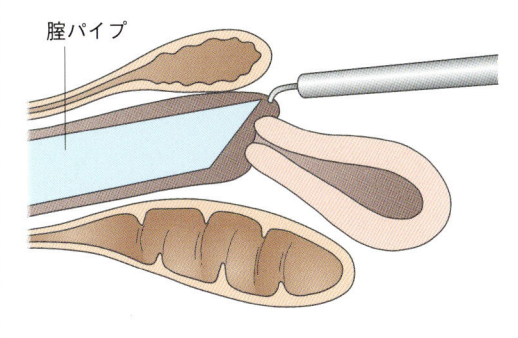

C: モノポーラーで前腟壁を切開する

たり，子宮が大きくて腟からの回収が困難であったりする場合には，電動式モーセレーター（ストルツ）で子宮を大きくいくつかの断片に縮小してから腟式に回収する．

**h）腟管，後腹膜の縫合閉鎖**（図93）

TAHと同様に腟管は0吸収糸（図93A），後腹膜は2/0吸収糸で（図93B）それぞれ連続縫合により閉鎖している．後腹膜の縫合前に，尿管の蠕動を確認することが重要である．

手術終了時には，上腹部にいたるまで腹腔内の全景を確認し，さらにトロカール刺入部からの出血の有無を確認する．インフォーメーションドレーンとして，左下腹部の5mmのトロカールから閉鎖式持続吸引ドレーンを腹腔内に留置して手術を終了する．

**図93** 腟壁，後腹膜の縫合

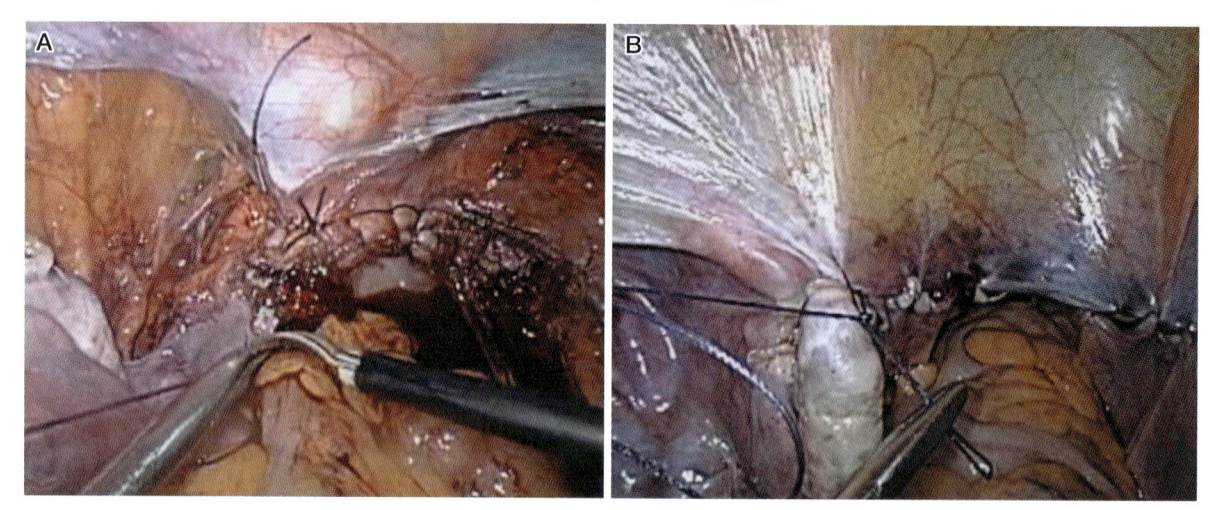

腟壁は0吸収糸（A），後腹膜は2/0吸収糸（B）でそれぞれ連続縫合する

## 5 起こりやすい合併症と合併症回避のコツ

　TLHに限らず子宮摘出術でもっとも懸念される合併症は，尿路損傷，特に尿管損傷である．フィンランドのNational Patient Insurance Associationにおける1990年から1995年までの6年間の統計では，laparoscopic hysterectomy（LAVHからTLHまでを含む）における尿管損傷の発生頻度はTAHの35倍であると報告されている．TLHの施行に際しては，尿管損傷を回避するための厳重な注意が必要である．

### a）尿管損傷の回避

　手術手技で再三再四述べたように，TLHでは尿管損傷を確実に回避するため，尿管の剥離と子宮動脈の結紮が重要である．子宮の上部靱帯を切断後，広間膜を展開剥離して，3つのランドマークを目印にして子宮動脈本幹を結紮する．子宮動脈の結紮糸を尿管のメルクマールにして，基靱帯の結紮・切断を行う．

### b）尿管損傷の確認（フェールセーフ）

　われわれは尿管損傷を回避するために，以下の4つのステップを必ず行っている．

❶ 子宮動脈本幹の結紮と尿管の剥離
❷ 基靱帯切断時に子宮動脈結紮糸による尿管の位置確認
❸ 後腹膜閉鎖前に尿管の蠕動確認（図94）
❹ インジゴカルミン静注後の膀胱鏡による尿管孔からの色素流出確認（図94）

　手術終了時までに，必ずこの4つのステップを行い，異常があれば基靱帯の結紮糸をほどく．これらの操作により尿管孔から色素の流出が確認できるまで，手術を終了しない．

**図94** 尿管損傷の確認

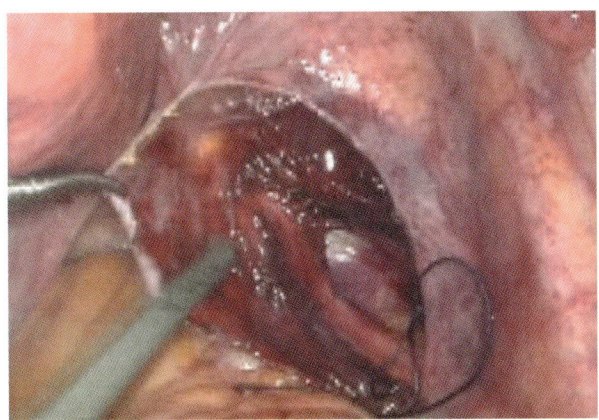

直視下に尿管の蠕動を確認

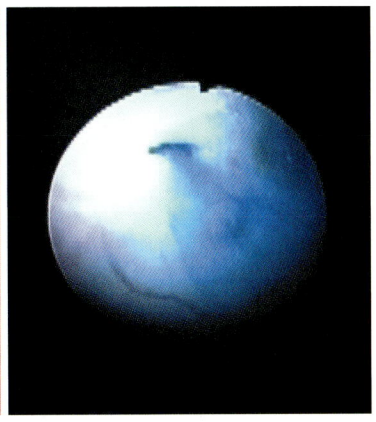

膀胱鏡下に尿管からのインジゴカルミンの流出を確認

## 6 手術成績

当科で施行したTLH例中3例で術後尿管狭窄が認められたが，いずれも泌尿器科外来でステント挿入が可能であり，2～3カ月後にはステントを抜去した．

## 7 術後管理における留意点

術後第3病日に退院するが，退院前に腎臓超音波により水腎症の有無をチェックする．

水腎症は術後3週間以降に発生することもあり，われわれは術後1カ月検診時にも腎臓超音波検査を行っている．

## 2 子宮腺筋症

### 1 診断

　子宮腺筋症は，経腟超音波検査とMRIで診断する．子宮腺筋症は，腺筋症が子宮の前壁と後壁のいずれにも発生するびまん型と，前壁か後壁のいずれかのみの腫瘤型に分類される（図95）．腹腔鏡下腺筋症切除術の適応となるのは腫瘤型のみである．子宮腺筋症は，junctional zoneから連続性に発生する内向性のものと漿膜側から発生し子宮内膜と漿膜の間に正常筋層が存在する外向性とがあり，両者はMRIのT2強調画像により診断可能である（図96）．

　腹腔鏡下腺筋症摘出術の適応となるのは，腫瘤形成型で，GnRHアゴニスト投与前の腺筋症最大経が7cm以下のものである．

　GnRHアゴニスト投与により腺筋症は縮小して，正常筋層との境界が不鮮明になるため，直径が5cm以下であったり，Douglas窩深部内膜症の可能性が少ない場合には，原則としてGnRHアゴニストの術前投与は行わない．術前投与を行う場合でも，2～3カ月間の投与にとどめる．

　腺筋症が子宮前壁に存在する場合には癒着がない場合が多いが，後壁に存在する場合70％以上でDouglas窩深部内膜症が存在するため，原則としてGnRHアゴニストを術前に投与する．

### 2 手術手技

　腺筋症が子宮後壁に存在し，Douglas窩深部内膜症が合併する場合には，まず，Douglas窩の開放を行う．Douglas窩の開放を行った場合，子宮後壁の下半分の漿膜が欠損する．

#### a）楔状切除：外向性発育の腺筋症（図97）

　外向性発育の腺筋症には楔状切除を行う．膨隆している腺筋症の頂部に針状モノポーラーで楔状切開を加える．漿膜の欠損を防ぐため，楔状切開の幅は腺筋症の最大径の2分の1以下にとどめる（図97A）．漿膜の内側をえぐるようにして腺筋症の部分を摘出する．0吸収糸をかけて腺筋症部分

**図95　子宮腺筋症の種類**

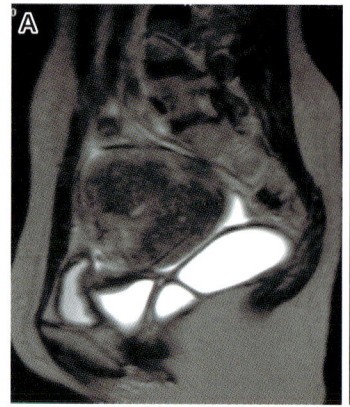

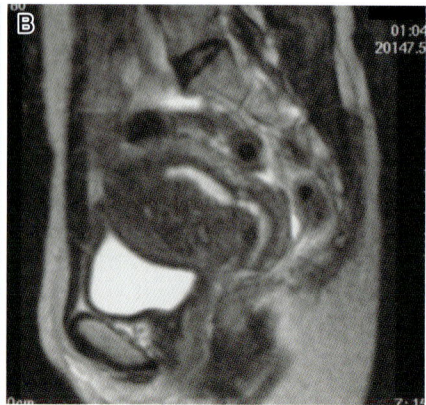

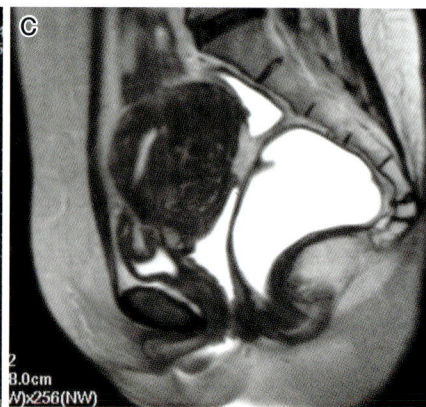

A．び漫性の子宮腺筋症，B．腫瘤形成型（前壁），C．腫瘤形成型（後壁）

C. 子宮の手術

### 図96 子宮腺筋症の種類と手術方法

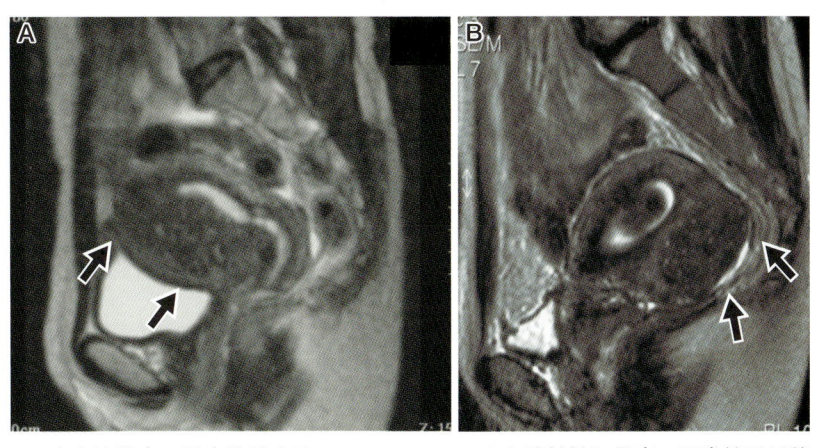

A. 内向性発育：子宮腺筋症は junctional zone から連続性に発育，正常筋層が漿膜側に残存
B. 外向性発育：漿膜側に腺筋症組織が発生

### 図97 子宮腺筋症摘出術（Wedge Resection）

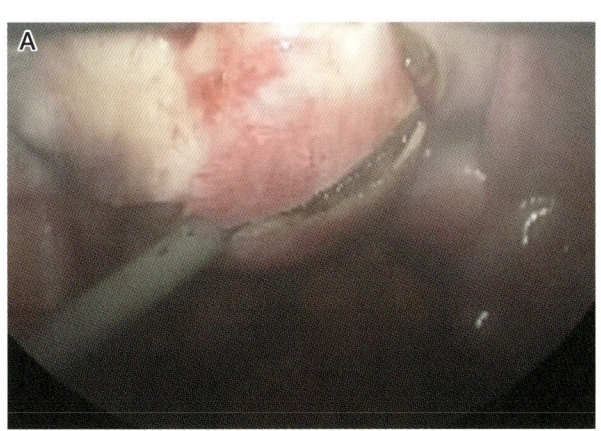

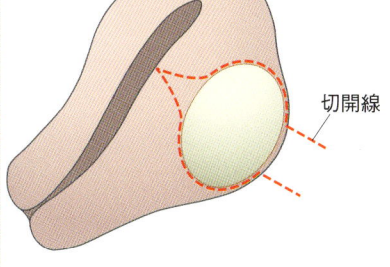

切開線

ダグラス窩閉塞を開放し，後壁の腺筋症を 0 吸収糸 Z 縫合して牽引する

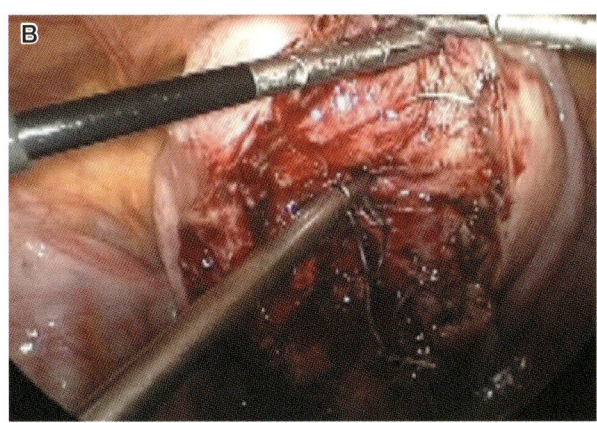

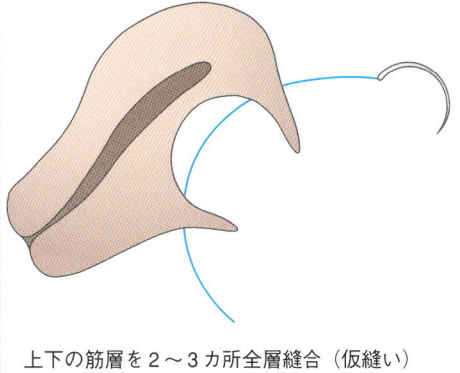

上下の筋層を 2〜3 カ所全層縫合（仮縫い）

後壁を針状モノポーラーで楔状に切除する

§3 腹腔鏡手術の実際

C

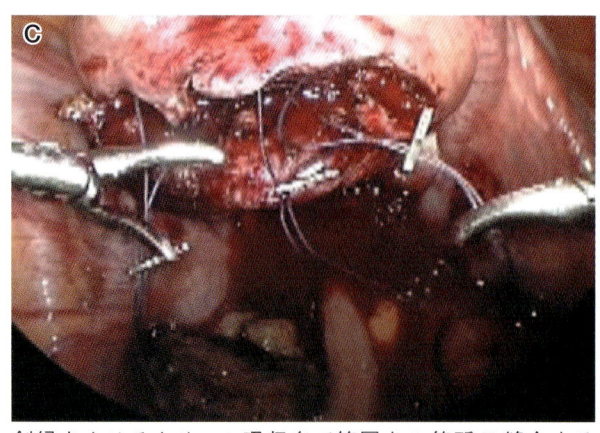

創縁をよせるため，0吸収糸で筋層を2箇所Z縫合する（仮縫い）

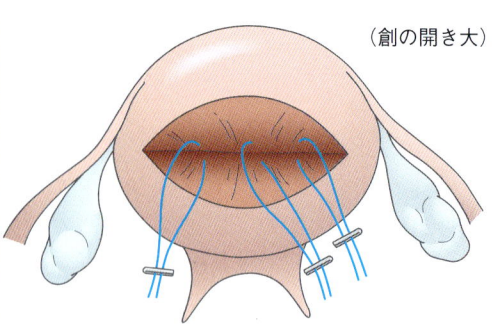

（創の開き大）

1層目の結節縫合が終了した状態．それぞれの縫合糸がエンドクリップで束ねられている．

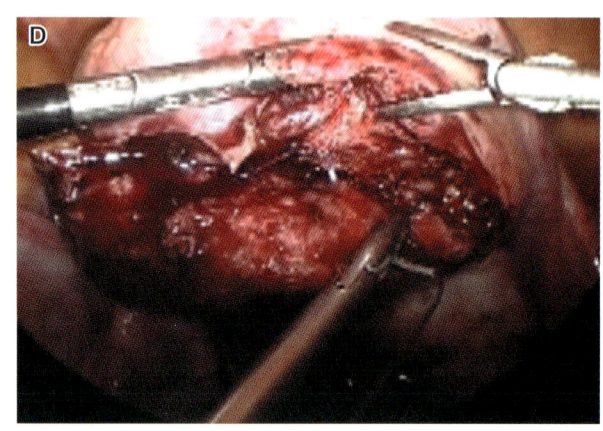

D

（創の開き中）

2層目の連続縫合を始めるところ．創部は上下にだいぶ接近している．

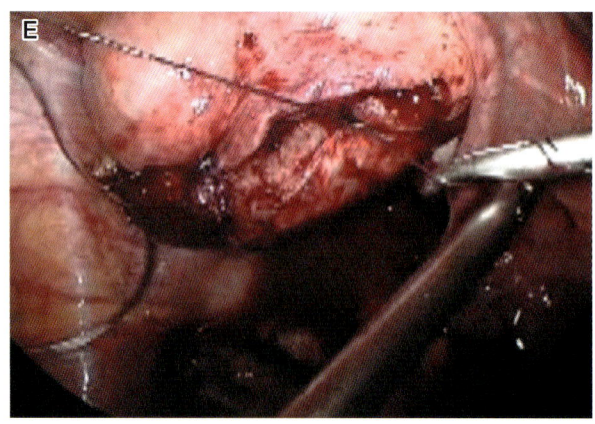

E

楔状に切除した後の正常筋層を2〜4層に連続縫合する

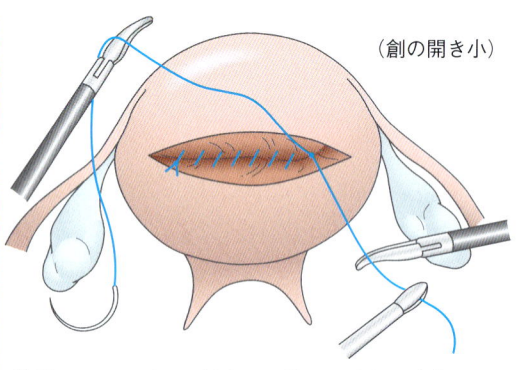

（創の開き小）

漿膜のベースボール縫合を開始する状態．創部は死腔なくきれいに合っている．

C. 子宮の手術

F

漿膜をベースボール縫合する

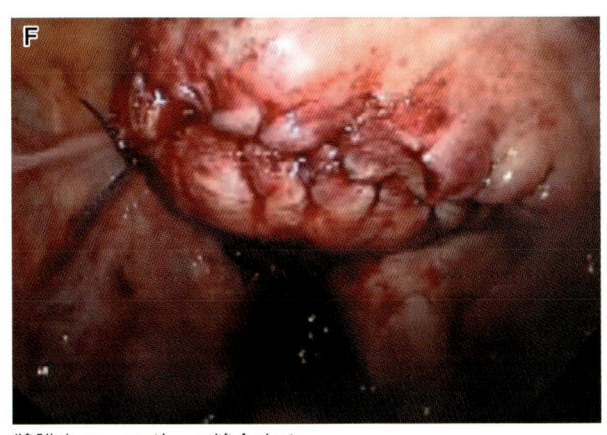

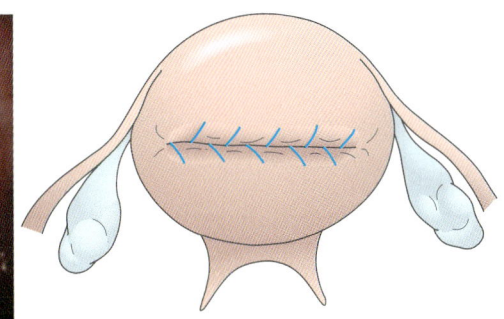

漿膜縫合が終了した状態

を牽引すると，剥離面がわかりやすい（図97B）．腺筋症を摘出後，子宮筋層が大きく開いている場合には，子宮筋層を3〜4カ所0吸収糸で大きく緩めに全層縫合する（仮縫い）．この操作により，子宮筋層を接近させて死腔のない縫合を行う．縫合する最深部が見える場合には連続縫合を用いる．最深部が見えにくい場合には，結節縫合を行う．糸の長さは18〜20cm程度が使いやすい．この場合，1回ごとに結紮すると子宮筋層が接近しすぎて次の縫合部の視野が悪くなるため，すべての縫合が終了するまで縫合は行わない．縫合糸を整理するために，各縫合糸をエンドクリップで束ねて（図97C），すべての縫合が終了後に順次結紮する．最深部の縫合が終了後，仮縫いの糸を抜糸して，2層目以降の子宮筋層を連続縫合する（図97E）．漿膜はインターロックまたはベースボール縫合により閉鎖する（図97F）．

**b）ダブルフラップ法：内向性発育の腺筋症（図98）**

この方法は，開腹手術においてHyamusらが初めて報告し，日大の長田らにより改良された術式である．当科では，この方法を腹腔鏡下に施行している．針状モノポーラーで腺筋症の頂上に子宮内膜ぎりぎりか子宮内腔に至るまで横切開を加える（図98A）．十分な深さの切開により，腺筋症組織は2分割されたように上下に大きく開く（図98B）．切開線の上下の腺筋症組織をそれぞれ抉り取るようにモノポーラーまたはエンドスカルペルで切除して摘出する．視診およびプローブプラスIIによる触診で腺筋症組織を同定しつつ，漿膜と内膜ぎりぎりまで腺筋症組織を切除する（図98C）．腺筋症組織の切除終了後，内膜への穿孔があれば2/0吸収糸で結節縫合する．内向性発育の場合，漿膜側に正常筋層が残存するため，腺筋症組織を切除するとき，この部分を残して漿膜フラップとする．この上下のフラップを充填して大きく欠損した正常筋層を形成する．まず，下方の漿膜弁の内側を0吸収糸で結節縫合し，漿膜弁の上縁を筋層に連続縫合する（図98D）．同様に，上方の漿膜弁の内側を筋層に結節縫合して下方の漿膜弁を覆い，漿膜下縁と下方漿膜表面を連続縫合して筋層創部を閉鎖する（図98E）．結節縫合は死腔を作らないよう楔状切開の時と同様に逐次結紮せずに，エンドクリップで束ねておき，すべての結節縫合が終了してから結紮する．子宮筋層創部からのoozingを抑えるために，タココンブを貼付する（図98C）．切除した腺筋症組織が大きい場合には電動式モーセレーターで破砕して体外へ回収する．

Douglas窩深部内膜症を合併する後壁の腺筋症では，腺筋症切除後，下半分の漿膜が欠損するため腺筋症の切除をなるべく下方で行い，上側のフラップを大きくして下方まで覆えるようにするの

§3 腹腔鏡手術の実際

図98 内向性発育の腺筋症の手術手技（ダブルフラップ法）

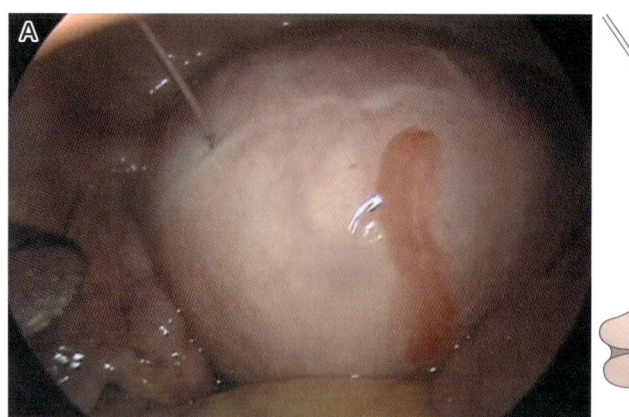

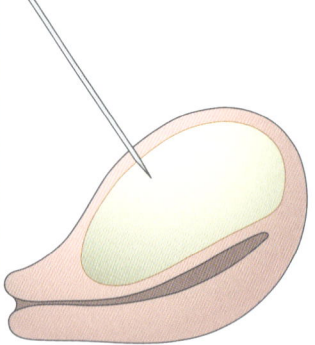

A
18G サーフロでピトレシン局注

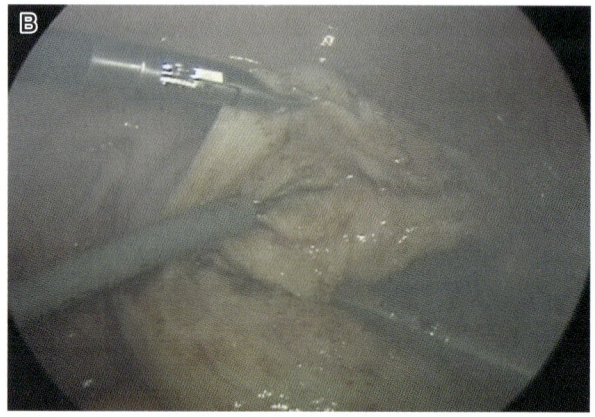

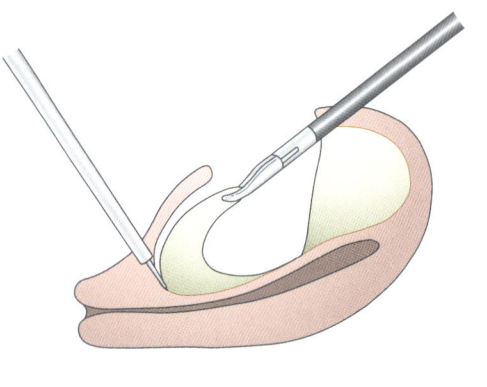

B
子宮内膜ぎりぎりまで腺筋症組織を半切し，膀胱側の腺筋症組織を切除

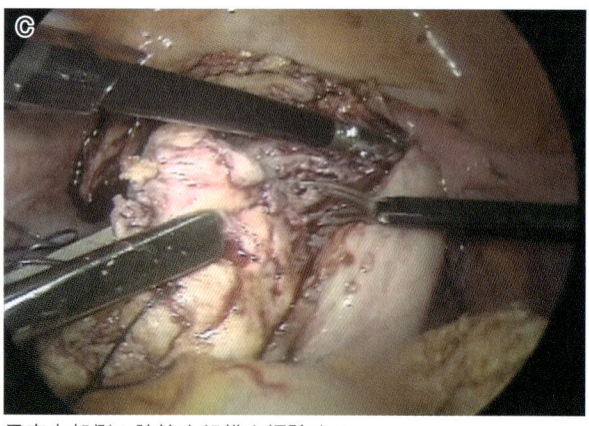

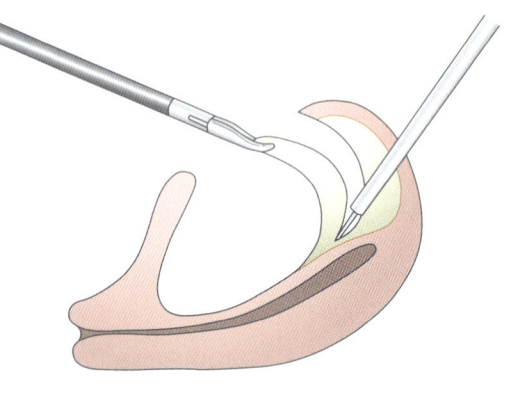

C
子宮底部側の腺筋症組織を切除する

C. 子宮の手術

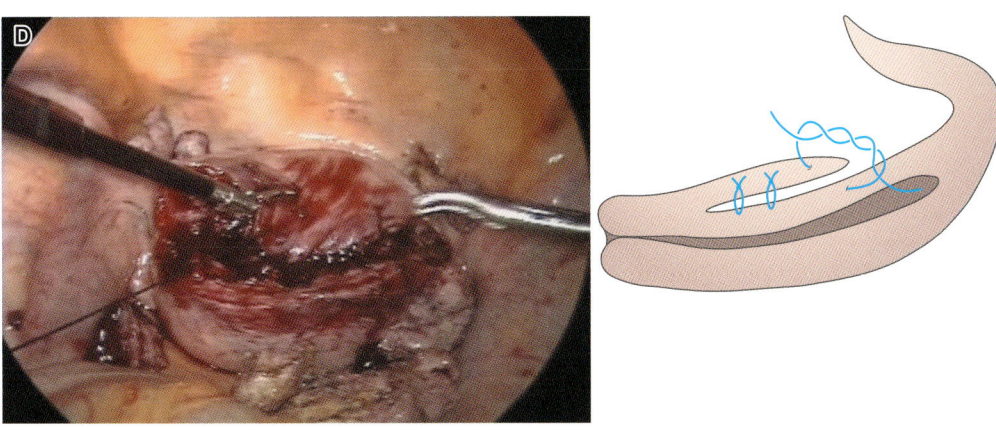

下側のフラップで筋層を覆う．
0吸収糸でフラップを結節縫合．

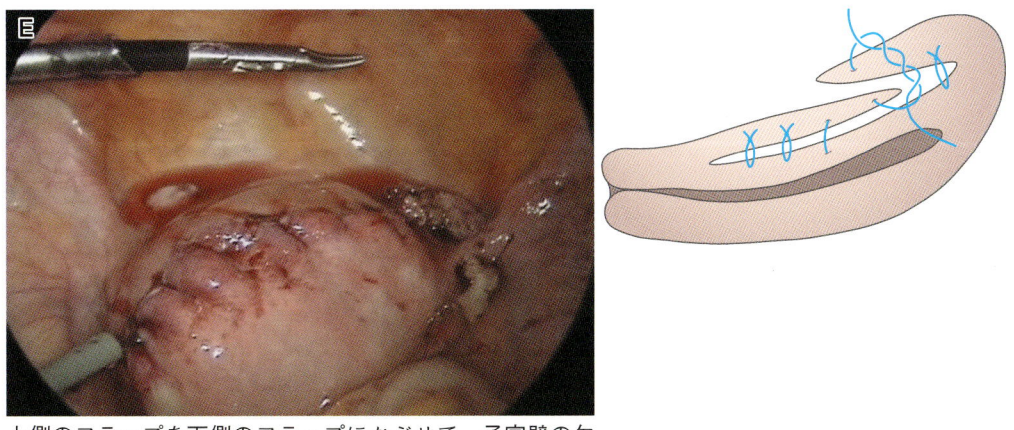

上側のフラップを下側のフラップにかぶせて，子宮壁の欠損を補強する．

がコツである．

## 3 腹腔鏡下腺筋症摘出術のポイント

### ①腺筋症組織と正常筋層の境界

腺筋症組織は，正常筋層よりも白くゴツゴツしており，固い．両者の境界は肉眼およびプローブプラスⅡによる触診で確認する．

### ②子宮腺筋症の存在部位（図99）

腺筋症が子宮後壁に存在しDouglas窩が完全に閉塞している場合，子宮前壁が膨隆して，あたかも腺筋症が前壁に存在するように見えることがある．子宮に切開を入れる前に，シャウカステンのMRIを見て腺筋症の存在部位を必ず確認することが重要である．

### ③腺筋症組織の切除

腺筋症組織は固く，5cmを超える場合モノポーラーでの切除は困難であり，排煙も著しく多い．このような時には，体腔内で使用できるcold knifeであるエンドスカルペル®（八光）（図100）が有用である．エンドスカルペルの切れ味は鋭く，固い腺筋症組織も容易に切開・切除できる．

### 図99　子宮腺筋症の存在部位

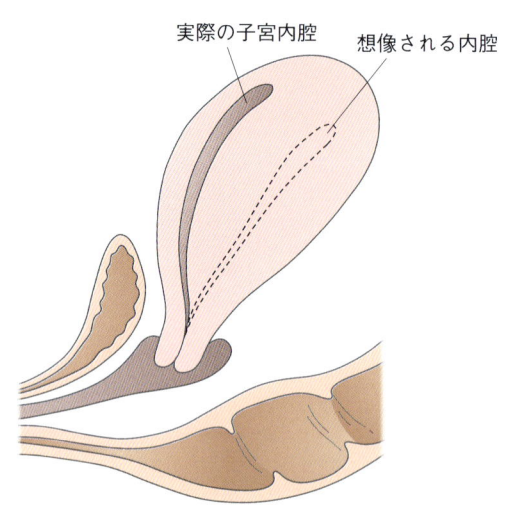

実際の子宮内腔　想像される内腔

想像される子宮内腔は中央にあり，腺筋症病巣は前壁にあると錯覚しそうになる．実際の病巣は後壁にあり，内腔は前壁寄りに存在する．

### 図100　エンドスカルペル®（八光社）

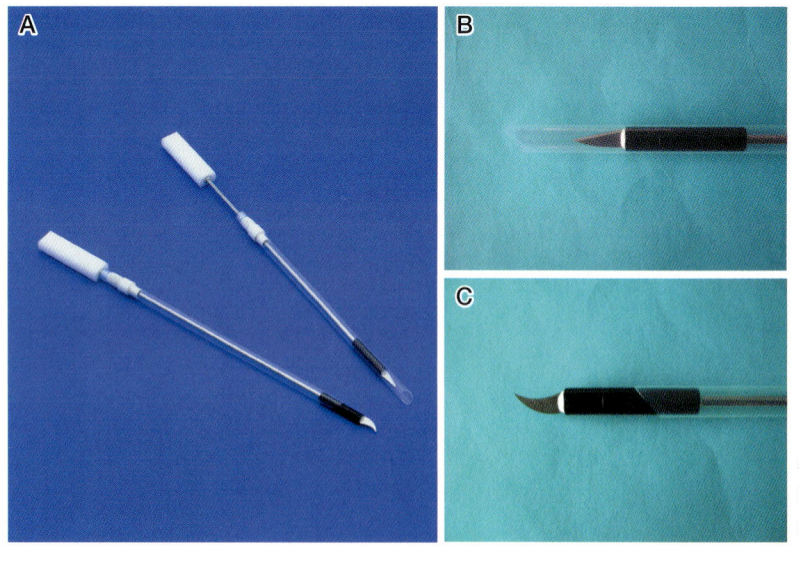

A．エンドスカルペル
B．エンドスカルペル（Sタイプ）
C．エンドスカルペル（Rタイプ）

#### ④子宮筋層の縫合

　正常な筋層を圧迫して発育する子宮筋腫と異なり，子宮腺筋症は正常筋層内に浸潤性に発育するため，病巣を切除した後，筋層の欠損が生じる．欠損した筋層を腹腔鏡下に縫合するための2つの工夫を考案した．1つ目は筋層の仮縫いである．筋層の欠損が大きく，縫合糸が結紮時に緩むのを防ぐため，0吸収糸で筋層を数か所仮縫いして創面を接近させる．2つ目は開腹手術で行うように，縫合糸を順次結紮せずに，逐次エンドクリップで束ねてすべての縫合終了後に結紮することである．

これらの工夫により，腹腔鏡下という制限された環境下でも，死腔を最小限にした確実な縫合結紮が可能となる．

## 4 手術成績

　楔状切除，ダブルフラップ法を合わせて，腹腔鏡下子宮腺筋症切除術の術後成績は以下の通りである．術後6カ月以上経過観察できた症例における術後妊娠率は，7/17（41.2％）であり，visual analog scaleによる月経困難の中央値は術前の10から12カ月後には4，24カ月後でも5と有意に低下している．術前を10とした時の自覚する月経量も12カ月後では5，24カ月後では6と有意な減少が認められる．ただし，術後24カ月を過ぎると，両者とも若干増悪する傾向がみられた．

　子宮筋腫核出術と異なり，正常筋層の欠損を伴う腺筋症摘出術では，妊娠時に厳重な管理が必要である．分娩方法は，原則として帝王切開を勧めている．当科では，現在までに妊娠時の子宮破裂の症例は経験していないが，そのリスクについては術前術後および妊娠時に十分な説明が必要である．

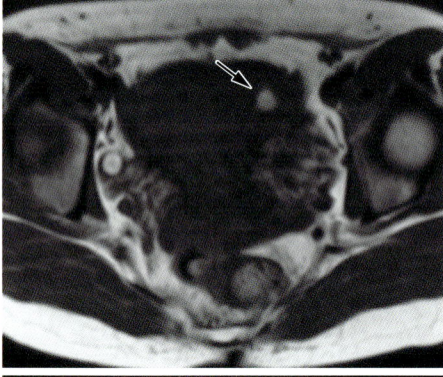

## 3 嚢胞性腺筋症

### 1 嚢胞性腺筋症の患者背景

　強度の月経困難症や下腹部痛を主訴に，若年女性にみられるきわめて稀な疾患である．当科でこれまで経験した6症例の発症年齢は20.7±4.6（mean±SD）歳であった．初経から，15年以内に発症することが多く，初経から発症までの間隔は平均8.3±4.6年であった．特徴的な症状は，激烈な月経困難症であり，すべての症例で月経時の visual analog scale は8～10点であった．

### 2 嚢胞性子宮腺筋症の診断

　経腟超音波断層法検査とMRIにより診断は比較的容易である（図101）．嚢胞性腺筋症は経腟超音波断層法検査では子宮筋層内の2～4cm大の嚢胞状腫瘤として描出され，嚢胞部分はスリガラス状陰影を呈し卵巣チョコレート嚢胞に類似する．腫瘤内腔は子宮内腔との交通を認めない．当科の症例における平均腫瘤径は29.2±7.3mmであった．

　内部に出血を伴う子宮腺筋症や副角子宮などが鑑別診断にあげられる．通常，嚢胞性腺筋症は左右の子宮円靱帯の付着部付近の前壁に認められ，存在部位も嚢胞性腺筋症を疑う根拠となる．

**図101　嚢胞性腺筋症の画像診断**

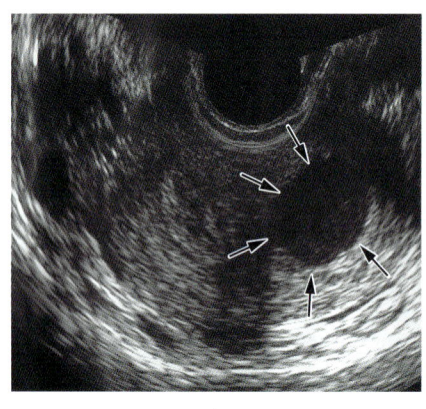

経腟超音波所見：
子宮筋層内に嚢胞像が認められる

MRI：T1強調画像
左間質部付近にHigh intensityの腫瘤を認める

MRI：T2強調画像
嚢胞の周囲筋層はLow intensityであり，子宮内腔との連続性はない

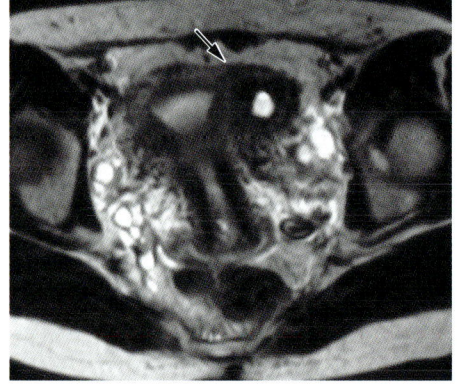

C. 子宮の手術

## 3 囊胞性腺筋症に対する治療の選択肢

　　　　嚢胞性腺筋症の月経困難症に対して非ステロイド抗炎症薬は有効であるとはいえない．また，GnRH アゴニスト，ピルなどのホルモン療法は嚢胞性腺筋症に対して効果は多少あるものの，投与を中止すると症状が速やかに再燃する．嚢胞性腺筋症は保存的治療に対して抵抗性であり，手術療法を選択せざるを得ない場合が多い．患者が比較的若年者で妊孕能温存が必要である場合が多いため，通常子宮全摘ではなく腫瘍摘出術が選択される．また，嚢胞性腺筋症に対しては腹腔鏡下嚢胞摘出術が可能であり，侵襲性の観点からも開腹手術ではなく腹腔鏡下手術が選択されるべきである．

## 4 腹腔鏡下手術の方法（図102）

　　　　手術手技は腹腔鏡下筋腫核出術に準じて，以下に示すような手順で行う．嚢胞性子宮腺筋症は子宮体部側壁側の子宮円靱帯付着部付近に存在することが多く（図 102A），卵管の損傷には十分に注意する必要がある．

　　　　まず，腫瘍周囲の子宮筋層内にピトレシン4～8単位を局注する（図 102B）．これにより出血減少と腫瘍を周囲の正常筋層から浮き上がらせる効果を期待する．針状モノポーラーで腫瘍直上の漿

**図102　嚢胞性腺筋症の手術手技**

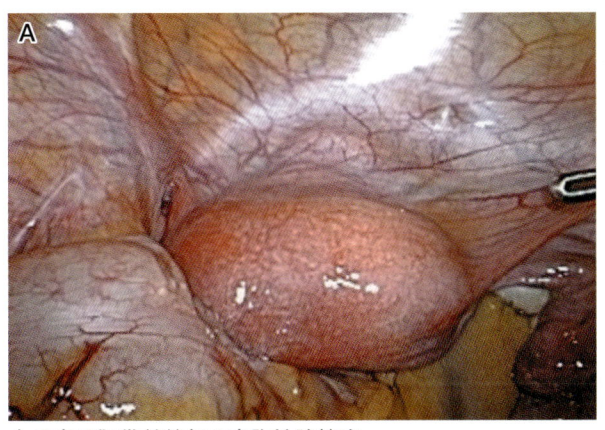

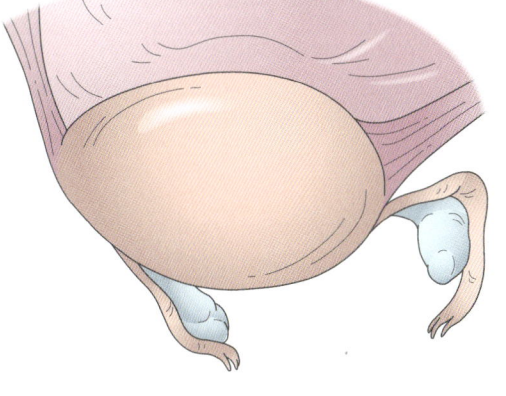

A　右子宮円靱帯付着部の嚢胞性腺筋症

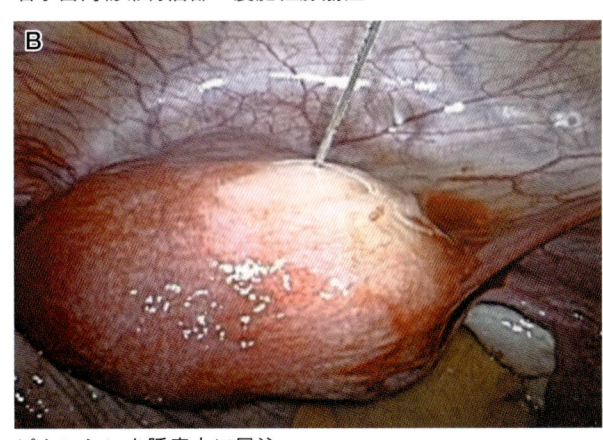

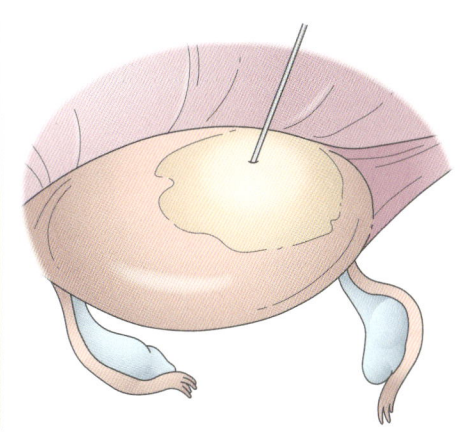

B　ピトレシンを腫瘍内に局注

### §3 腹腔鏡手術の実際

C

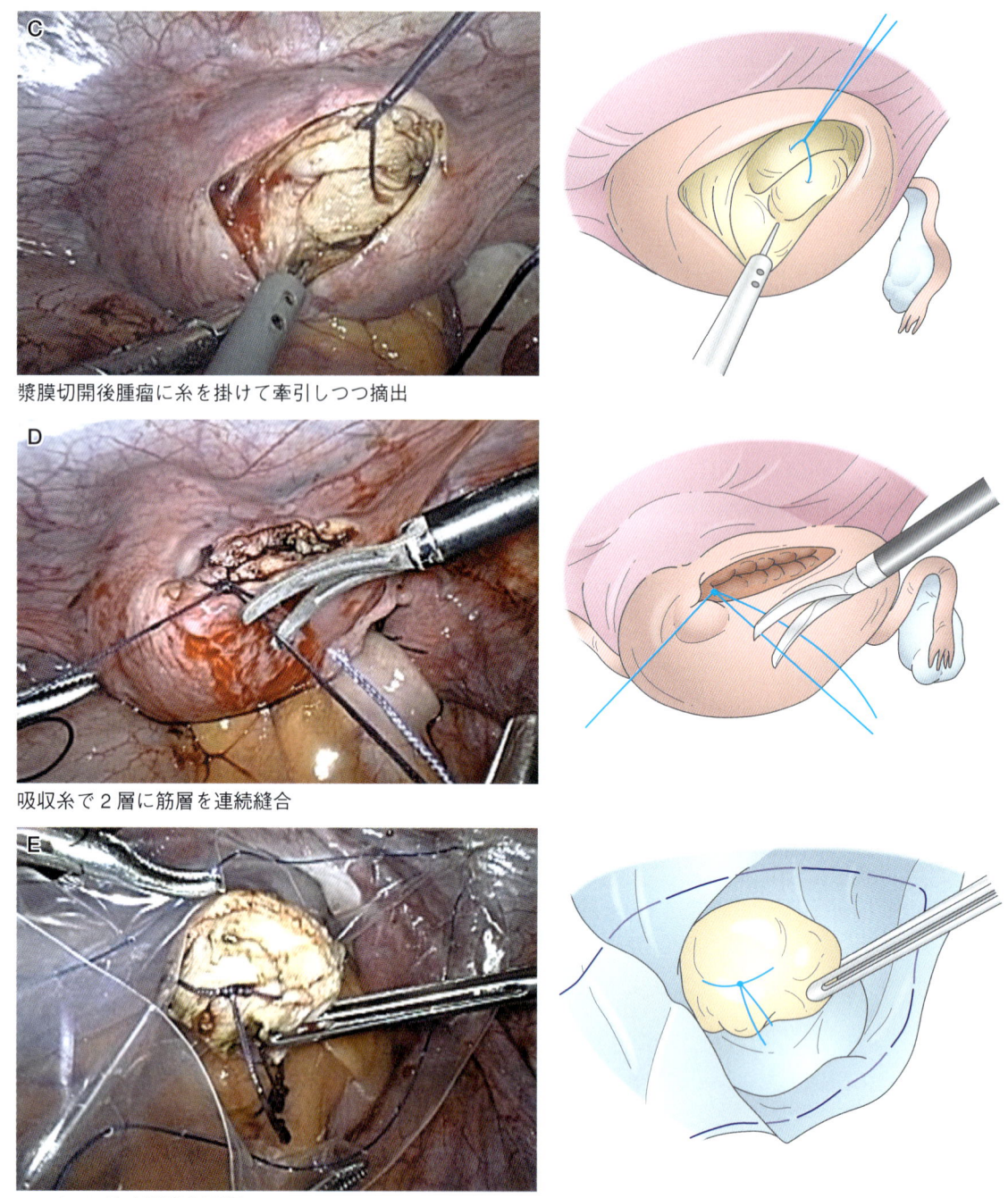

漿膜切開後腫瘤に糸を掛けて牽引しつつ摘出

D

吸収糸で2層に筋層を連続縫合

E

EZパスに摘出腫瘤を回収

　膜を横切開し，漿膜から腫瘤を剥離して腫瘤実質に0吸収糸でZ縫合をおいて牽引する（図102C）．腫瘤周囲の正常子宮筋層を一部含める形で針状モノポーラの切開モードで核出する．囊胞性腺筋症と周囲筋層との境界は，子宮腺筋症より明瞭であるが，子宮筋腫よりは曖昧であるため，牽引用の糸を助手に牽引させ，十分なカウンタートラクションを加えながら切開モードで周囲組織との境界面を切開して切除する．腫瘤摘出後正常子宮筋層は，0吸収糸で，筋層の欠損の深さに応じて2～3層に連続縫合する（図102D）．漿膜は0吸収糸でインターロックまたはベースボール縫合で連続縫合する．検体は，電動式モーセレーターで破砕し腹壁のトロカールから回収してもよいが，当科

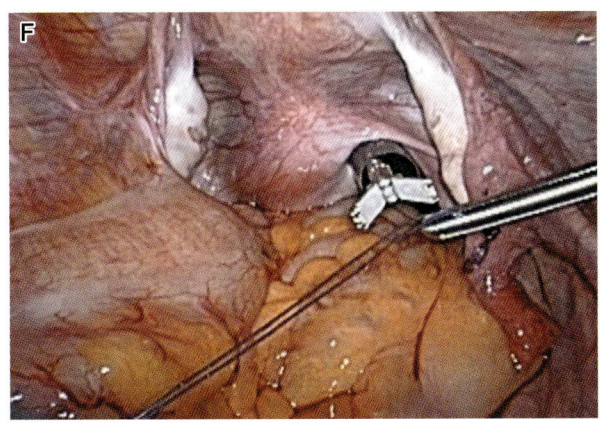

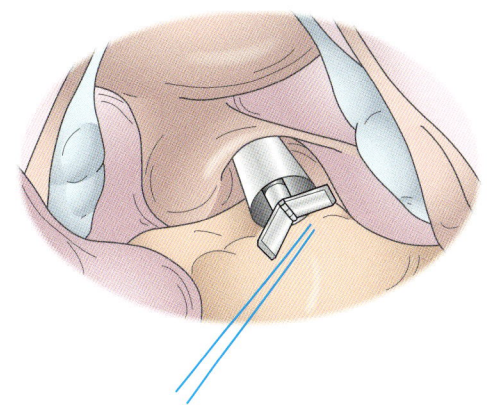

Douglas窩に刺入した12mmトロカールからコブラ鉗子で糸をつかんで，経腟的に回収する

ではなるべく組織を損壊しないで術後の病理検索に供するため，Douglas窩から回収している．後腟円蓋から11mmのトロカールをDouglas窩に刺入し，このトロカールを通して回収袋を腹腔内に誘導して（図102E），摘出腫瘤を収納して体外に回収した（図102F）．トロカールを抜去後の腟壁は，2/0吸収糸で連続縫合する．腹腔内を生理食塩水で十分に洗浄後，創部はインターシード，セプラフィルムなどの癒着防止剤で被覆する．

腫瘤の存在部位は左側2例，右側4例で，腹腔内に重症の内膜症を合併する症例はなく，Re-ASRM 1～2点の腹膜病変を半数の3例に認めた．

## 5 手術成績

腹腔鏡下嚢胞性子宮腺筋症摘出術の術後は，すべての症例において強度の月経困難症や下腹部痛は劇的に改善した．術後に腫瘤の再発を認めた症例はなく，また現時点では子宮腺筋症を発症した症例ない．

## 4 子宮内膜症

### a．子宮内膜症の術中診断と評価

　　子宮内膜症は，腹膜病変，卵巣チョコレート囊胞，Douglas窩深部病変の3つの病態に分類される．病態が複雑で多岐にわたる子宮内膜症では，Re-ASRM分類により重症度を評価する（図103）．1985年から使用されてきたRe-AFS分類は，1996年に腹膜病変の定義と評価法が改訂されRe-ASRM分類となった．Re-ASRM分類では，腹膜病変を色と形態により，red，black，whiteの3種類に分類し，その構成比率を記載するように変更された（表2）．新しい分類における病変を図に示す（図104）．

　　子宮内膜症の腹腔鏡手術に際しては，腹腔内を十分に観察して，手術所見にRe-ASRM分類のスコアを明記する習慣をつけるとよい．

図103　Re-ASRM分類

| | ENDOMETRIOSIS | <1cm | 1～3cm | >3cm |
|---|---|---|---|---|
| PERITONEUM | Superficial | 1 | 2 | 4 |
| | Deep | 2 | 4 | 6 |
| OVARY | R Superficial | 1 | 2 | 4 |
| | Deep | 4 | 16 | 20 |
| | L Superficial | 1 | 2 | 4 |
| | Deep | 4 | 16 | 20 |
| | POSTERIOR CULDESAC OBLITERATION | Partial: 4 | | Complete: 40 |
| | ADHESIONS | <1/3 Enclosure | 1/3～2/3 Enclosure | >2/3 Enclosure |
| OVARY | R Filmy | 1 | 2 | 4 |
| | Dense | 4 | 8 | 16 |
| | L Filmy | 1 | 2 | 4 |
| | Dense | 4 | 8 | 16 |
| TUBE | R Filmy | 1 | 2 | 4 |
| | Dense | 4* | 8* | 16 |
| | L Filmy | 1 | 2 | 4 |
| | Dense | 4* | 8* | 16 |

*If the fimbriated end of the fallopian tube is completely enclosed, change the point assignment to 16.
Denote appearance of superficial implant types as red [(R), red, red-pink, flamelike, vesicular blobs, clear vesicles], white [(W), opacifications, peritoneal defects, yellow-brown], or black [(B), black, hemosiderin deposits, blue]. Denote percent of total described as R___%, W___% and B___%. Total should equal 100%.

## 表2　腹膜病変の分類（Re-ASRM分類）

```
superficial implant type
    red (R)
        red                    （赤色）
        red-pink               （赤桃色）
        flame like             （火炎状）
        vesicular blobs        （小水泡）
        clear vesicle          （透明な水泡）
    black (B)
        black                  （黒色）
        hemosidelin deposits   （ヘモジデリン沈着）
        deposits               （沈着）
        blue                   （青色）
    white (W)
        opacifications         （不透明）
        peritoneal defects     （腹膜欠損）
        yellow-brown           （黄褐色）
これらの病変をR％，B％，W％とし，合計100％として表記する．
```

## b．深部内膜症の診断

### 1 問診

　月経困難などの疼痛を主訴とする症例では，症状を念入りに問診することが重要である．問診のポイントは，月経周期における疼痛の時期，種類，性交痛や排便痛の有無などである．痛みの程度はVAS（visual analog scale）などを用いて客観的に評価し，鎮痛剤の服用状況やその効果についても詳細に問診を行うことが望ましい（図105）．

### 2 内診・腟直腸診

　内診では，子宮の可動性を評価し，Douglas窩深部内膜症が疑われる場合には腟直腸双合診を行う．腟直腸双合診のポイントは，腟内に挿入した示指で子宮腟部を上方に挙上して子宮体部を下方に反転させ，直腸内に挿入した中指で子宮後方を触診する．深部病変が存在する場合には，Douglas窩の圧痛を伴う硬結（induration）が触知できる．

### 3 画像診断（MRIゼリー法）

　我々は，より客観的にDouglas窩深部病変を描出するために超音波ゼリーを用いた新しいMRIゼリー法を開発した．MRIゼリー法は，腟内に超音波ゼリー（エコーゼリー，アロカ社）を30m*l*，直腸内に水道水で2倍に希釈した超音波ゼリーを150m*l*注入し，MRIを撮像する方法である．直腸内を空虚にするため検査前3日間就寝前にアローゼン®0.5gを服用させる．MRIの撮像は通常の条件で良く，われわれはT1強調画像のaxial，T2強調画像のaxial，sagitalを撮影している．超

## 図104　子宮内膜症腹膜病変の分類

| | | | | |
|---|---|---|---|---|
| Red | Red-pink<br>仙骨子宮靱帯 | Red-pink<br>広間膜後葉 | Flame-like<br>広間膜後葉 | Vesicular blob<br>ダグラス窩 |
| Black | Hemosiderin depositis<br>膀胱子宮窩 | Black lesion<br>膀胱子宮窩 | Blue berry spot<br>仙骨子宮靱帯 | Blue berry spot<br>膀胱子宮窩 |
| White | 仙骨子宮靱帯 | opacifications<br>ダグラス窩 | 広間膜後葉 | 膀胱子宮窩 |

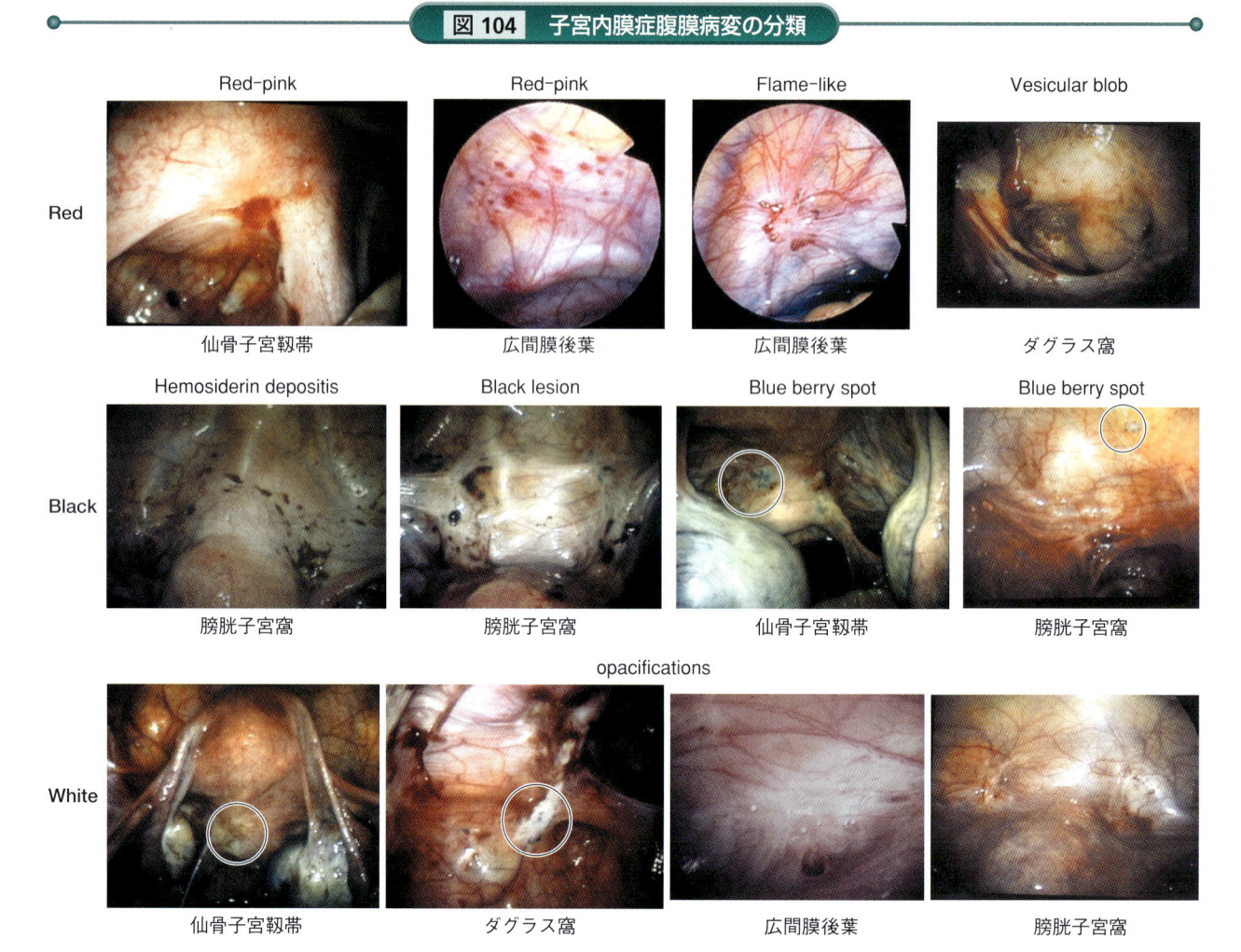

今回の改訂で最も大きな変更点は腹膜病変の分類と面積による表記法である

　　音波ゼリーは水と同様のintensityで，T1でlow，T2でhigh intensityを呈する．超音波ゼリーで満たされた腟と直腸はT2強調画像でhigh intensityを示し，Douglas窩を構成する子宮後壁，後腟円蓋，直腸前壁が明瞭に描出される（図106A）．Douglas窩に少量の腹水が存在する場合，Douglas窩の構造はさらに明確となる．Douglas窩深部内膜症における最も頻度の高いMRIゼリー法の所見は，T1強調画像における腟・子宮後壁と直腸前壁の間のhigh intensity構造（図106B）とT2強調画像における直腸前壁の鋸歯状の引きつれである（図106C）．Douglas窩深部内膜症における両者の陽性率はともに80％以上である．

### c．深部内膜症の腹腔鏡手術

　　Douglas窩深部内膜症は，腹腔鏡下にDouglas窩閉塞（complete cul-de sac obliteration：CCDSO）として診断される．問診や上記診断法により，Douglas窩深部内膜症が疑われた場合，患者背景に応じた十分なインフォームドコンセントをとって治療法を選択する．Douglas窩深部内膜症の症状は，月経困難を中心とする疼痛である．疼痛をコントロールするには，手術により

C. 子宮の手術

**図 105** 子宮内膜症に対する問診票

**図 106** MRIゼリー法によるダグラス窩深部内膜症の診断

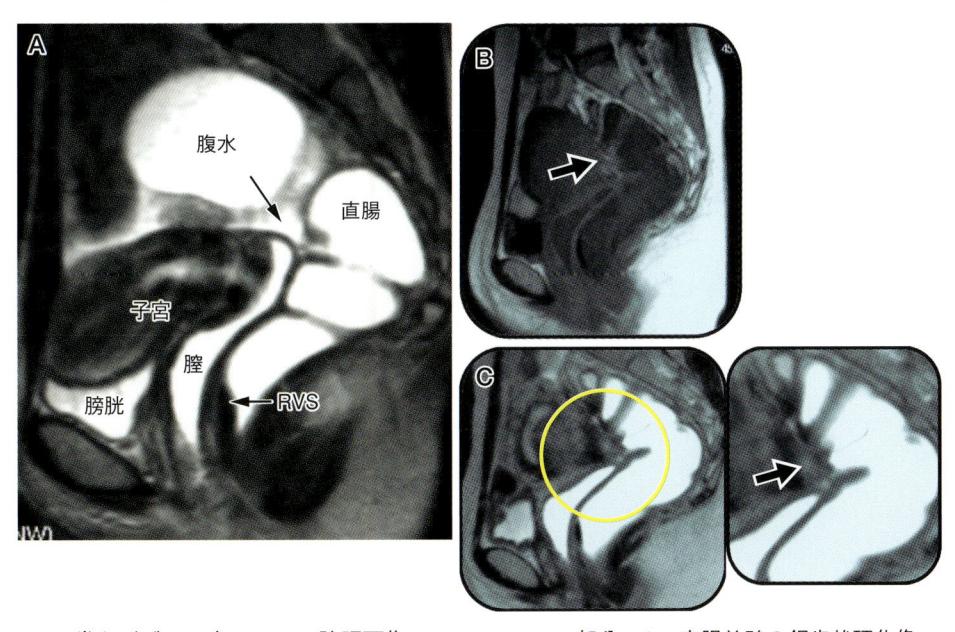

A. 正常なダグラス窩, B. T1強調画像の high intencity 部分, C. 直腸前壁の鋸歯状硬化像

CCDSOを開放して内膜症深部病変を除去する方法と低用量ピルなどによるホルモン療法により月経をコントロールする方法とがある．

## 1 深部内膜症の治療の選択肢

治療が長期間に及ぶ可能性のあるホルモン療法の代表は比較的廉価で副作用の少ない低用量ピルである．一相性の低用量ピルを用いて，月経量を減らし，さらに月経を停止または延長することにより，深部内膜症の症状を緩和することが可能である．

ピルは避妊薬であり，服用中は排卵が停止するため，挙児希望のある症例には不向きである．また，CCDSOが単独で存在することは少なく，卵巣チョコレート嚢胞を合併していることが多い．卵巣チョコレート嚢胞を合併するCCDSOに対する治療法のfirst choiceは腹腔鏡手術である．

## 2 腹腔鏡手術

### a）術前のインフォームドコンセント

Douglas窩深部病変の手術には，通常の腹腔鏡手術に伴う開腹移行や輸血などの一般的リスクの他に，直腸損傷および尿管損傷などの重篤なリスクが発生しうる．このリスクは術中のみでなく，術後の時間をおいてからの晩発性の発症もありうる．当科では，これらの重篤なリスクを回避するため細心の手術と術中検索，および術後管理を行うが，術前に予め十分なインフォームドコンセントを得ている．尿管損傷が生じた場合に尿管ステントの留置の可能性，直腸損傷が起こった場合には，人工肛門を増設する可能性についてまで説明し，文書による同意を得ている．

### b）術前処置

腟直腸診やMRIゼリー法でCCDSOが疑われる場合には，原則としてGnRHアゴニストの術前投与を3～6カ月間行う．手術前日の夕方と手術当日の朝には，グリセリン浣腸120m$l$を施行している．

## 3 腹腔鏡下手術手技

### a）Douglas窩の構造（図107）

Douglas窩は，両側の仙骨子宮靱帯に囲まれるcentral partと仙骨子宮靱帯の外側と卵巣固有靱帯-卵巣-卵巣提索の間にある左右のpelvic side wallに3分割される．

### b）術中診断

CCDSOの有無は，子宮マニピュレーターにより子宮を前屈にして，仙骨子宮靱帯の間の後腟円蓋の膨隆と直腸前壁の状態で診断する（図108）．仙骨子宮靱帯の間に後腟円蓋の膨隆が認められなければCCDSOと診断される（図109）．

### c）手術手技

卵巣チョコレート嚢胞などにより両側卵巣がいわゆるside wallのovarian fossaに癒着している場合には，鈍的または鋭的に剥離を行う．

#### （1）central partの剥離（図110）

ユテリンマニピュレーターで前屈位にした子宮後壁と第1助手の腸鉗子で後上方に牽引した直腸前壁の境界部のやや上方（子宮側）を針状モノポーラーで切開する（図110B）．剥離の目安は，切

C. 子宮の手術

図 107　ダグラス窩の解剖

A. ダグラス窩の前方は子宮後壁，後腟円蓋，後方は直腸前壁から構成される．直腸腟中隔は後腟円蓋の下方 1/3 に認められる．
B. ダグラス窩の側方は仙骨子宮靱帯の外側と卵巣固有靱帯–卵巣–卵巣提索に囲まれる pelvic side wall である．

図 108　CCDSO の診断・治療に必要な器具

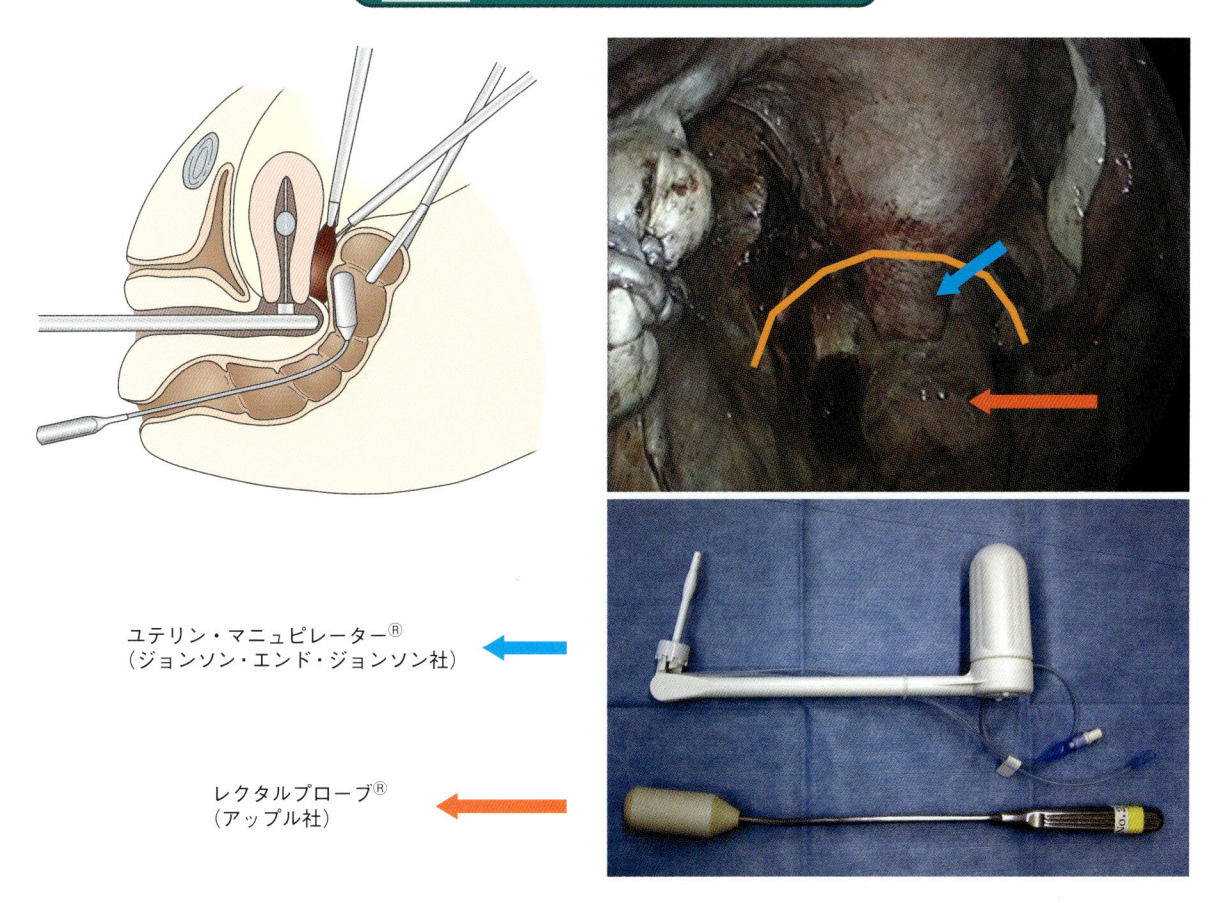

ユテリン・マニュピレーター®
（ジョンソン・エンド・ジョンソン社）

レクタルプローブ®
（アップル社）

117

§3 腹腔鏡手術の実際

**図 109　CCDSO の術中診断**

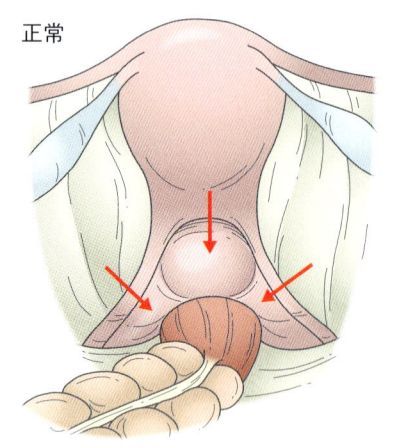

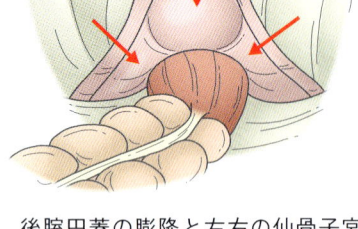

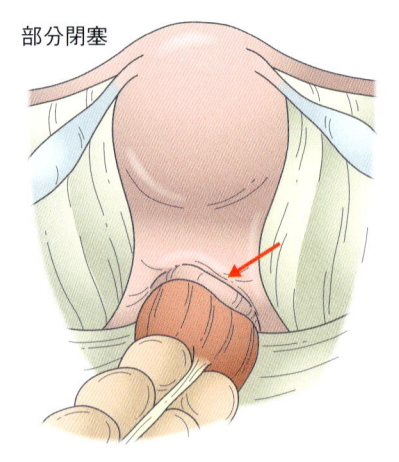

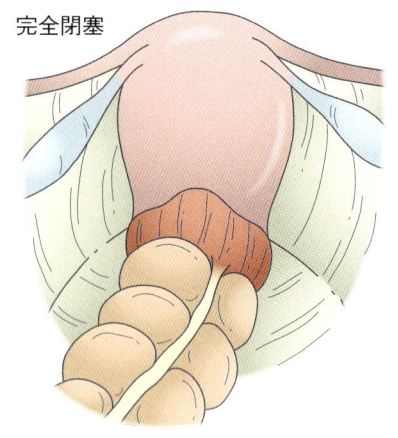

正常
後腟円蓋の膨隆と左右の仙骨子宮靱帯が明瞭に観察できる

部分閉塞
仙骨子宮靱帯の一部が観察できない

完全閉塞
後腟円蓋および左右の仙骨子宮靱帯が全く見えない

開により直腸壁の脂肪層が現れる面で切開することである．境界が明らかになれば，メリーランド鉗子の開閉やプローブプラスⅡによる鈍的な剥離を行い（図 110C），索状に残った組織はモノポーラーで切除する．pelvic side wall を剥離して，尿管の走行を明らかにするまでは，central part の剥離は中央部のみにとどめ，仙骨子宮靱帯を越えないようにする．癒着が後腟円蓋にまで及ぶ場合は，ユテリンマニピュレーターを約 60°の角度まで戻し，後腟円蓋と直腸前壁の剥離をデノビエ筋膜まで進める．剥離操作終了後（図 110D），視診またはプローブプラスⅡによる触診で確認した後腟円蓋および子宮後壁に残存する深部病変を，針状モノポーラーで切除する（図 110E）．剥離面からの出血点を針状モノポーラーで丹念に凝固する（40W，凝固モード）．CCDSO の剥離操作のポイントは直腸前壁に沿って Douglas 窩を開放し，平滑筋化生による深部病変を子宮・腟側に残すことである．これにより，深部病変を安全に摘出することができるとともに，子宮後壁からの出血を最小限に抑えることができる．剥離終了後，漿膜欠損部にフィブリン糊をスプレーする（図 110F）．

(2) pelvic side wall の剥離（図 111）

S 状結腸の癒着が認められたら，central part の剥離につづき，左卵巣提索と S 状結腸の生理的癒着を針状モノポーラーで剥離して，後腹膜腔に入る（図 111A）．プローブプラスⅡのシャフトで吸引しながら組織を展開して，左尿管を同定し，子宮動脈との交差部付近まで剥離する．左尿管と直腸側壁を十分に剥離し，尿管付近の深部病変を摘出する．助手の腸鉗子で直腸を左に圧排し，骨盤壁の右側の後腹膜を透見すると右総腸骨動脈の下方に右尿管が確認される．癒着が強い場合には，総腸骨動脈の前面で交叉する尿管をみつける．尿管を透見したら，左側と同様に子宮動脈との交叉部付近まで剥離して，深部病変を摘出する．CCDSO の剥離終了時の骨盤内の様子は，両側の尿管と S 状結腸から直腸までが完全に剥離された状態となる（図 111B）．

(3) 術終了時の留意点

子宮マニピュレーターを操作して後腟円蓋の緊張を解除しても出血が認められないことを確認する．CCDSO の剥離と深部病変の摘出に際してもっとも注意するのは，直腸と尿管の損傷である．

C. 子宮の手術

**図110** CCDSO開放術の手術手技

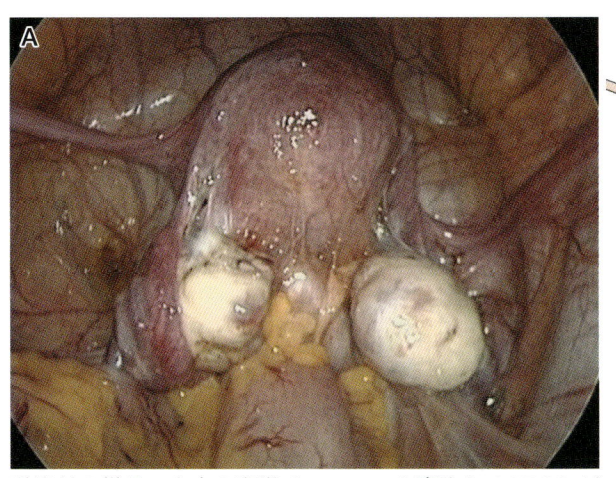

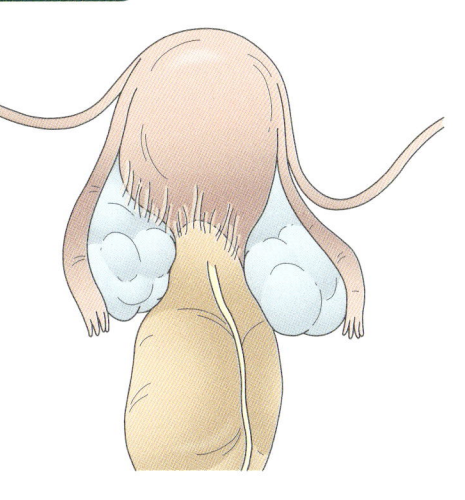

A 手術前の様子　左右の卵巣チョコレート嚢胞とCCDSOが認められる

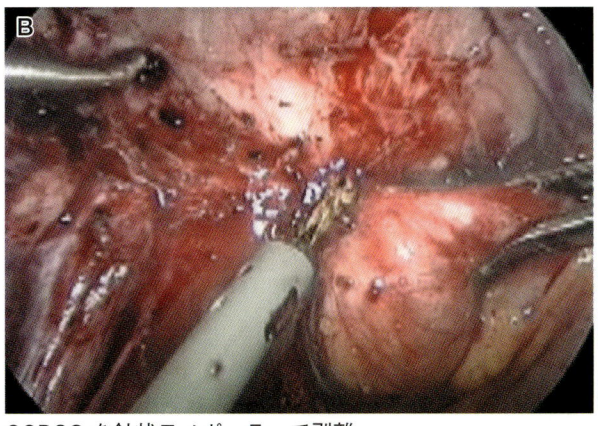

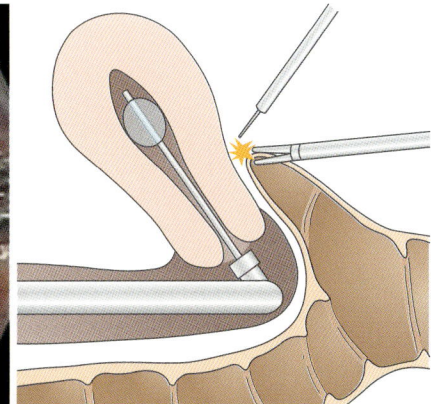

B CCDSOを針状モノポーラーで剥離

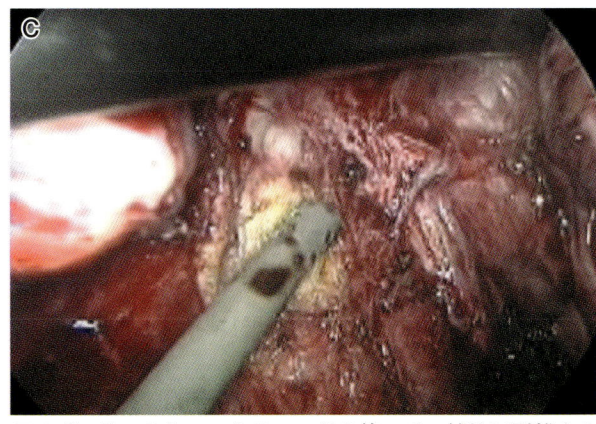

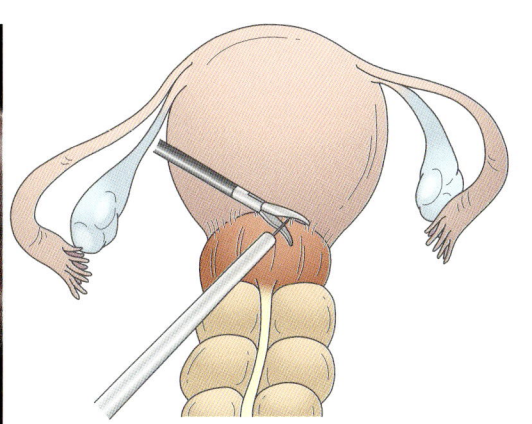

C モノポーラーのシャフトのエッジを使って，鈍的に剥離する

§3 腹腔鏡手術の実際

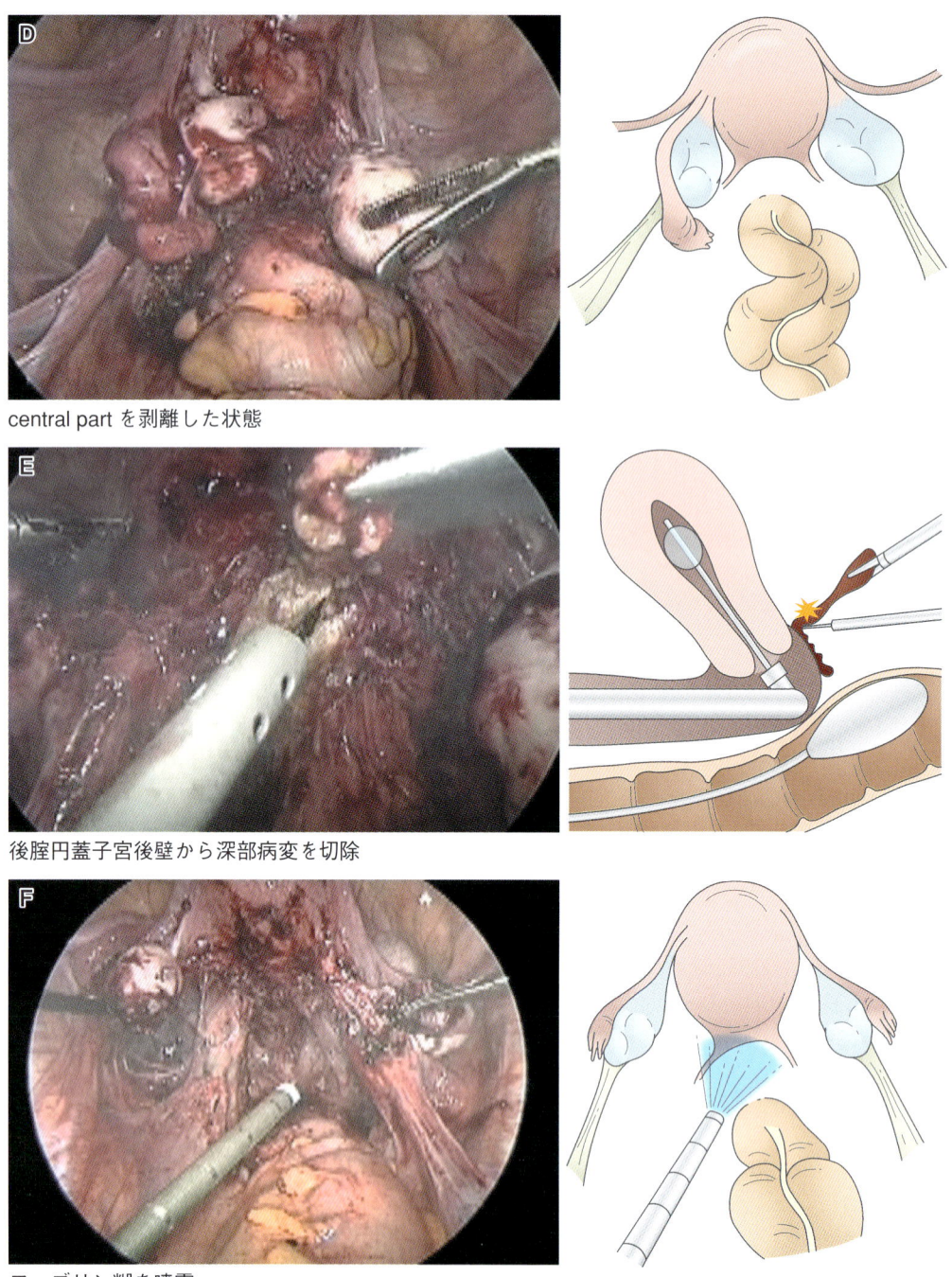

central part を剥離した状態

後腟円蓋子宮後壁から深部病変を切除

フィブリン糊を噴霧

## 図111　ダグラス窩深部内膜症の手術

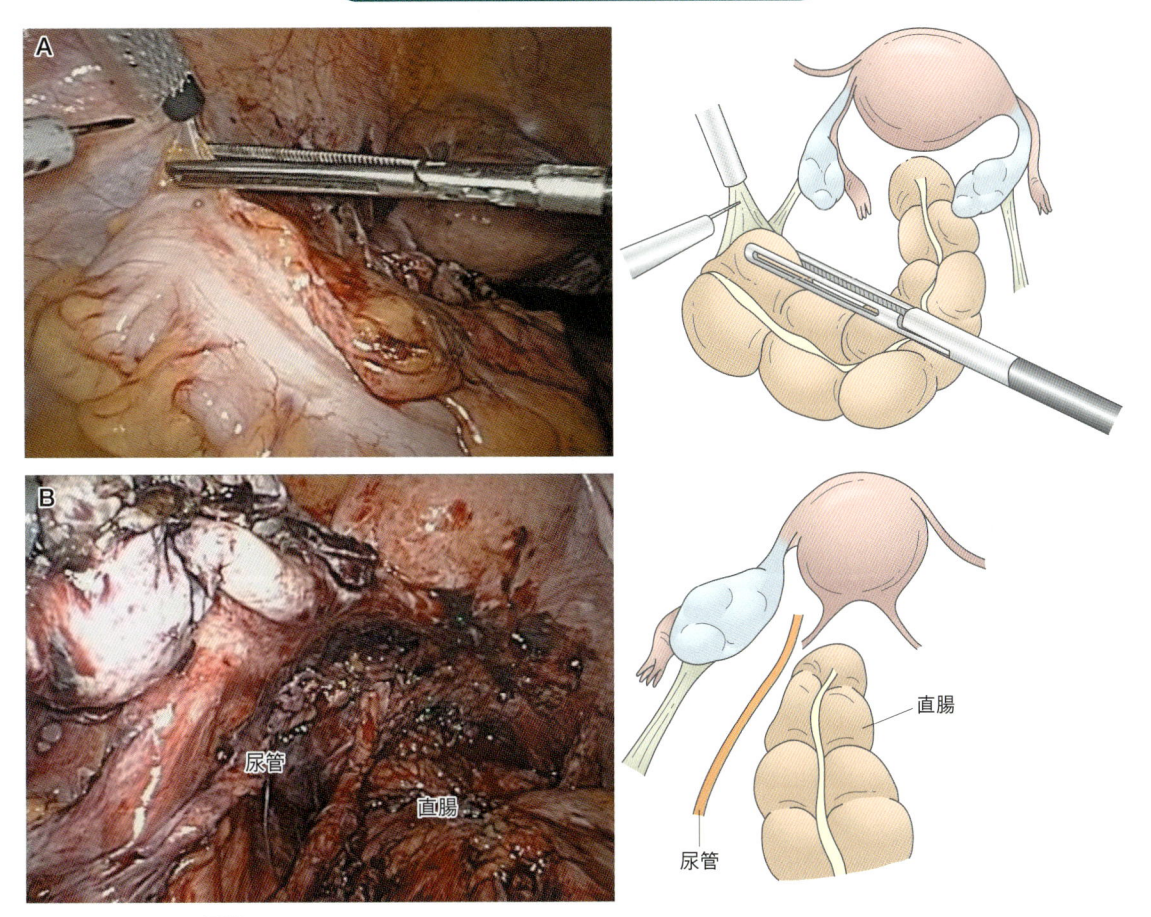

pelvic side wall の展開
A．S状結腸の生理的癒着部を剥離して，後腹膜腔に入る
B．後腹膜を展開し，尿管を子宮動脈との交叉部まで剥離し，直腸側腔を開放する．

　CCDSOは子宮後方の組織がDouglas窩の底部に引きつれて集束するため，閉塞部のすぐ側方には尿管，後方には直腸が存在する．尿管損傷は術中のみならず剥離部の炎症により尿管が引きつれ，術後時間が経過してから水腎症として発症する場合もある．直腸前壁に深部病変が存在する場合には，病巣摘出を強行すると直腸穿孔が発生することがある．術中に穿孔が確認された時には3/0吸収糸で粘膜・筋層と漿膜を2層に縫合する．Douglas窩の剥離を広範に行った症例では，インジゴカルミン5mlを静注して膀胱鏡で尿管を観察し，尿管孔からの排出を確認する（図112A）．さらに，骨盤内を生理食塩水で満たしてS状結腸を腸鉗子でクランプ後，20Fr.のネラトンチューブから200～300mlの空気を注入してリークテストを行う（図112B）．これらの検査で異常がなくても，水腎症や直腸穿孔が遷延性に発生することもあり，術後管理には細心の注意が必要である．
　剥離操作終了後，術後癒着防止のためベリプラストを剥離面に噴霧し，閉鎖式ドレーンをDouglas窩に留置する．

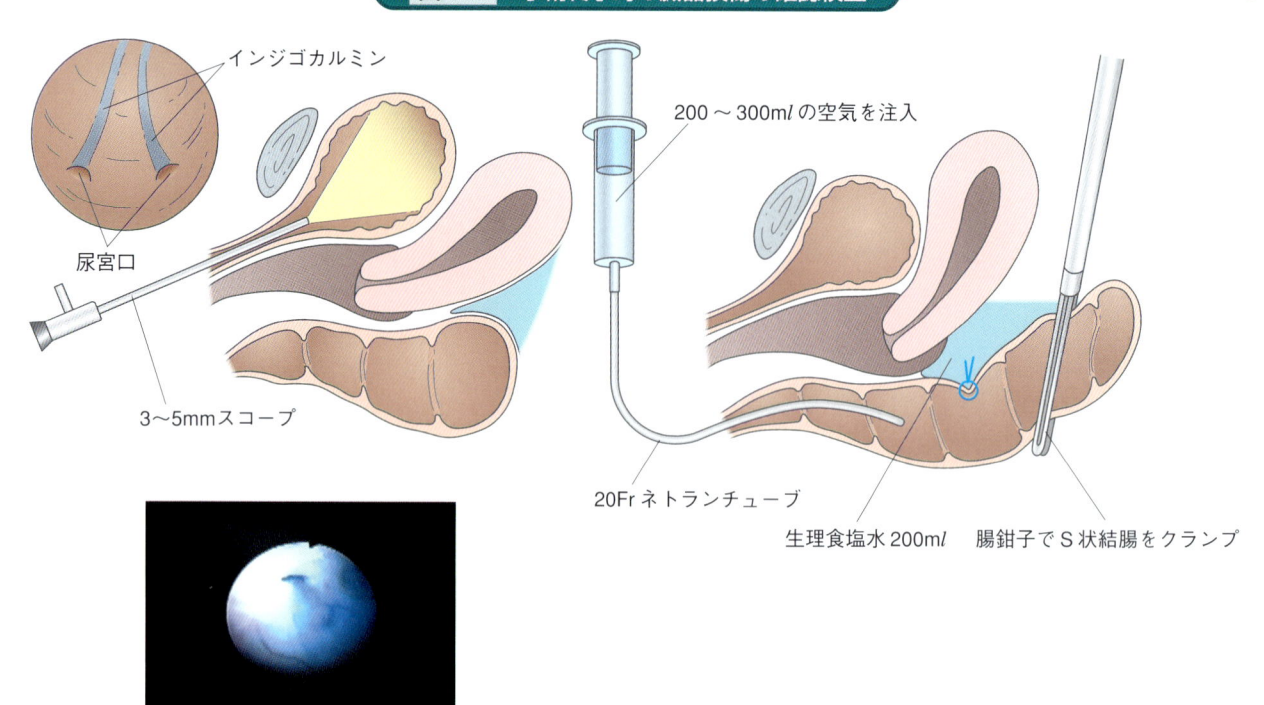

図 112　手術終了時の臓器損傷の確認検査

インジゴカルミン
尿宮口
3〜5mmスコープ
200〜300mlの空気を注入
20Frネトランチューブ
生理食塩水200ml
腸鉗子でS状結腸をクランプ

### d）術後管理

　Douglas窩深部内膜症に対する腹腔鏡手術の手術侵襲は様々である．広汎な癒着剥離を行った症例では厳重な術後管理が必要である．当科では，剥離面の大きさに応じて適宜，抗生剤の投与期間を延長したり，絶飲食期間を延長したりしている．直腸の剥離面の大きな症例では，ドレーンを抜去下後も1日おきに血算，CRPを測定し，炎症反応の増加が認められたらただちに腹部CTを施行する．また，pelvic side wallの剥離症例では退院時に必ず腎臓の超音波検査を行い，水腎症の有無をチェックする．

### e）手術成績

　Douglas窩深部内膜症（CCDSO開放術）に対する腹腔鏡手術の術後成績は，以下の通りである．不妊51例中18例（35.3%）に妊娠が成立した．2年間以上経過観察した61例における月経困難のvisual analog scaleの中央値は，術前の10が12カ月後には3，24カ月後には3と有意に低下していた．排便痛および性交痛の頻度は術前の42.5%，32.8%からそれぞれ12カ月後には1.8%，5.5%，24カ月後には6.7%，6.7%へと有意に減少していた．

## 5 結腸・直腸内膜症

### 1 症状

Douglas窩深部内膜症に特有な著しい月経時の疼痛に加え，月経時の粘液便や血便，便柱の狭小化などの症状により大腸内膜症の存在を疑う．

### 2 診断

#### a）内診・直腸診

併存するDouglas窩深部内膜症により，Douglas窩に硬結を触知し，子宮の可動性が不良である場合が多い．直腸の病巣が下方にあれば，直腸診で病巣を直接触知することもある．

#### b）画像診断

**（1）注腸造影（図113A）**

病巣部の外側からの圧迫像がみられ，進行するとapple core signに類似した狭窄像が認められ直腸癌との鑑別が必要であるが，通常，粘膜面は正常に保たれている．

**（2）大腸ファイバースコープ（図113B）**

病巣部の壁硬化像と粘膜面の発赤や腫脹が認められ，狭窄が進行するとスコープの通過が困難になる．内膜症の病巣部は粘膜下組織以下に存在するため，生検による診断は困難である場合が多い．

**（3）MRIゼリー法（図113C）**

Douglas窩深部内膜症の診断のためにわれわれが開発したMRI撮像法である．超音波ゼリーを腟に30～50ml，水道水で2倍に希釈した超音波ゼリー200～300mlを直腸内に注入して，MRIを撮像する．腟と直腸に注入された超音波ゼリーにより，Douglas窩を構成する後腟円蓋と直腸前壁の輪郭が明瞭に描出され，Douglas窩深部内膜症の診断が可能である．腸管内膜症の診断はさらに容易であり，病巣はS状結腸または直腸の陰影欠損として描出される．これは，漿膜側に発生した内膜症により腸管壁が引きつれ，さらに病巣周囲の平滑筋化生により腫大した病巣が腫瘤状に描出されたものである．MRIゼリー法のT2強調画像の矢状断により，病巣の部位診断が容易にできる（図114）．現時点ではRb以下に病巣が存在する場合は，腹腔鏡下低位前方切除の適応外であると考えている（図115）．

### 3 治療法

大腸内膜症の治療には，外科的な治療法と薬物療法がある．併存するDouglas窩深部内膜症を完全に剥離・除去した後に病巣の切除を行う低位前方切除術は，非常に困難な術式ではあるがほぼ根治が得られる治療法である．一方，病巣の位置が低く，低位前方切除が困難である症例や，手術のインフォームドコンセントが得られない症例に対してはホルモン療法が有効である．腹腔鏡手術の機器や手術手技の進歩により，大腸内膜症に対する手術療法の主流は開腹手術ではなく，腹腔鏡手術である．

## §3 腹腔鏡手術の実際

### 図113 結腸内膜症の画像診断所見

A. 注腸造影

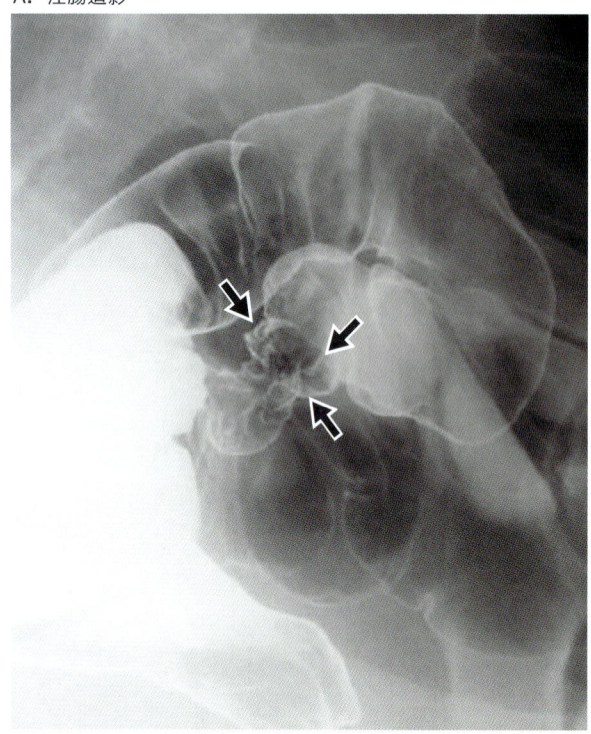

注腸造影では腸管の狭窄や壁の肥厚が認められる

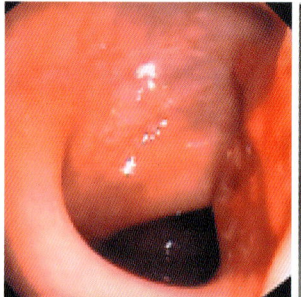

B. 大腸ファイバー

大腸ファイバーでは粘膜面の発赤やびらんが認められる

C. MRI T2強調画像（sagital）

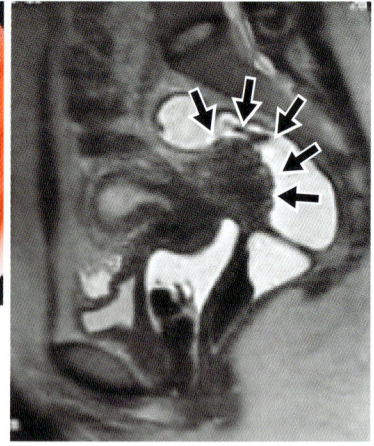

MRIゼリー法では，充実生の病巣が，周囲組織との位置関係も明瞭に認められる

### a）腹腔鏡手術（図116）

腹腔鏡手術の手順は，まず併存するDouglas窩深部内膜症の剥離および切除であり，この操作が完全に行われた後，腸管の授動・切除・吻合を行う．

#### (1) 術前準備

手術に先立ち手術のリスクとベネフィットに対する十分なインフォームドコンセントを行う．リスクのポイントは，子宮内膜症が漿膜外に浸潤性に進展する病巣であるため，低位前方切除後のリークや縫合不全などの合併症の頻度が通常の大腸癌の場合よりも高いこと，合併症が発生した場合には開腹や再開腹による人工肛門の留置の可能性があることなどである．ベネフィットとしては，手術によりほぼ完全な症状の改善と妊娠も可能であることである．

術前には，注腸造影に準じたコロンクリーニング（前日注腸食，ガスモチン3錠，マグコロール1包）を行う．麻酔は，気管内挿管全身麻酔，体位は砕石位で行う．切除する腸管が長い場合，下行結腸を脾弯曲部付近まで授動しなければならないので，患者の体を右下にローテートする必要があるため，患者の固定にマジックベッドを使用する．トロカールは臍部に11mm，上前腸骨棘の3cm内側の両側下腹部に5mm，臍部やや上方の前腋窩線上の両側上腹部に12mmと計5本のトロカールを刺入する．

#### (2) Douglas窩深部内膜症の剥離・除去

大腸内膜症では，S状結腸の高位にある場合を除き，通常病巣全体が骨盤壁からDouglas窩に強

C. 子宮の手術

### 図114　MRIゼリー法でみた直腸の区分

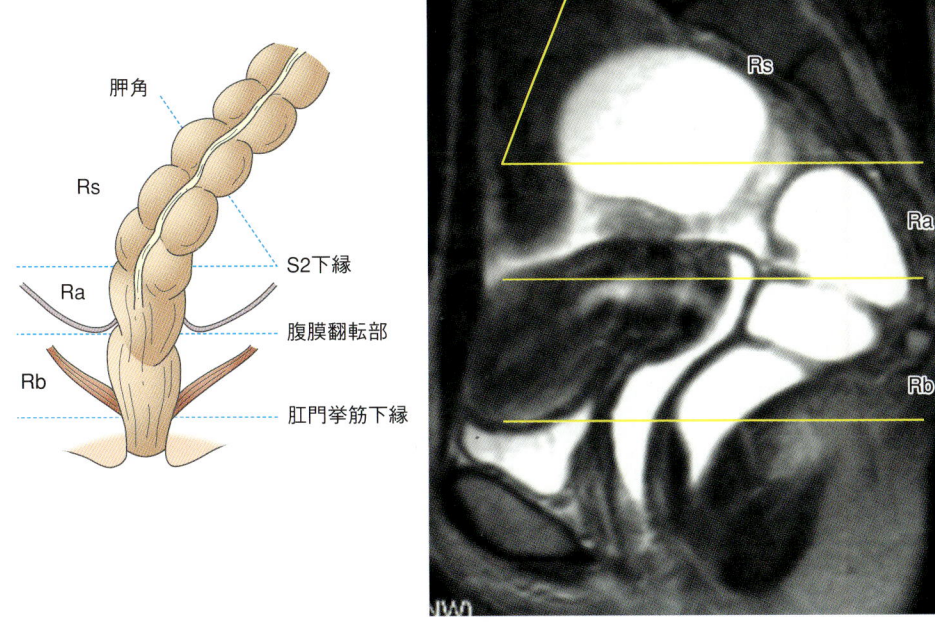

岬角
Rs
S2下縁
Ra
腹膜翻転部
Rb
肛門挙筋下縁

MRIゼリー法により腸管内膜症の病巣の高さが把握できる

### 図115　MRIゼリー法による腸管内膜症の存在部位の診断

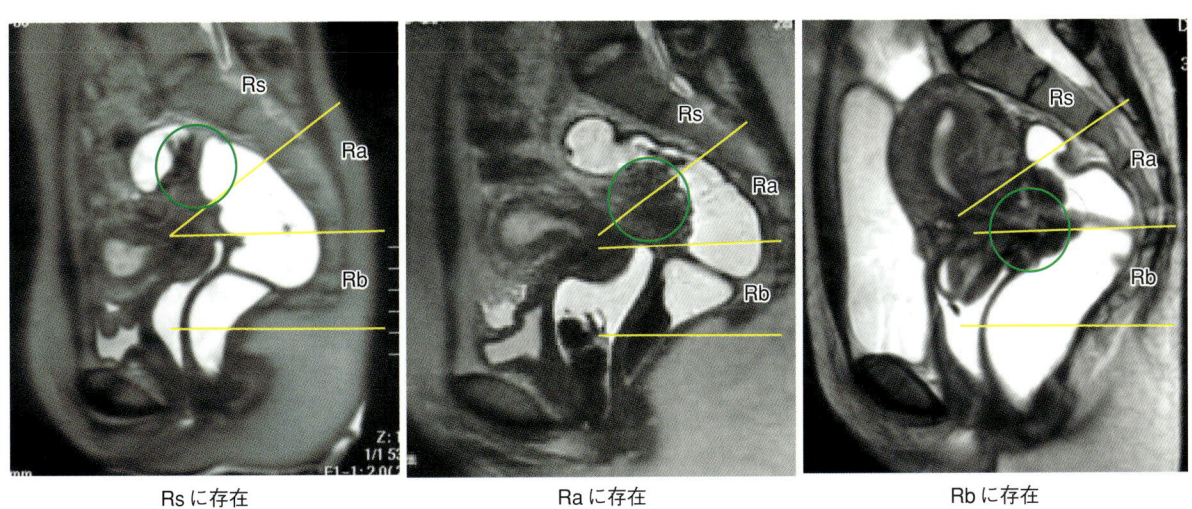

Rsに存在　　　　　　　　　Raに存在　　　　　　　　　Rbに存在
腹腔鏡下低位前方切除術可能　　　　　　　　　　　　　　手術困難

125

§3 腹腔鏡手術の実際

固に癒着している．低位前方切除を施行する前に，まずDouglas窩深部内膜症を処理しなければならない．前述した方法により，Douglas窩を開放する．

### (3) 腸管病巣の切除

　Douglas窩深部病変を剥離して直腸からS状結腸が完全にフリーになった状態で，腹腔鏡下低位前方切除を行う．S状結腸の授動は切除部位の長さに応じて行い，場合によっては下行結腸の脾弯曲部付近まで行う（図116A）．低位前方切除の方法は，S状結腸癌や直腸癌のときとほぼ同様であるが，リンパ節の郭清は必要ないため，下腸間膜動脈の根部からの処置は不要である．S状結腸を左によけ，右側の腸間膜をモノポーラーで切開して，直腸後方の結合織を剥離する（図116B）．腸間膜の血管を超音波メス（オートソニック®：タイコヘルスケア社）で止血しながら処理して，上直腸動脈をリガシュア・アトラスで切断し（図116C），病巣周囲を完全に剥離する．エンドGIA®（タイコヘルスケア社）で病巣の肛門側の腸管を切断する（図116D）．臍部のトロカール刺入部の創部を約4cm延長し，ウーンドリトラクターを装着する．切断した口側の腸管をウーンドリトラクターから体外に誘導し，病巣部分の口側にエンドGIAを装着して病巣を切除する（図116E）．病巣を切除した腸管内にアンビルを挿入し創縁を巾着縫合して，腸管を腹腔内に還納する．口側の

**図116　腸管内膜症摘出術の手術手技**

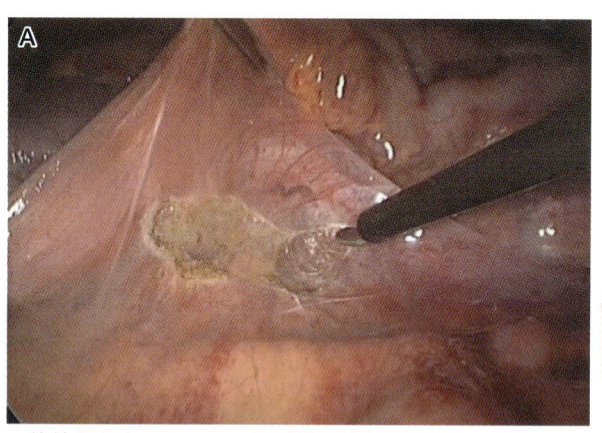

Ⓐ S状結腸を左によけて，腸間膜の右側をノモポーラーで切開する

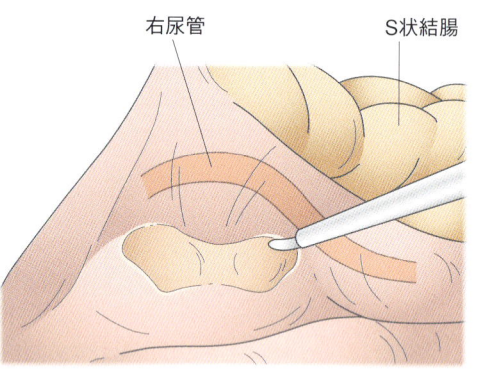

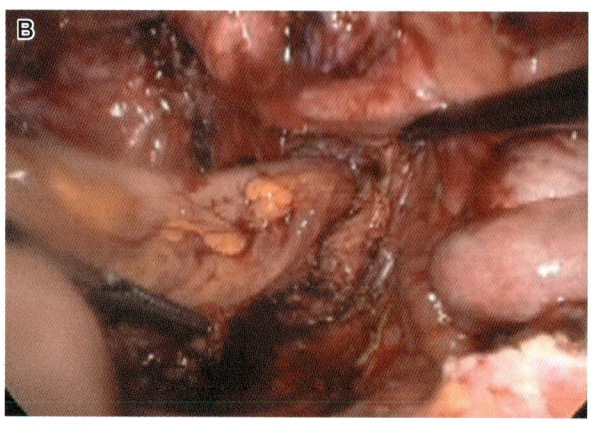

Ⓑ 下行結腸〜S状結腸までを授動する

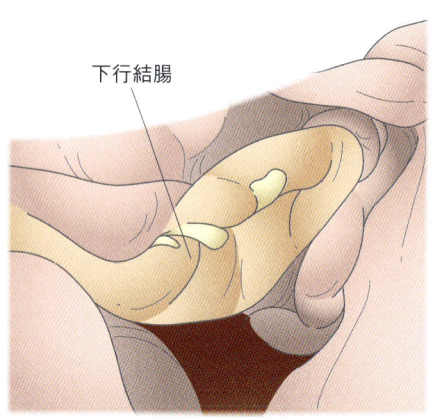

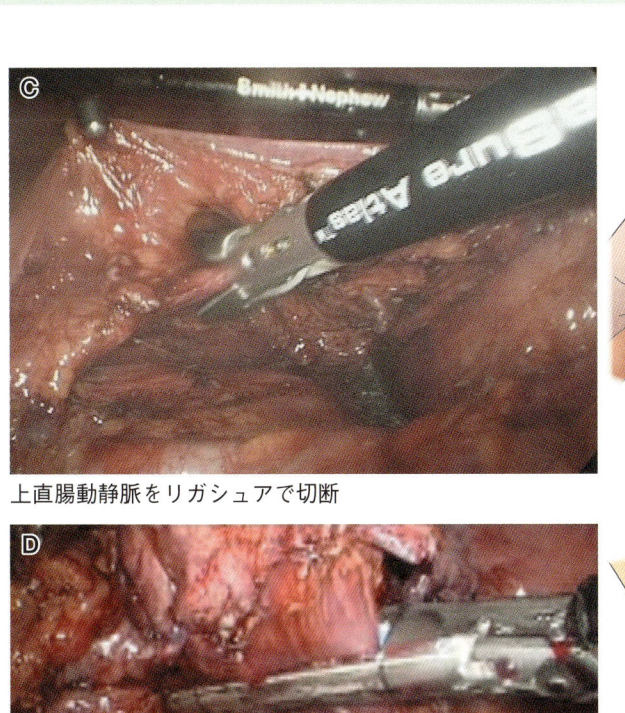

C. 子宮の手術

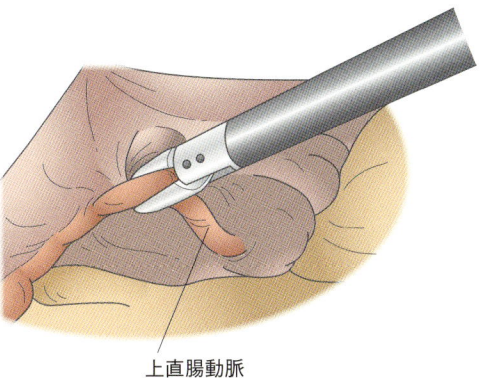

上直腸動静脈をリガシュアで切断

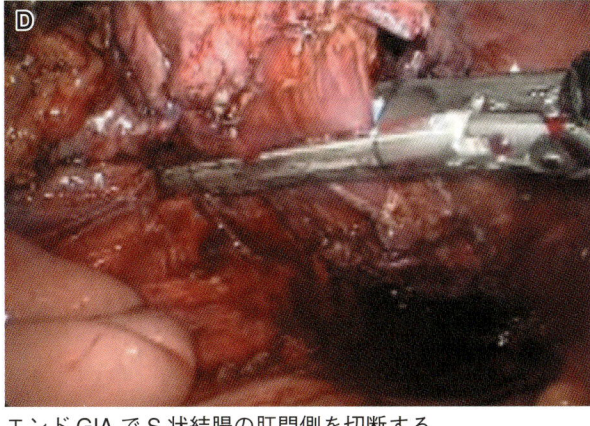

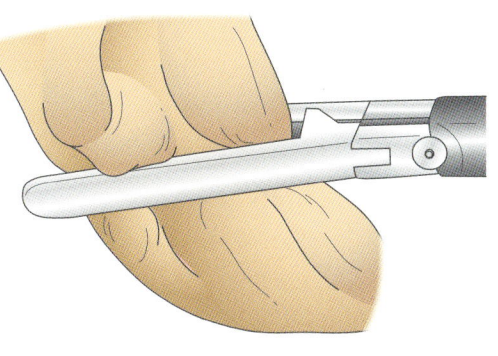

上直腸動脈

エンドGIAでS状結腸の肛門側を切断する

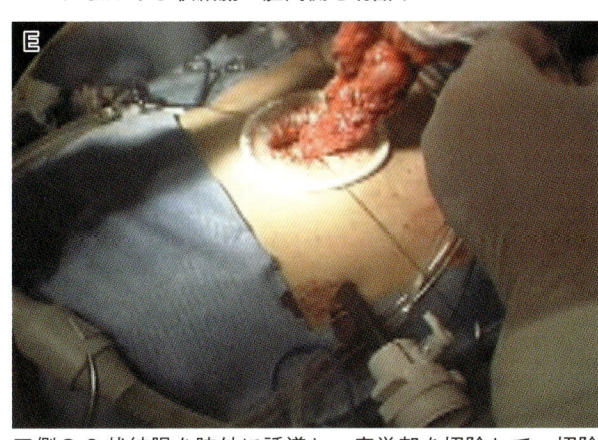

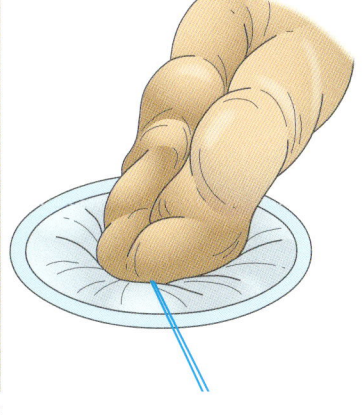

口側のS状結腸を腔外に誘導し，病巣部を切除して，切除端にアンビルを挿入する

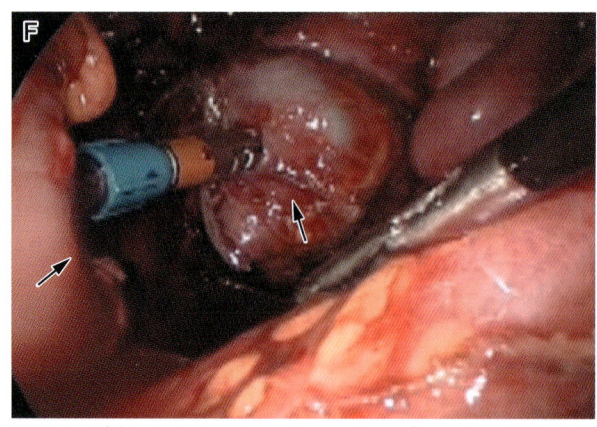

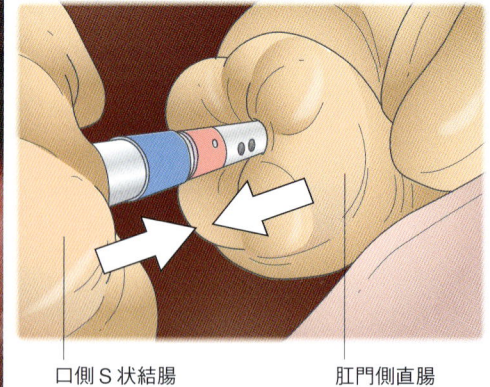

肛門から挿入したサーキュラーステープラとアンビルを腹腔内でドッキングさせて端々吻合する

口側S状結腸　　　肛門側直腸

腸間と肛門側の腸管が過度の緊張なく吻合できるように、必要に応じて下行結腸の授動を追加する。肛門からサーキュラーステープラ®（タイコヘルスケア社）を挿入し、腹腔内でアンビルと合体させ腸管の端々吻合を行う（図116F）。縫合部を確認して、腹腔内を2～3lの生理食塩水で洗浄する。Douglas窩には、閉鎖式持続吸引式のドレーンを留置して、手術を終了する。

### b）術後管理

ドレーンは術後2日目に抜去する。食事は術後3日目から流動3食変で開始し、問題がなければ術後7～10日目に退院となる。この間、隔日に血算とCRPを測定する。

### c）手術成績

当科ではこれまで11例の直腸またはS状結腸内膜症の腹腔鏡下低位前方切除術を施行した。手術を完遂し得た10例では、術中・術後の合併症を認めなかった。病変がRbに存在した1例では、直腸前壁と腟壁の剥離が困難で肛門側に十分なマージンを残すことができず途中で手術を断念し、低用量ピルによるホルモン療法を行っている。

すべての症例において、月経時の排便痛や血便などの消化器症状および激烈な月経困難症が著明に改善した。

C. 子宮の手術

## 6 膀胱子宮内膜症

### 1 症状

膀胱壁に子宮内膜症が発生する疾患であり，月経時の排尿痛や血尿が特徴的な症状である．

### 2 診断（図117）

経腟超音波検査やMRIで容易に診断できる．膀胱子宮内膜症の画像診断のためには，膀胱がある程度充満していることが必要である．排尿後に施行する通常の経腟超音波検査では，発見しにくいので注意する．膀胱頂部付近に，経腟超音波検査では膀胱内に突出する hypo echoic な腫瘤（図117A），MRIではT1，T2ともに low intensity な腫瘤（図117B）として描出される．

膀胱鏡では，膀胱粘膜に突出する腫瘤として観察されるが，粘膜面は正常である（図117C）．膀胱内膜症は，膀胱三角部の上方に存在し，尿管口を巻き込むことはまれである．

**図117 膀胱子宮内膜症の画像診断**

A. 経腟超音波断層法

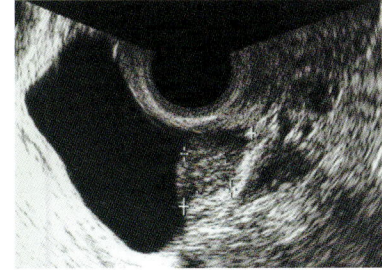

膀胱内腔に突出する hypo echoic mass

B. MRI
MRI T2 強調画像（sagital）

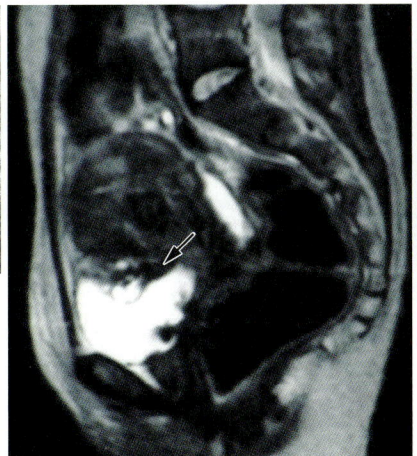

C. 膀胱鏡

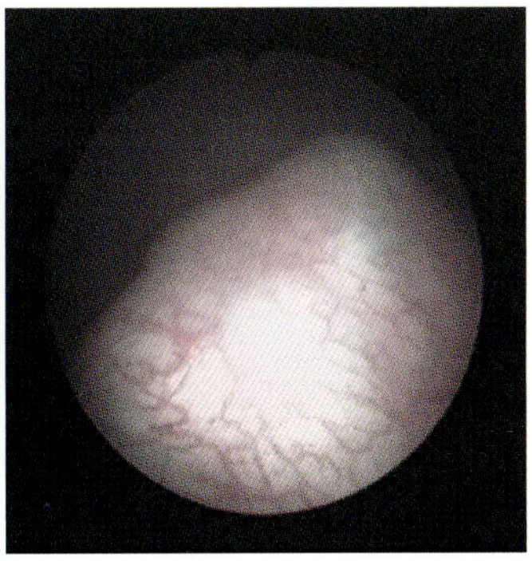

表面が正常な粘膜で覆われている腫瘤

MRI T2 強調画像（axial）

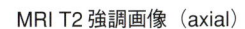

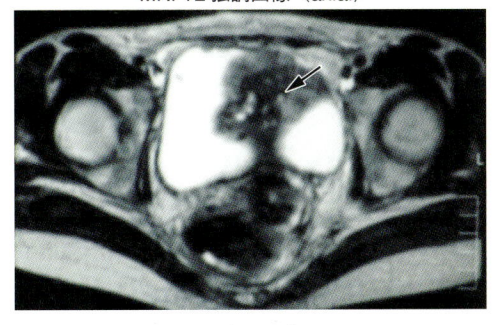

T1，T2 強調画像で low intensity な mass

### 3 手術手技（図118）

　ユテリンマニピュレーターで子宮を後屈にして，子宮を頭側に挙上し，膀胱子宮窩を展開する（図118A）．膀胱子宮窩が癒着していれば，針状モノポーラーとメリーランド鉗子で剥離する．膀胱子宮窩に癒着がない場合には，膀胱子宮窩の腹膜を切開して，膀胱を十分に剥離する．腫瘤を牽引するために膀胱内膜症の腫瘤に0吸収糸でZ縫合を行う（図118B）．次いで，腹腔鏡観察下に膀胱鏡を施行して，腫瘤の部位を確認する（図119）．膀胱内に約100mlの生理食塩水を注入し，膀胱鏡で尿管口を観察し，腫瘤にかけた糸を牽引しながら（図118C），腫瘤の辺縁を針状モノポーラーで膀胱粘膜にいたるまで切開する（図118D）．膀胱内の尿管口をみながら，腫瘤の摘出を行う．2/0吸収糸で膀胱粘膜を連続縫合し，次いで膀胱筋層をインターロック縫合しつつ最後に，2/0吸収糸で腹膜を連続縫合する．縫合終了後，膀胱内に生理食塩水150mlを注入し，膀胱鏡で縫

**図118　膀胱内膜症摘出術の手術手技**

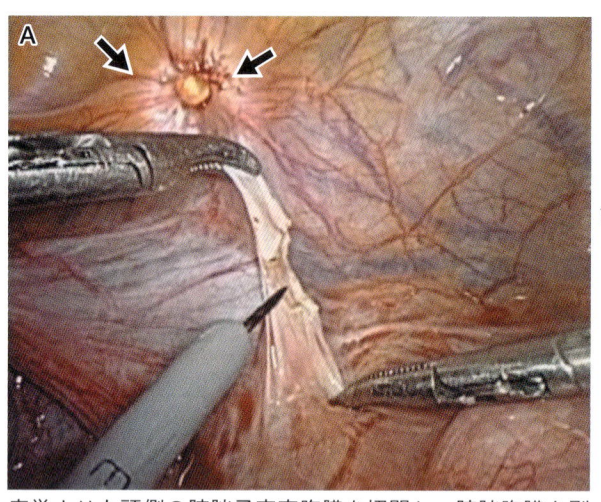

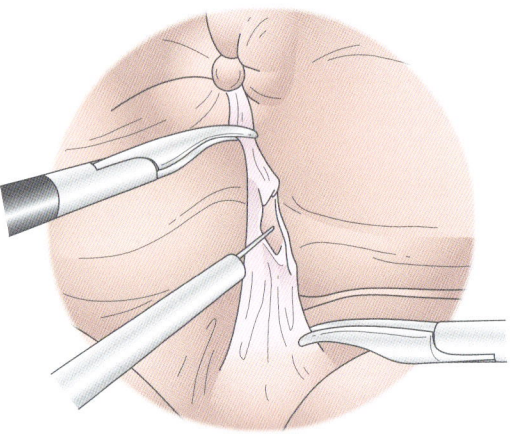

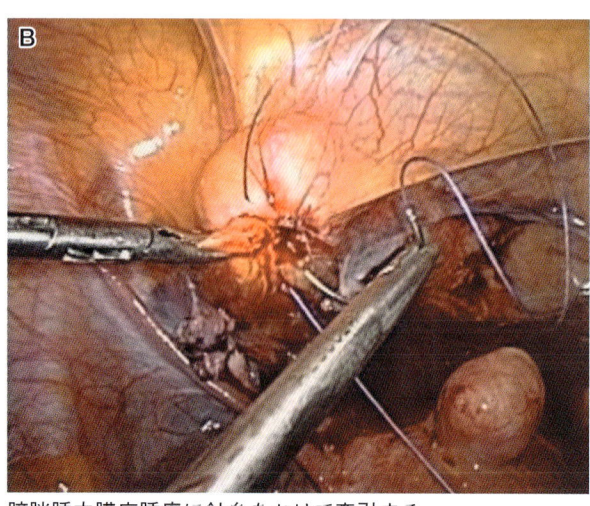

A　病巣よりも頭側の膀胱子宮窩腹膜を切開し，膀胱腹膜を剥離する

B　膀胱内膜症腫瘤に針糸をかけて牽引する

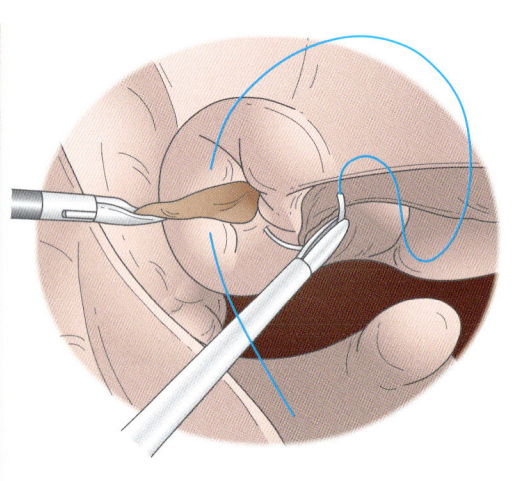

C. 子宮の手術

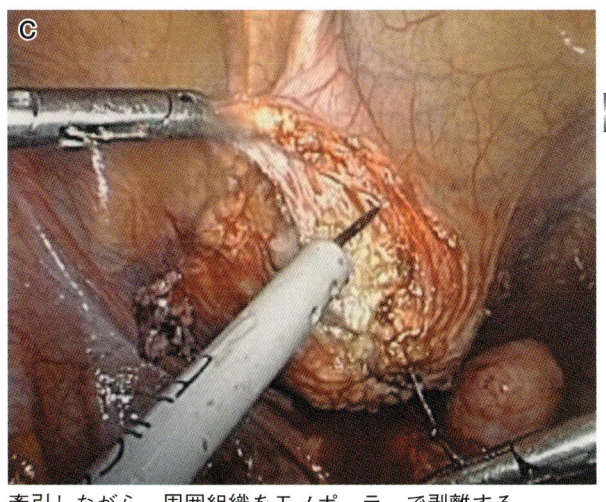

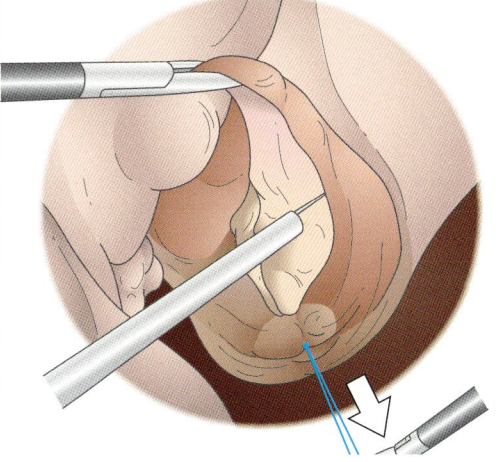

牽引しながら，周囲組織をモノポーラーで剥離する

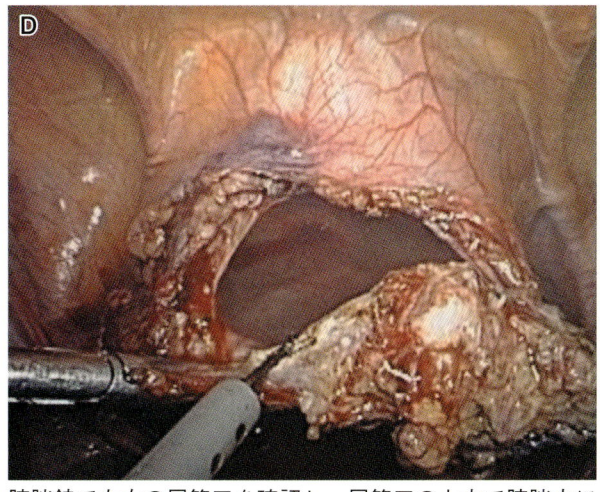

膀胱鏡で左右の尿管口を確認し，尿管口の上方で膀胱内に切開を加え，腫瘤を膀胱全層にわたってモノポーラーで切除する

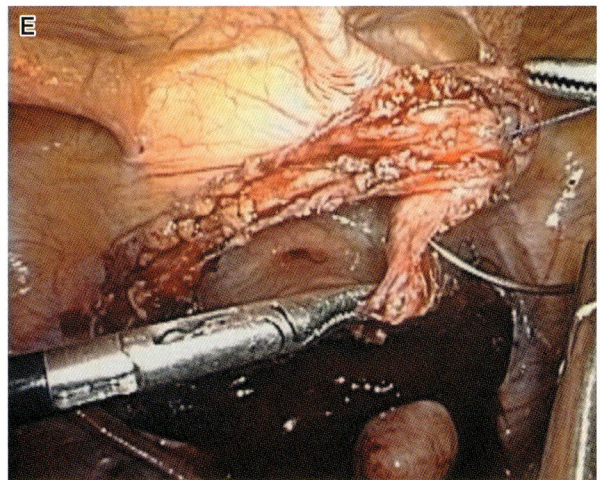

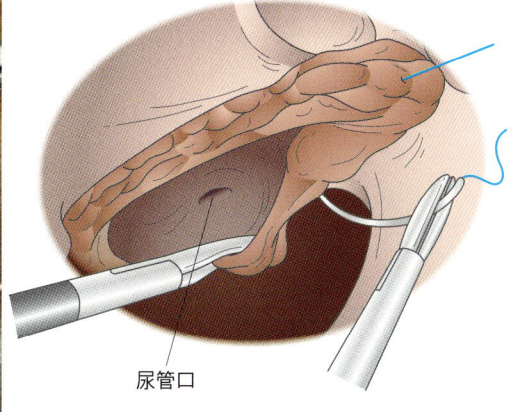

尿管口

膀胱内

膀胱粘膜面を1層に連続縫合し，筋層も1層に連続縫合する

尿管口

§3 腹腔鏡手術の実際

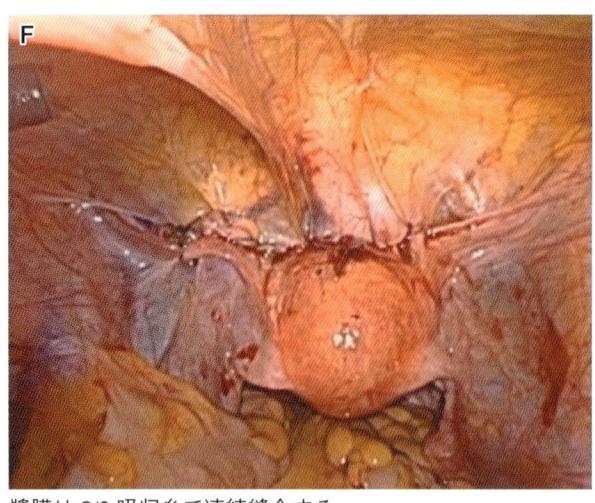

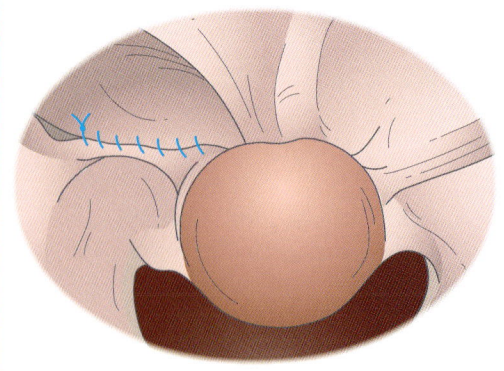

漿膜は 2/0 吸収糸で連続縫合する

### 図 119　手術のポイント

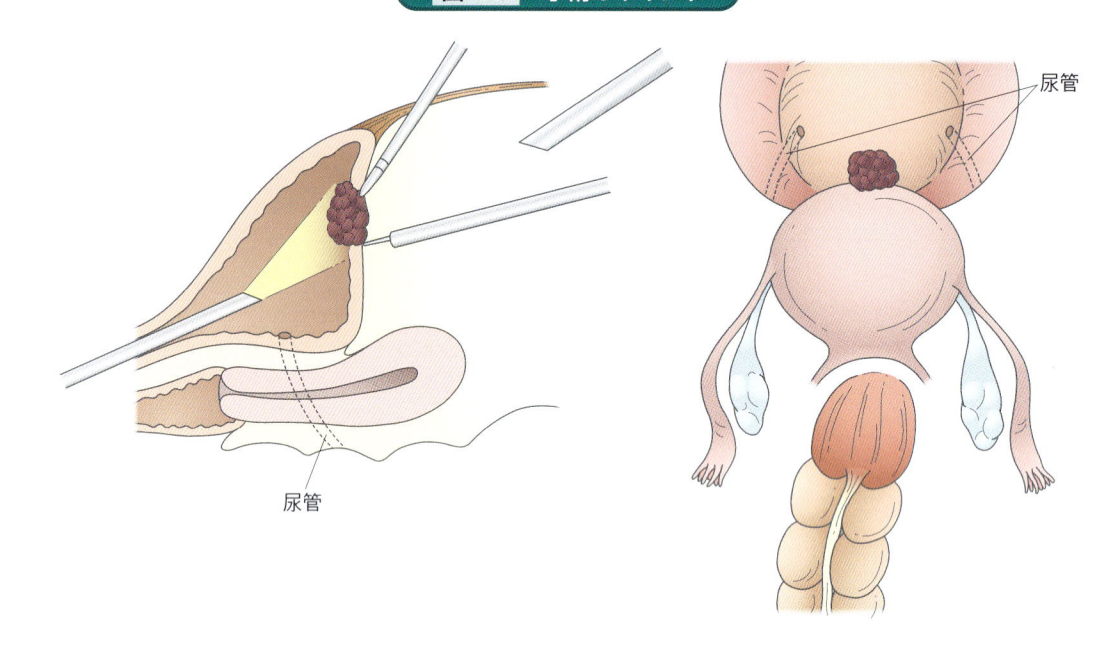

尿管

尿管

合部を確認する（図 118F）．腹腔鏡下に生理食塩水のリークがなければ手術を終了する．膀胱カテーテルは，術後 4 日目に抜去する．

> 術中に膀胱鏡で腫瘤の状態と尿管口との位置関係を確認すること．膀胱鏡の誘導下に腫瘤辺縁を膀胱粘膜まで切開して，尿管口を確認しながら腫瘤を切除することがポイントである．

# D. その他の疾患に対する腹腔鏡手術

## 1 子宮奇形

子宮奇形には様々なタイプがあり，AFS分類では7型に分類されている（図120）が，腹腔鏡手術の適応になるのは閉塞性子宮奇形と腟閉鎖の症例である．

### a．閉塞性子宮奇形

#### 1 診断

子宮奇形の診断には，経腟超音波検査，MRIが有用であるが，腟斜中隔などで月経の排出路を検索するには，月経時の視診が有効である．

閉塞性子宮奇形では，月経血の排出障害のため初経の時から月経に一致して下腹部痛（モリミナ）を訴える場合が多い．また，完全閉塞ではなく，ピンホール状の小孔を有する場合には，出血がダラダラ続く遷延性の月経を呈することがある．

経腟または経腹超音波検査で子宮の形状の概要を把握したら，MRIを施行する．MRIではsagital, axial, coronalと3方向のT2強調画像およびaxialのT1強調画像を撮像する（図121A）．

**図120　子宮奇形のAFS分類**

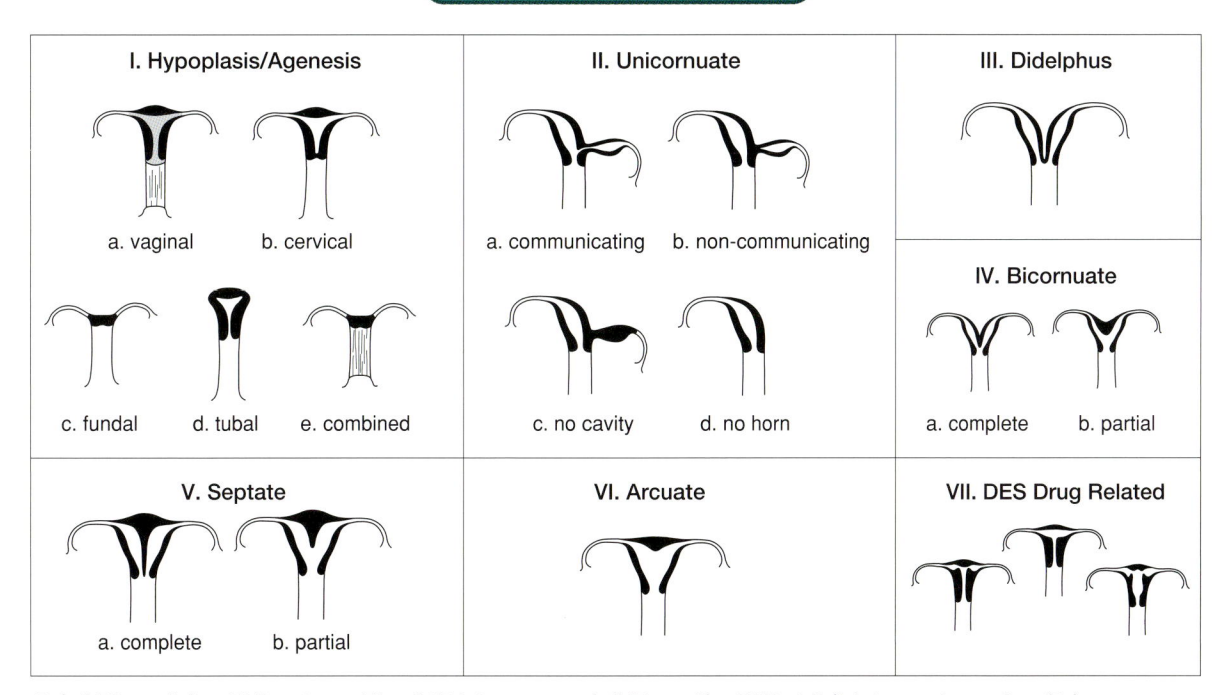

| I. Hypoplasis/Agenesis | II. Unicornuate | III. Didelphus |
| a. vaginal　b. cervical | a. communicating　b. non-communicating | |
| c. fundal　d. tubal　e. combined | c. no cavity　d. no horn | IV. Bicornuate  a. complete　b. partial |
| V. Septate  a. complete　b. partial | VI. Arcuate | VII. DES Drug Related |

子宮奇形は，体部の形状により7型に分類されている．本分類には腟の形状が考慮されていないことに留意．

§3 腹腔鏡手術の実際

**図121　子宮奇形の画像診断**

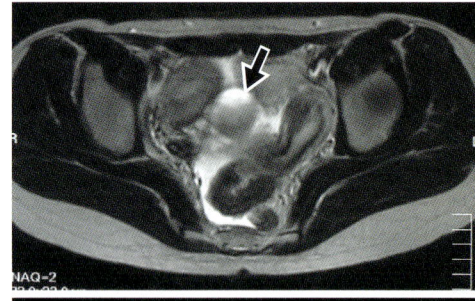

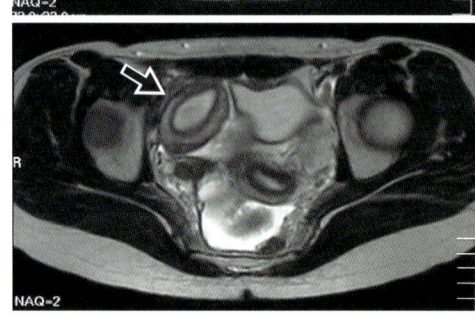

A. MRI T2
B. Three-dimensional CT

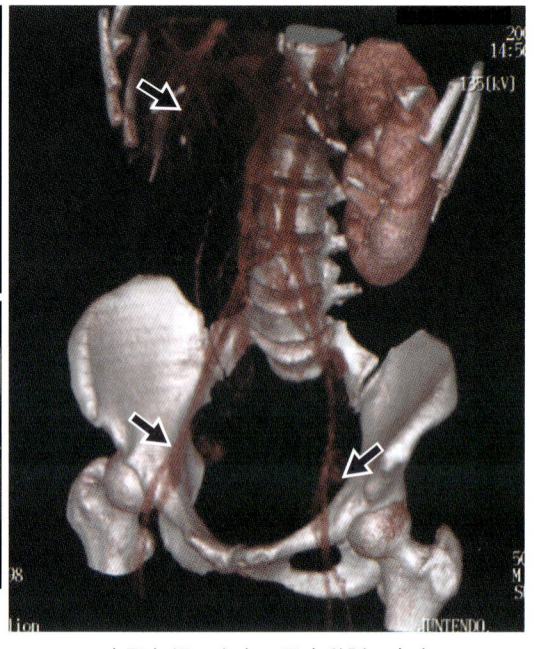

A. 右卵巣チョコレート嚢胞，右子宮角の留血腫　　B. 右腎欠損，左右の子宮動脈の存在

子宮体部と子宮頸部の位置関係や状況を確認するのにcoronal像は不可欠である．子宮動脈の走行と腎臓の有無を確認するには，3D-CTが有用である（図121B）．

## 2 手術適応（図122）

一般に，子宮頸部が存在すれば閉塞側の子宮の温存は可能であり（図122A），腟中隔の開窓術などが施行される．子宮頸部を欠損するタイプの子宮奇形では（図122B），通常子宮温存は不可能であり，閉塞側の子宮角摘出術が施行される．

## 3 手術手技（図123）

### a）子宮頸部欠損がない場合

この様式の子宮奇形の大部分が患側の腟欠損または斜中隔にいずれかである．このタイプの子宮奇形では，ほとんどの場合患側の腎臓を欠損する．腟と子宮頸管または斜中隔の開窓術を腟式に施行する．十分に切除した腟の辺縁は2/0吸収糸を用いてインターロック縫合で縢る．開窓時に切除した中隔の閉塞面が重層扁平上皮であれば斜中隔，円柱上皮であればWunderlich症候群である．閉塞面の上皮細胞は剥離している場合も多く，組織学的診断が困難であることも少なくない．閉塞性子宮奇形では，逆流する月経血の増加により高率に骨盤子宮内膜症を合併する．このため，当科では腟式開窓術を行う場合，必ず腹腔鏡を併用している．

### b）子宮頸部欠損を伴う場合

子宮頸部欠損を伴う場合，腟と体部の接合は困難であり，閉塞側の子宮角を摘出する．子宮角の摘出を行う場合，子宮全摘術と同様にまず後腹膜腔に入り，尿管の有無を確認した後，尿管が存在

D. その他の疾患に対する腹腔鏡手術

### 図122　子宮奇形の手術適応

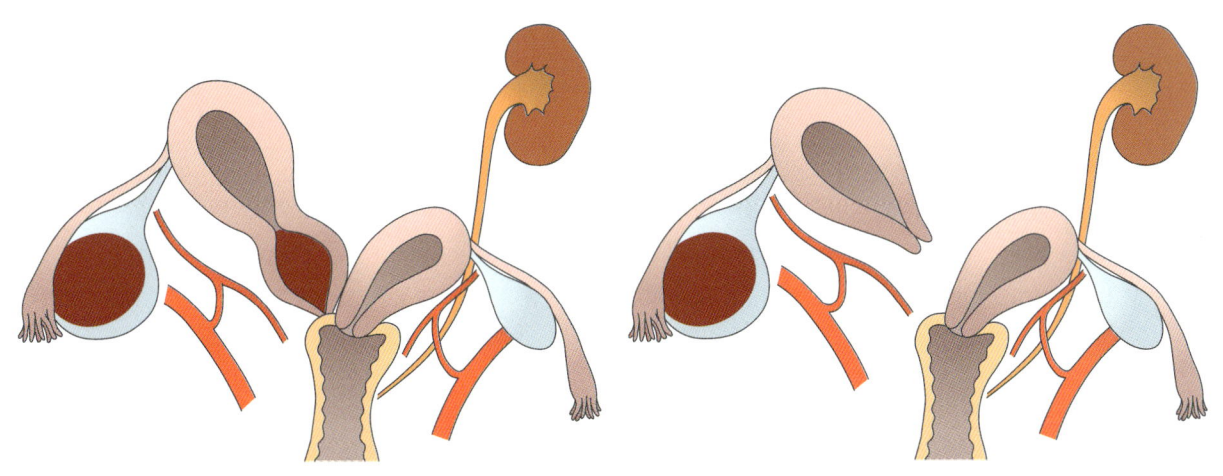

A. 子宮頸部欠損がない場合は腟閉鎖の開窓術を行う．

B. 子宮頸部欠損がある場合は片側子宮角の摘出術を行う

### 図123　子宮角摘出術の手術手技

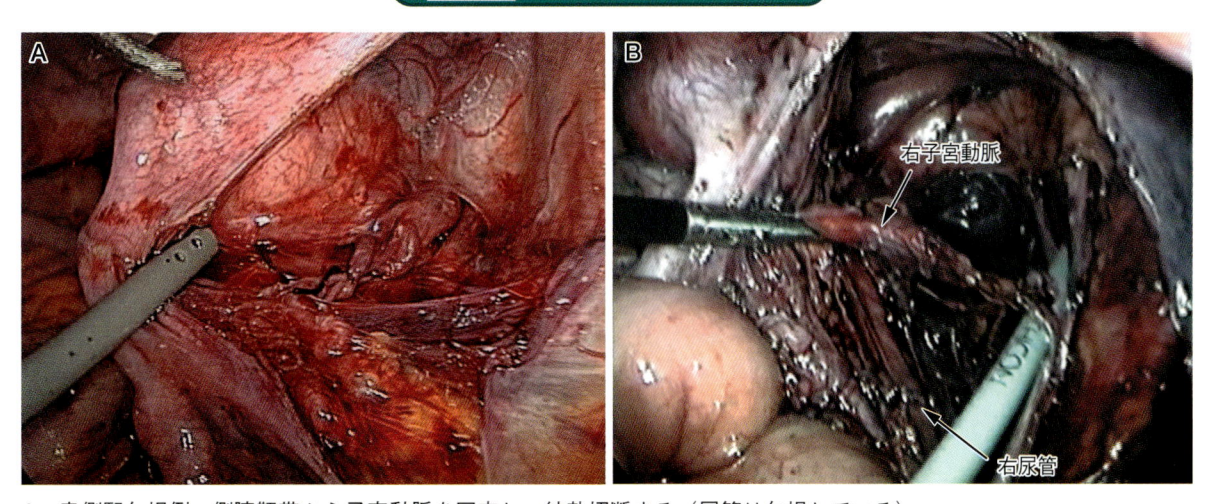

A. 患側腎欠損例，側臍靱帯から子宮動脈を同定し，結紮切断する（尿管は欠損している）
B. 右尿管を剝離し，交差する右子宮動脈を同定して，結紮切断する

すれば後方アプローチにより，尿管がなければ前方アプローチによって子宮動脈を結紮する（図123B）．その後リガシュアを用いて，卵巣固有靱帯，卵管，子宮円靱帯を切断する．子宮角を把持・挙上することにより，広間膜および体部の結合式を切開剝離して，子宮角摘出術が可能である．後腹膜は2/0吸収糸で連続縫合する．

摘出した子宮角は，組織学的検索に供するため，分割せずに腟から回収する．

表3 造腟術の歴史

| 1817年 | Depytren | 開窓法 |
| --- | --- | --- |
| 1907年 | Baldwin | 小腸 |
| 1914年 | Ruge | 結腸 |
| 1934年 | Brindeau | 卵膜 |
| 1937年 | McIndoue | 皮膚 |
| 1938年 | Frank | 能動的圧伸法* |
| 1938年 | Wharton | 肉芽法 |
| 1965年 | Vechietti | 鋼線牽引法* |
| 1969年 | Davydov | 骨盤腹膜 |
| 1981年 | Ingram | 受動的圧伸法* |

＊物理的圧迫により，腟粘膜の伸展を促す方法

## b．先天性腟閉鎖症（Mayor-Rokitansky-Kuster-Hauser症候群）

　本症は，女性の約5,000例に1例の確率で発症する比較的まれな子宮奇形である．通常，腟のみではなく機能性子宮をも欠如するため無月経であり，モリミナ症状を呈しない．機能性子宮を欠如するため，妊孕能の回復は困難であり，現状では造腟術のみが行われる．

　MRKH症候群に対する造腟術は，種々報告されており（表3），代表的なものを以下に列挙する．

### a）Frank法

　外陰部の腟部を物理的に圧迫することにより，腟粘膜を進展させ腟管を形成する．本邦では，ヘガール頸管拡張器などを用いて圧迫することが多いが，欧米ではサドル状の器具に跨って腟を圧迫するのが一般的である（Ingram法）．腟形成までに時間を要するが，最も侵襲の小さな方法である．

### b）Wharton法

　外陰部に十字切開を加えて直腸と膀胱の間を剥離し，プロテーゼを挿入して周囲に自然に腟粘膜が発生してくるのを待つ．

### c）McIndoe法

　Warton法と同じであるが，大腿または臀部から採取した皮膚で覆ったプロテーゼを腟内に挿入する．皮膚の代わりにインターシードや豚の人工真皮を使用する変法もある．

### d）Davydov法

　腟粘膜を腹腔から押し込んだ腹膜で代用する方法で，腟の上端の腹膜は縫合閉鎖する．

### e）Ruge法

　腸間膜をつけた状態で切断したS状結腸を腟に用いる方法．腟に接合するS状結腸が肛門側の場合をRuge法，反転して口側を接合する場合を秦変法という．

### f）Vecchietti法

　糸を通した小球を腟にあてて，その糸を膀胱と直腸の間を経由して両下腹部から牽引する方法．

　MRKH症候群では，パートナーがいて，初診時に自然に腟管が形成されている症例を経験することがある．これは，パートナーとの性行為により，啄木鳥が木に穴を穿つごとく，自然に腟管が

D. その他の疾患に対する腹腔鏡手術

**図 124　Davydov 法**

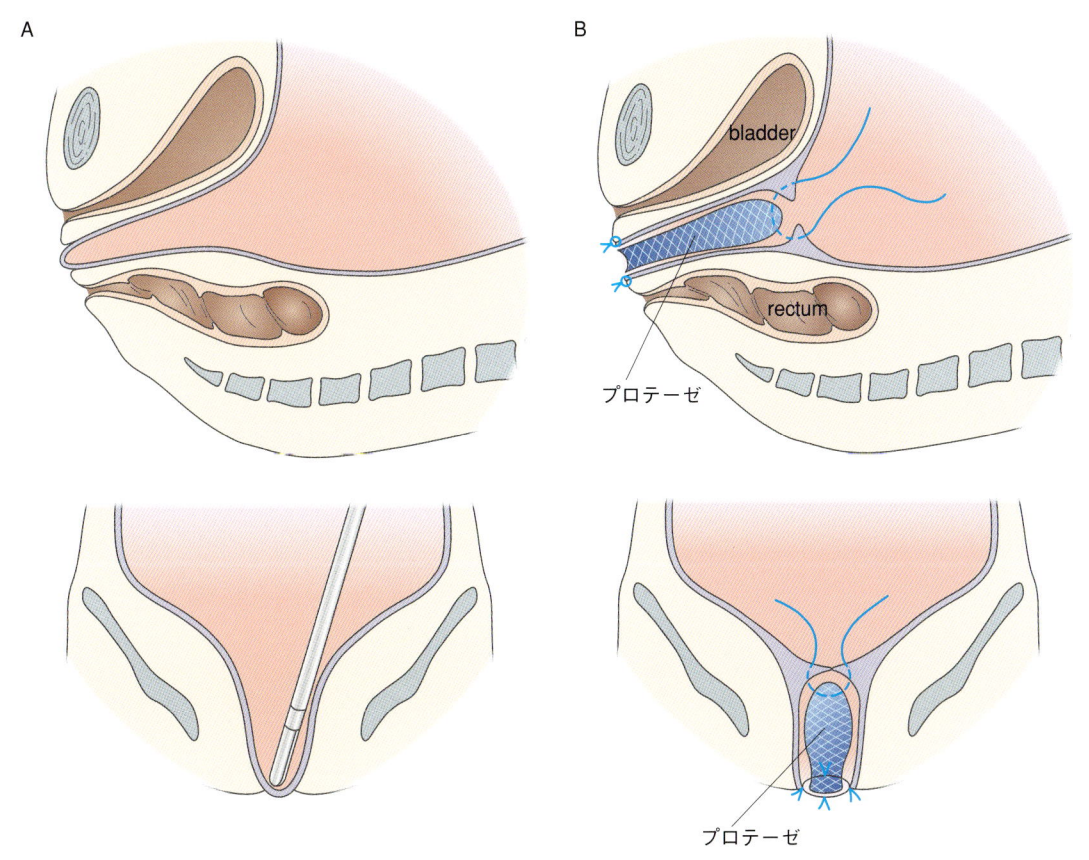

A．経腟的に作成した腟管を頭側に十分剥離する．腹腔鏡下に，10mm のクロー鉗子でダグラス窩腹膜を腟側に圧迫する．B．後腹膜を腟入口部に 3/0 吸収糸で 6 カ所縫合固定し，プロテーゼを挿入する．再度，気腹して腹腔鏡下にプロテーゼの上端を巾着縫合する．

　形成されたものと思われる．MRKH 症候群における腟形成には，さまざまな方法があるがどの方法にも一長一短がある．また，Ruge 法以外の方法では，術後，プロテーゼによる腟管のメンテナンスが必要である．しっかりした腟管を確実に形成できるのが Ruge 法であるが，一方では自然に腟が形成される症例もある中で，手術侵襲とリスクが大きすぎないかという懸念もある．さらに，Ruge 法の長期予後に関しては，10 年後以降に発生する腟脱（S 状結腸が脱出する）の報告もある．
　このような状況を踏まえ，当科では主に Frank 法または Davydov 法を採用している．また，最近ストルツ社から発売された Vecchietti 法の変法も紹介する．

**g）Davydov 法**（図 124）

　通常の腹腔鏡と同様の方法で，腹腔内を観察する．本症では，膀胱上の索状組織の左右に拇指頭大の痕跡状子宮を認めることが多い．通常，痕跡状子宮に連続する付属器および子宮円靱帯は正常である．次いで，腟式に処女膜を左右に越える十分な横切開をおく．術後の狭窄を予防するために左右の球海綿体筋を切断する．膀胱と直腸の間を用手的に剥離する．このとき，スコープを Douglas 窩に押しつけるようにすると，剥離の方向が明らかになる．剥離が腹膜に達したら，腹膜を骨盤壁から剥離する．我々は，比較的太めのへガール頸管拡張器を使用して，腹膜の前後左右を

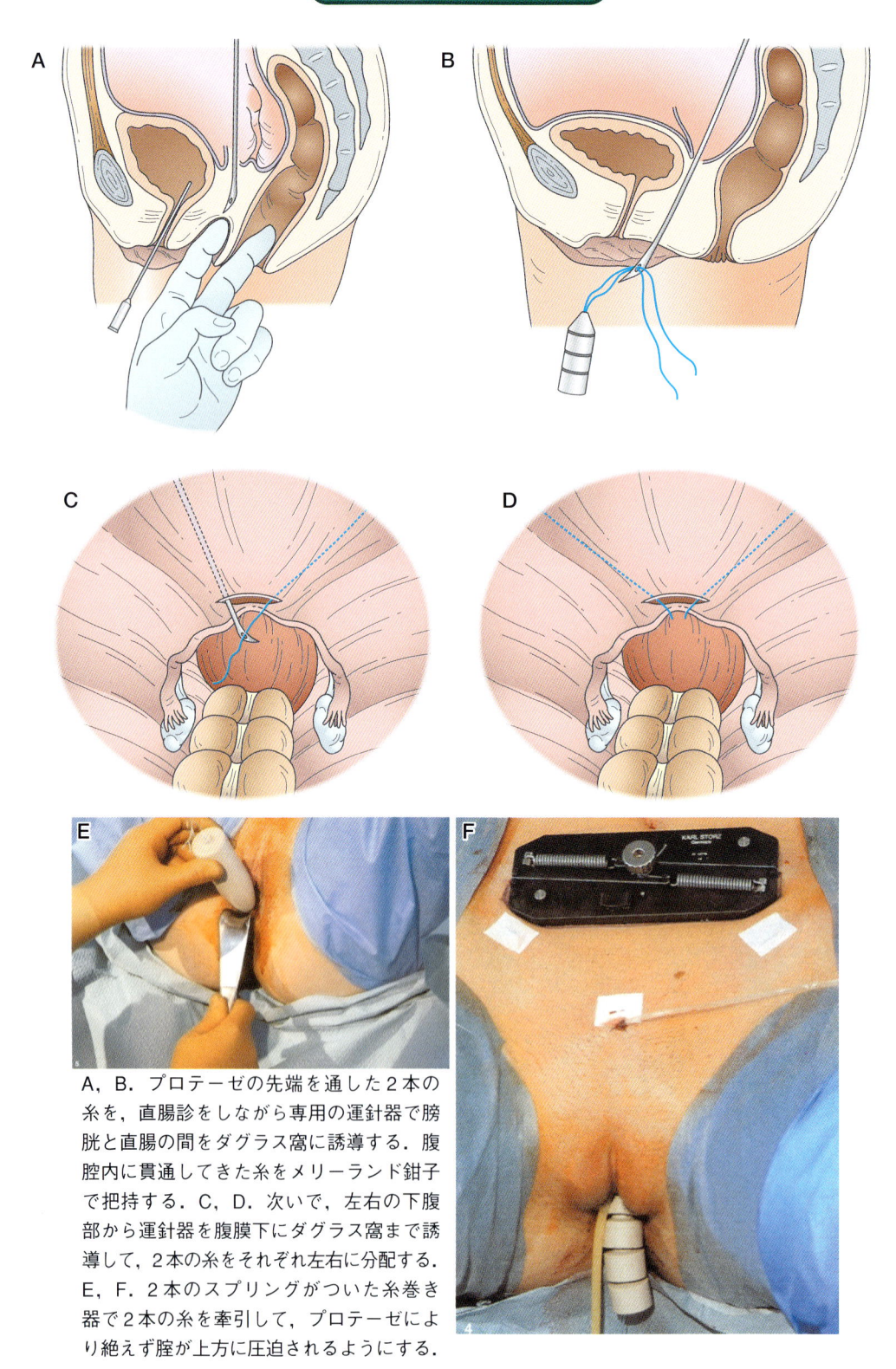

### 図 125　Vecchetti 変法

A, B. プロテーゼの先端を通した2本の糸を，直腸診をしながら専用の運針器で膀胱と直腸の間をダグラス窩に誘導する．腹腔内に貫通してきた糸をメリーランド鉗子で把持する．C, D. 次いで，左右の下腹部から運針器を腹膜下にダグラス窩まで誘導して，2本の糸をそれぞれ左右に分配する．E, F. 2本のスプリングがついた糸巻き器で2本の糸を牽引して，プロテーゼにより絶えず腟が上方に圧迫されるようにする．

十分に剥離している．

　腹腔鏡下に，左上腹部の12mmのトロカールから10mmのクロー鉗子で，後腹膜をDouglas窩方向に圧迫する（図124A）．後腹膜の圧迫は，索状組織の直腸側で行う．腟口に達した腹膜をペアン鉗子で把持したら，気腹を中断する．腹膜を切開し，3/0吸収糸で腟入口部に6〜8箇所縫合する．腹膜の縫合が終了したら，腟内に硬質樹脂製卵形プロテーゼ（アトム社）の中または大を挿入して，気腹を再開する．腹腔鏡下にプロテーゼを十分に覆えるよう，腹膜を2/0吸収糸で巾着状に連続縫合する（図124B）．縫合に際しては，尿管の引きつれが起こらないように注意する．

　術後3日目にプロテーゼを抜去し，その後は就眠時にプロテーゼを自己挿入するように指導する．

### h）Vecchietti変法（図125）

　当科では，本法を施行した経験はないが，ストルツ社のキットを購入しており，そのマニュアルに沿って手術手技を解説する．

　プロテーゼに通した糸を専用の針で膀胱と直腸の間からDouglas窩に通す（図125A，B）．この糸を腹腔鏡下に把持し，上前腸骨棘の内側から腹膜外をDouglas窩まで通した針で体外に引き抜く（図125C，D）．引き抜いた左右の糸を下腹部においた巻き上げ器に装着し，スプリングで牽引する（図125E，F）．腟後部に当たったプロテーゼは糸の張力により，Douglas窩方向に牽引される．プロテーゼは，数日間で腟内に陥入するため，それに応じてプロテーゼのブロックを追加する．通常，7〜10日間で十分な長さの腟管が形成される．

## 2 子宮全摘後の腟脱

pelvic reconstruction に腹腔鏡手術は有用であり，これまでも Burch 法や paravaginal repair などが報告されている．当科では pelvic reconstruction surgery は原則として腟式に行っているが，子宮全摘後の腟脱のみは腹腔鏡下に修復している．

当科で施行している laparoscopic colpopexy の概要を示す．

### 1 手術適応

適応は，TAH または TVH 後の腟脱の症例である．

TAH 施行後の症例であれば，第9肋間アプローチを行う．腹腔鏡下に腹腔内の状況を確認し，癒着があれば癒着剥離術を施行する．

### 2 手術手技（図 126）

助手の腸鉗子で直腸を左によけ，直腸の右側の後腹膜を切開する．レクタムプローブを腟内に挿入して，腟を十分に挙上する．後腹膜の切開を延長し，レクタルプローブで挙上された腟の周囲を十分に剥離する（図 126A）．剥離はプローブプラスⅡのシャフトで行うが，5mm コブラ鉗子に把

**図 126** Laparoscopic colpopexy の方法（手術のポイント）

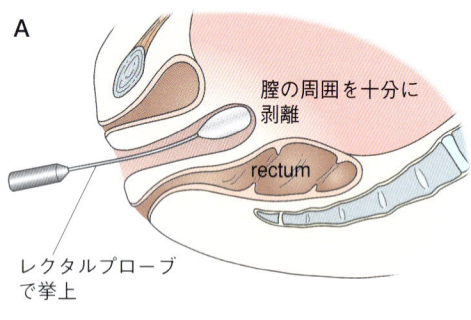

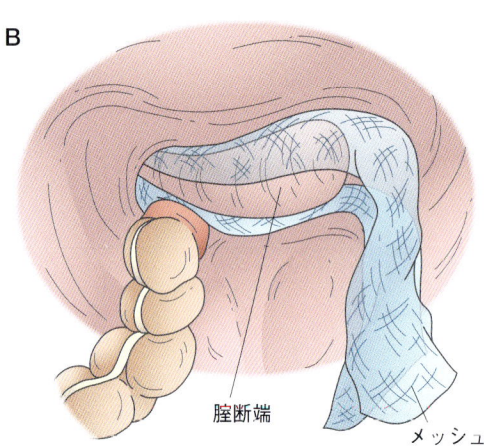

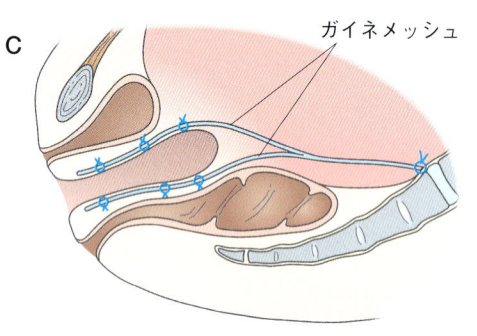

A．腹腔鏡で術野を確保した後，レクタルプローブまたは腟パイプで腟を頭側に挙上する．膀胱腹膜を切開し，挙上された腟の周囲をモノポーラーで剥離する．次いで，S状結腸を左側に圧排して，尿管を透見しながら後腹膜を切開する．4×30cm を2つ合わせたガイネメッシュを腹腔内に誘導する．
B．十分に剥離した腟の前後壁をガイネメッシュでラッピングして3/0 エチボンド®（ジョンソン・エンド・ジョンソン社）で腟壁に固定する．
頭側は胛角にエチボンドで縫合固定し，ガイネメッシュは腹膜で被覆する（C）．

持したツッペルを用いても良い．膀胱と前腟壁，直腸と後腟壁の間を十分に剥離する．後腹膜の切開を頭側まで延長して，胛角の前面まで剥離する．

4×30cm を 2 つ合わせたガイネメッシュ®（ジョンソン・エンド・ジョンソン社）で，前後の腟壁を挟むようにして（図 126B），前後の腟壁をそれぞれ 4〜6 カ所 2/0 吸収糸で結節縫合する．閉じた一端は胛角方向につり上げ，胛角の骨膜に 3〜4 カ所，2/0 吸収糸で結節縫合する（図 126C）．このとき大切なのは，メッシュを決して引っ張らないことである．十分に剥離した腟管を 2 枚のガイネメッシュで包み込むようにして，上方を骨膜に固定するのがコツである．

切開した後腹膜を 2/0 吸収糸で連続縫合してガイネメッシュを覆って手術を終了する．

我々は，当初，腟式に前後腟壁形成術を施行してから，腹腔鏡下に colpopexy を行っていたが，腟が狭小化するので腟壁を十分な大きさで挙上できず，後腟壁のみをプロリンメッシュで胛角に固定していた．

現在では，腟式の腟壁形成は行わず，ガイネメッシュで腟管を覆う方法が広く行われるようになってきている．

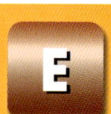

# E 細型スコープを用いた腹腔鏡手術

当科では，従来の腹腔鏡手術のほかに外径が2〜3mmの細型腹腔鏡システムを用いた細型腹腔鏡手術を行っている．1996年から現在まで800例以上に施行した細型腹腔鏡について解説する．

## 1 適応

細型腹腔鏡の適応は，①不妊症（子宮卵管造影で異常が指摘されたもの，配偶者間人工授精を施行しても妊娠に至らない原因不明不妊），②早期卵巣機能不全，③多嚢胞性卵巣症候群，④妊孕能保存手術後のsecond look laparoscopyなどである．静脈麻酔かラリンゲルマスクによる全身麻酔であるため，手術適応の目安はおおよそ20分以内の手術としている．

## 2 麻酔（表4）

細型腹腔鏡手術では，気管内挿管全身麻酔よりも侵襲の小さな静脈麻酔またはラリンゲルマスクによる全身麻酔を用いている．

静脈麻酔：前投薬として硫酸アトロピン0.3mg，ミダゾラム3mgを手術の30分前に筋注．手術室ではミダゾラム3mg，フェンタニール1μg/kg静注後，塩酸ケタミン1mg/kgまたはデュブリバン2mg/kgをボーラスで静注する．デュブリバンでは呼吸抑制が強いため，静注後はマスクベンチレーションをしっかり行う．体動に応じて適宜塩酸ケタミンまたはデュブリバンを追加する．

ラリンゲルマスク：デュブリバン2mg/kgおよびレミフェンタニール0.5mg/kgをボーラスで静注して導入し，ラリンゲルマスクを喉頭内に挿入する．その後，デュブリバン1mg/kg/hr，レミフェンタニール0.2mg/kg/hrで維持する．

**表4　細径腹腔鏡施行時の麻酔**

| 麻酔法 | 静脈麻酔 | ラリンゲルマスク |
|---|---|---|
| 前投薬 | 硫アト 0.3mg im<br>ミダゾラム 3mg im | なし |
| 局所麻酔 | 0.375％アナペイン | 0.375％アナペイン |
| 鎮静剤 | なし | なし |
| 鎮痛剤 | フェンタニール 50μ iv | レミフェンタニル 0.2〜0.5mg/kg/keep |
| 静脈麻酔 | ケタミン 2mg/kg iv，デュブリバン 2mg/kg iv | デュブリバン 2mg/kg iv → 4mg/kg/keep |
| 特徴 | 覚醒が速やか<br>デュブリバンでは呼吸抑制強い<br>ケタミンでは覚醒反応あることも<br>簡単な手術は施行可 | ラリンゲルマスク挿入<br><br>覚醒が速やか<br>簡単な手術は施行可 |

E. 細型スコープを用いた腹腔鏡手術

**図127** 細型腹腔鏡で使用する子宮マニピュレーター

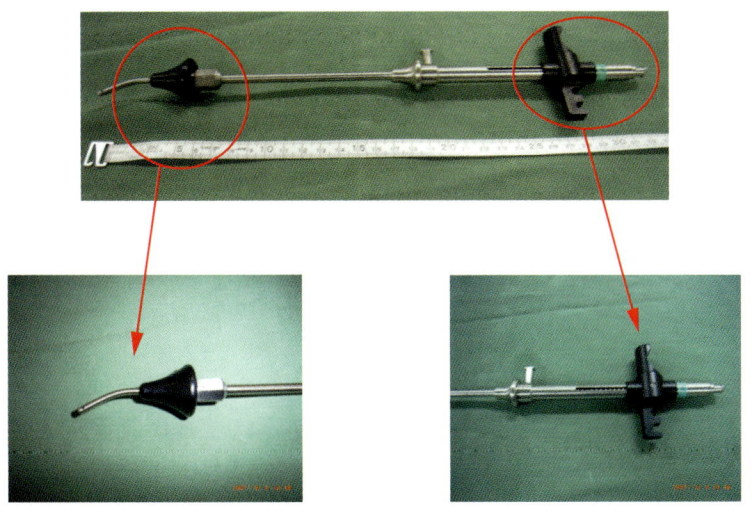

細型腹腔鏡では，原則としてリユースの子宮マニピュレーター（ストルツ社）を使用する．

## 3 手術器具

　細型スコープ：ミニサイトゴールド＊，ストルツ，オリンパス＊，ストライカーの各社から販売されている（＊現在では製造中止）．

　手術器具：メリーランド鉗子，モノポーラー電極，ハサミ鉗子，送水吸引管

　（3mmの鉗子類は，オリンパスが販売を中止したため，ストルツ，ストライカーの2社のみである）

　子宮マニピュレーター：細型腹腔鏡手術には，リユーザブルのストルツ社製の子宮マニピュレーターを使用している（図127）．

## 4 手術準備

　当科における細型腹腔鏡手術は，1泊2日の入院で行っている．患者は当日午前中に入院し，午後に手術を施行後，翌日の午前中に退院する．24時間入院のday surgeryである．

　体位や手術室での準備は，通常の腹腔鏡手術と同様である．

## 5 アプローチ法

　細型腹腔鏡手術における腹腔内へのアプローチ法はクローズド法のみである．当科では，誰が行っても安全に確実に腹腔内に安全で確実にエントリーできる方法を工夫した．このアプローチ法のポイントは，気腹針を臍輪の上縁から穿刺すること，2本の布鉗子で腹壁を十分に挙上することである（図128）．臍輪上縁から臍底部を目指して穿刺することにより，最も短い距離で，腹膜のテンティングを起こさないで腹腔内に到達することができる．

❶ 先刃で臍輪の0時方向に小切開を加える．尖刃の刺入方向が垂直になって後腹膜の大血管を

### 図 128　臍部付近の腹壁の構造と布鉗子による腹壁挙上法

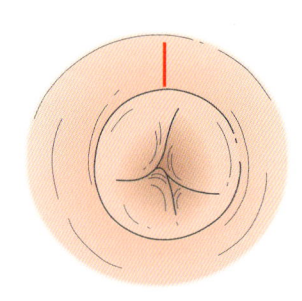

臍輪上縁を尖刀で切開

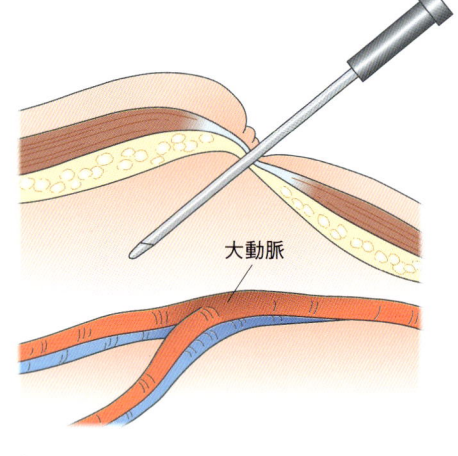

大動脈

臍輪上縁から刺入すると最も薄い臍部を貫通して安全に腹腔内に至る．

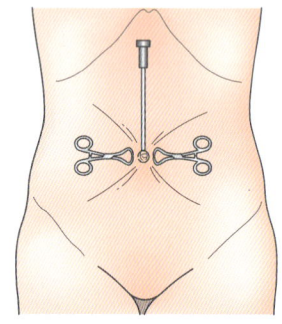

2本の布鉗子で臍部の両側を把持して，腹壁を十分に挙上する．

---

損傷しないよう，臍輪上縁をモスキート鉗子で把持して，頭側に刺入する（図129A）．モスキート鉗子を挿入して切開部を広げ，アクセスニードルの外筒が入ることを確認する（図129B）．

❷ 2本の布鉗子で臍輪の左右を把持して十分に挙上し，アクセスニードルを約60°の角度で臍底部の方向に向かって刺入する．刺入に際して，スナップは不要であり，脇を締めた姿勢で一定の力で刺入してゆく．抵抗がなくなった時点で，刺入を中止すると先端が腹腔内に達している（図129C）．内筒を抜去して，ただちにスコープを挿入して腹腔内に入ったことを確認し，気腹を開始する（図129D）．

❸ 約3$l$の気腹後，トランスイルミネーションで確認しながら左右の下腹部の上前腸骨局の内側3cmの部位にトロカールを刺入する．細型腹腔鏡手術では，原則として術者1本，助手1本の計2本の鉗子を使用する．

❹ 麻酔終了後，イソジンによる腹部の消毒および腟洗浄を施行して，ディスポーザブルの覆布をかける．膀胱内バルーンは術野で挿入する．スペクラ腟鏡を装着して，マルチン鉗子で子宮腟部を把持しストルツの子宮マニピュレーターを挿入する．約15°のトレンデレンブルグ体位で，手術を行う．

E. 細型スコープを用いた腹腔鏡手術

**図129** 細型腹腔鏡のアプローチ法

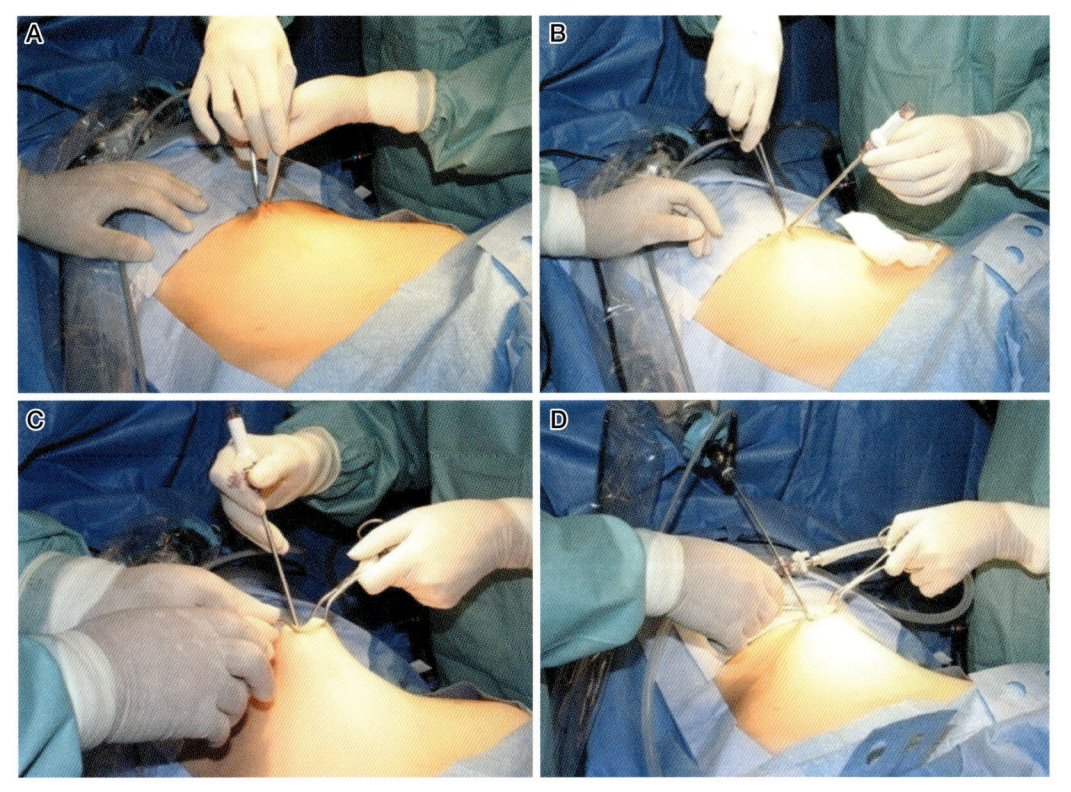

A．モスキート鉗子で臍上縁をつかみ，先刃で小切開を入れる．B．モスキート鉗子で剝離した小切開孔にアクセスニードルを挿入する．C．臍部の両脇を2本の布鉗子で挟み，腹壁を挙上し，アクセスニードルを刺入する．D．アクセスニードルの内筒抜き，細型スコープを挿入して，腹腔内に達したことを確認する

## 6 基本的手術手技

　　スコープを腹腔内に挿入したら，骨盤から横隔膜下まで腹腔内をくまなく観察する．上腹部ではとくにFitz-Hugh-Curtis症候群に特有の肝周囲癒着の有無を確認する．その後，膀胱子宮窩を観察し，次いで子宮マニピュレーターで子宮を前屈として，両側付属器周囲およびDouglas窩を観察する．子宮内膜症の腹膜病変や付属器周囲の癒着の有無を入念に観察する．

### a）癒着剝離術（図130A）

　　子宮マニピュレーターで子宮を前屈位とし，処置する付属器と反対側に子宮を傾ける．助手のメリーランド鉗子で癒着組織にカウンタートラクションをかけて，術者のモノポーラーまたはハサミ鉗子に通電しながら癒着を剝離する．

### b）子宮内膜症病巣の焼灼（図130B）

　　赤色病変，黒色病変などの子宮内膜症腹膜病変を認めたら，メリーランド鉗子に通電して病巣を焼灼する．

### c）卵巣生検（図130C）

　　早期卵巣機能不全症例では，卵巣の形態を，①正常型，②脳回型，③萎縮型，④索状型の4群に

### 図130 細型腹腔鏡で行う手術手技

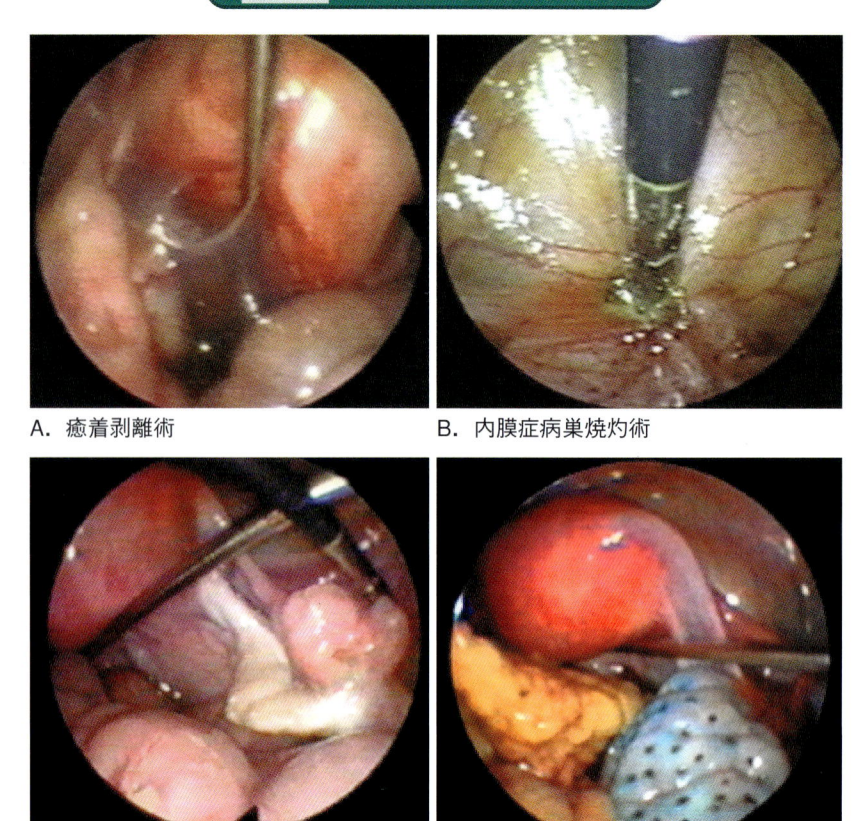

A．癒着剥離術　　　　　　　　B．内膜症病巣焼灼術

C．POFに対する卵巣生検　　　　D．PCOSに対する卵巣多孔術

分類する．助手がメリーランド鉗子で卵巣を把持し，術者がハサミ鉗子で卵巣の一部を楔状に切除する．切除する卵巣の大きさは米粒大〜小豆大が目安である．出血があればモノポーラーで凝固止血する．

#### d）卵巣多孔術（図130D）

多嚢胞性卵巣症候群では，卵巣を膀胱子宮窩に誘導し，助手のメリーランド鉗子で卵巣提索や卵巣固有靱帯を固定して，針状モノポーラー（50W，切開モード）で卵巣表面を穿刺する．穿刺時の通電時間は0.5秒以下である．当科では，片側の卵巣あたり40〜70箇所の穿刺を行っている．卵巣穿刺は，卵巣全体に均一に行い，助手の鉗子により，絶えず卵巣の穿刺部が術者のモノポーラーの正面にくるように誘導することがポイントである．

# §4 腹腔鏡手術執刀医（産科婦人科内視鏡技術認定医）の育成

産婦人科における腹腔鏡手術の教育の目標は，産婦人科内視鏡技術認定医の育成と内視鏡手術の体験である．産婦人科で行われている内視鏡手術は，腹腔鏡，子宮鏡，卵管鏡の3種類である．いずれもスコープを通して得られた画像モニターを見ながら手術を行う方法で，手術手技を習得するまでに要する時間（learning curve）は腹腔鏡≫卵管鏡≧子宮鏡の順である．本稿では，当科の内視鏡手術チームにおけるサブスペシャリティー取得の目標とスパイラルアップに基づく術者の教育システムについて述べる．

## 1 腹腔鏡手術の特徴

内視鏡手術はスコープを通して得られたモニター画面を見ながら行う手術で，内視鏡手術は，開腹手術と異なり二次元視や鏡視下の目・手指の協調運動が必要である．このため，安全な内視鏡手術を行うための手術手技を習得するためには長期間の修練が必要である（図131）．当科の内視鏡手術グループでは，手術手技を効率的に習得するためのカリキュラムを作成している．

腹腔鏡手術は2～4名で手術が行われる．腹腔鏡手術の分担は，患者の左側に立ち2本の鉗子を操作する術者，患者の右側に立って1本の鉗子を操作する第1助手，スコープを持つ第2助手，患者の足の間で子宮マニピュレーターを操作する第3助手である（図132）．腹腔鏡手術のトレーニングは，まず第3助手で手術の手順を覚え，第2助手でスコープ操作により二次元視に慣れることである．第1助手では，鉗子で術者のアシストを行うことにより目・手指の協調運動を習熟して，手術操作全体を理解する．

### 図131 腹腔鏡手術のラーニングカーブ

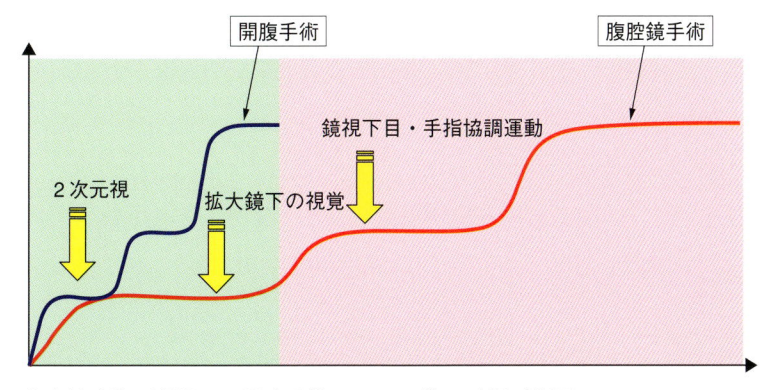

腹腔鏡手術の習得には開腹手術の3～5倍の時間が必要

### 図 132　手術室におけるスタッフの数

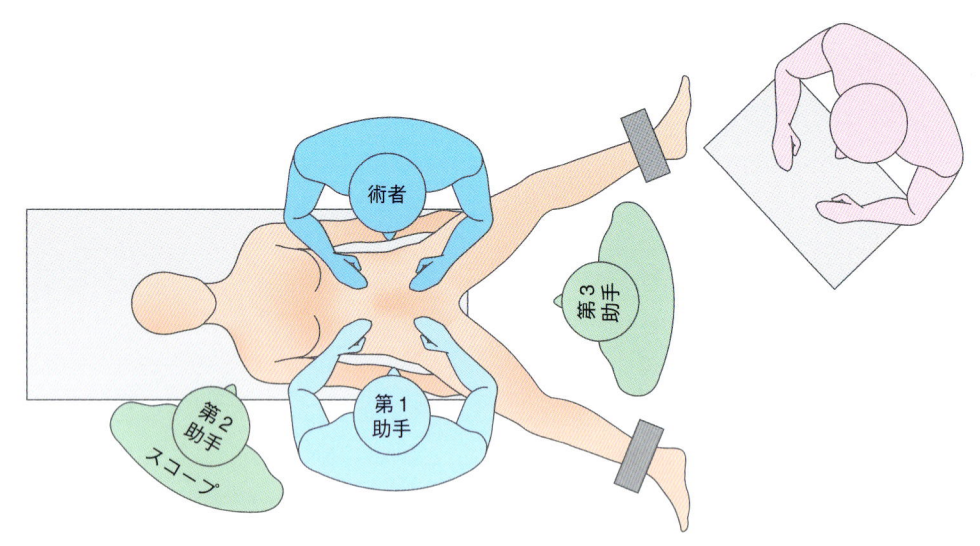

腹腔鏡手術は術者と 1 ～ 3 名の助手によって行われる．
第 1 助手：手術の介助，第 2 助手：スコープ，第 3 助手：子宮マニピュレーターの操作

## 2 内視鏡手術チームの診療内容

　当科における内視鏡手術チームが担当する外来は 1 週間に 13 回ある．また，病棟では 1 週間に 20 ～ 22 件の内視鏡手術を施行している．外来・病棟の業務はクリニカルパスに則って標準化と効率化が図られている．

## 3 内視鏡手術チームの構成と教育の目標

　内視鏡手術チームは，内視鏡技術認定医，内視鏡技術認定申請予定者，産婦人科ローテーター，前期研修医で構成されている．

　それぞれの目標を下記に示す．

❶ 内視鏡技術認定医：手術手技のさらなる向上と後進の教育
❷ 内視鏡技術認定医申請予定者：認定医の取得
❸ 産婦人科ローテーター：最先端の内視鏡手術を経験（第 1 助手までの習得を目標）
❹ 前期研修医：婦人科内視鏡手術の概要を理解（第 2 助手までを経験）

## 4 日本産科婦人科内視鏡学会技術認定医とは

　内視鏡手術チームの目標は技術認定医の取得である．内視鏡技術認定医を取得するための条件は以下の通り．

❶ 産婦人科専門医取得後 2 年間の臨床経験を経ていること
❷ 日本産科婦人科内視鏡学会に入会後 3 年を経過していること

❸ 内視鏡手術の執刀を100例以上経験していること
❹ 内視鏡に関する学会発表が5題以上あること
❺ 内視鏡に関する論文が5編以上あること
❻ 上記を満たした上で，内視鏡手術執刀ビデオを審査委員会に提出して合格したもの

## 5 内視鏡手術グループが参加している学会

日本産科婦人科内視鏡学会
日本内視鏡外科学会
産婦人科手術学会
生殖医療学会
受精着床学会
AAGL（American Association of Gynecologic Laparoscopy）
ISGE（International Society of Gynecologic Endoscopy）
APAGE（Asia Pacific Gynecologic Endoscopy）
日本産科婦人科学会
日本産科婦人科関東連合地方部会
日本産科婦人科東京地方部会

## 6 スパイラルアップの教育システム

内視鏡技術認定医申請予定者とは，産科婦人科専門医取得前後に，リプロダクション・内視鏡手術チームに所属した者で，目標は内視鏡技術認定医の取得である．外来と病棟業務に従事しながら，スパイラルアップによるトレーニングを受ける．

外来：一般外来の再診から始め，術後1カ月目の患者さんのみが来院するフォローアップ外来を

**図133　外来業務のスパイラルアップ**

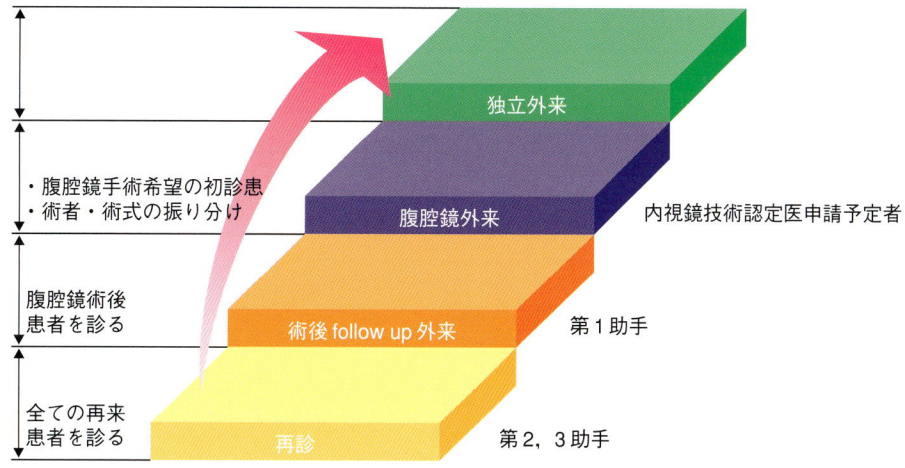

経験年数とともに技術・知識・倫理観のスパイラルアップができる教育システム

**図 134　腹腔鏡外来の仕組み**

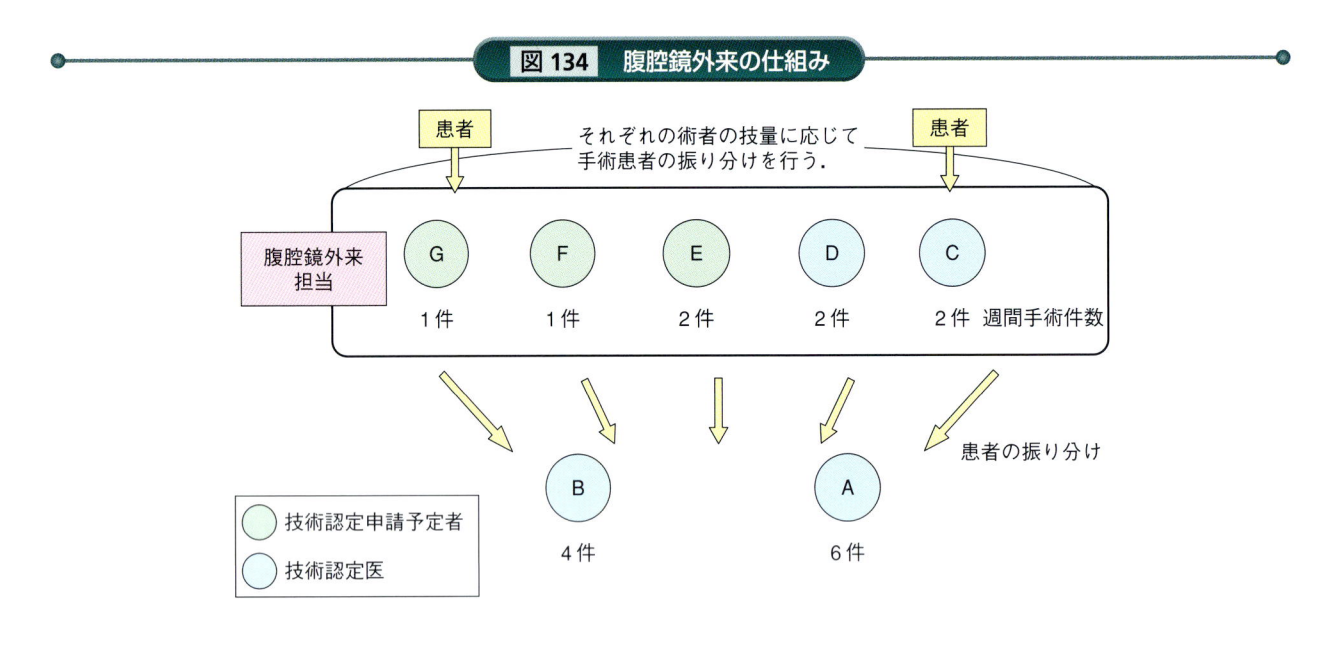

**図 135　内視鏡技術認定までのスパイラルアップ**

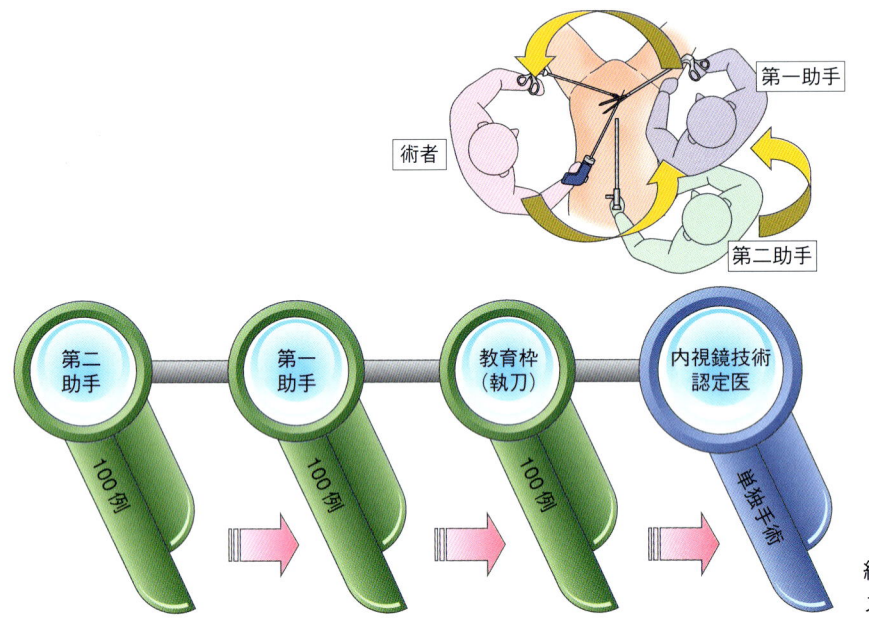

経験年数とともに技術・知識・倫理観のスパイラルアップができる教育システム

経て，初診患者の手術適応を決定する腹腔鏡外来にステップアップしていく（図 133）．当科では，原則として初診患者は腹腔鏡外来を必ず経由し，内視鏡技術認定医申請予定者はこの外来で自分自身が執刀する患者を選択する（図 134）．当科では，執刀医は，患者の同意を得て外来の段階で決定し，手術室で変更することはない．

　手術：第 2 助手を 100 例，第 1 助手を 100 例経験して腹腔鏡手術の概要を把握したら，内視鏡技術認定医の指導の下に術者としてのトレーニングに入る（図 135）．

　当科では，これまで全国の施設の中で最も多い 12 名の技術認定医を育成してきた．

**図 136** アニマルラボにおけるトレーニングの様子

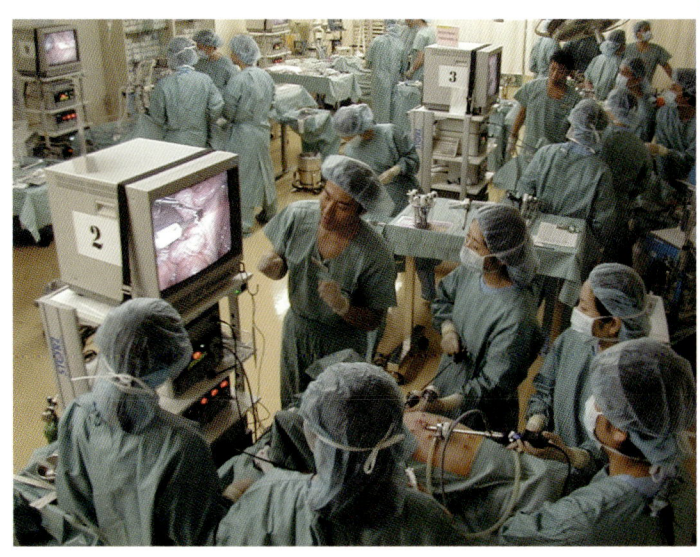

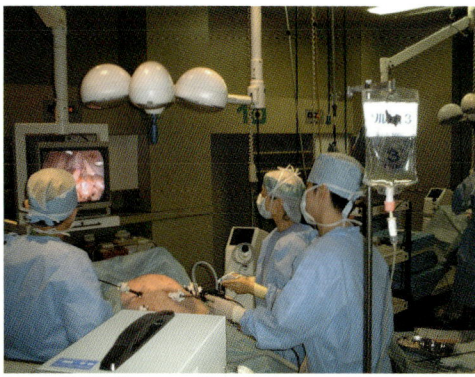

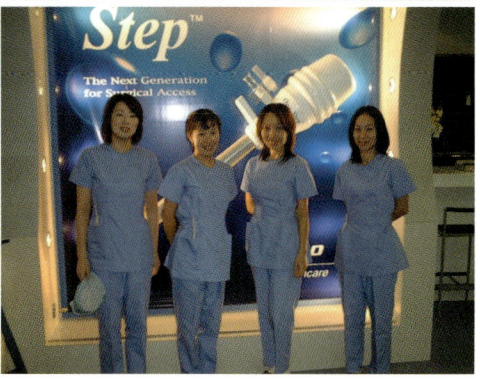

本邦におけるアニマルラボは，富士宮（タイコヘルスケア社）と須賀川（ジョンソン・エンド・ジョンソン社）など数施設で施行可能である

## 7 アニマルラボによるトレーニング

　　リプロダクション・内視鏡手術グループでは年2回のアニマルラボを用いたトレーニングを行っている．我々が考案したアニマルラボのカリキュラムは，産科婦人科内視鏡学会の実技研修講習会にも使用されている．アニマルラボには，プライマリーコースとアドバンスコースの2つのカリキュラムが準備されており，参加者の技量に応じてそれぞれのカリキュラムが適用される（図136）．

### 表5　腹腔鏡手術で用いる器具のコスト一覧

| 機器名 | 商品名 | 価格 | 保険適応の有無 | 製造（販売）メーカー |
|---|---|---|---|---|
| トロカール | 気腹針 | 3,600 | | TH |
| | バーサステップ 5mm | 14,000 | | |
| | バーサステップ 11mm | 16,000 | | |
| | バーサステップ 12mm | 16,200 | | |
| | 気腹針 | 9,000 | | J&J |
| | エクセル 5mm | 12,500 | | |
| | エクセル 11mm | 15,500 | | |
| | エクセル 11mm | 15,500 | | |
| 回収袋 | エンドキッチゴールド | 16,000 | | TH |
| | エンドキャッチ II | 16,000 | | |
| | エンドパウチ | 15,000 | | J&J |
| | EZパース | 14,000（ラージ 18,000） | | 八光 |
| ループ式結紮器 | サージタイ | 4,800 | | TH |
| | エンドループ | 4,333 | | J&J |
| 子宮マニピュレーター | ユテリンマニピュレーター | 10,000 | | J&J |
| | Rumi II | 9,500 | | ケンメディカル |
| 送水・吸引管付き電気メスプローブプラスII | ハンドスイッチ | 20,000 | | J&J |
| | 電極 | 12,000 | | |
| バイポーラー | バイポーラー | 20,000 | | J&J |
| 超音波メス | オートソニック | 48,000 | 超音波メス加算3000点 | TH |
| | ハーモニックスカルペル | 83,000 | 超音波メス加算3000点 | J&J |
| ベッセルシーリングシステム | リガシュアアトラス | 72,000 | | TH |
| | リガシュア V | 82,000 | | TH |
| 腫瘍内容吸引器 | SANDバルーン | 16,500 | | 八光 |
| ウーンドリトラクター | ラップディスクミニ | 17,600 | | 八光 |
| | パスセーバー | コンバーター付き 32,000 | | 住友ベークライト |
| | | コンバーターなし 24,000 | | |
| 電動式モーセレーター | モーセレーター | 65,000 | | J&J |
| 腹壁全層縫合器 | エンドクローズ | 4,900 | | TH |
| レンズクリーナー | ドクターフォグ | 1,900 | | アムコ |
| | フレッド II | 800 | | TH |
| 閉鎖式持続吸引型ドレーン | J-VAC | オープン価格 | 償還価格あり | J&J |
| | SBバッグ | 8,900 | 償還価格あり | 住友ベークライト |

TH：タイコ・ヘルスケア　　J&J　ジョンソン・エンド・ジョンソン

### 表6　腹腔鏡手術の保険点数

| 保険点数 | | 両側算定 | 併施手術算定 |
|---|---|---|---|
| 子宮付属器腫瘍切除術（両側） | 18,600 | 不可 | |
| 子宮付属器癒着剥離術（両側） | 17,900 | 不可 | |
| 子宮内膜症病巣除去術 | 19,100 | | |
| 子宮外妊手術 | 18,600 | | 癒着剥離術 |
| 卵巣部分切除術 | 12,200 | 可 | |
| 多嚢胞性卵巣焼灼術（両側） | 12,200 | 不可 | |
| 卵管開口術 | 12,200 | 可 | |
| 卵管結紮術（両側） | 12,200 | 不可 | |
| 子宮筋腫摘出術 | 25,300 | | 付属器切除術 |
| 子宮摘出術 | 38,500 | | 付属器切除術，癒着剥離術 |
| 広靭帯内腫瘍摘出術 | | | |
| 低位前方切除術 | 53,400 | | |

併施手術は，同時に施行した場合，主たる手術に加え併施手術の50/100を加算することができる．
両側算定不可とは，片側でも両側でも算定できる点数は同じで，両側算定可とは両側を行った場合2倍の算定が可能なもの．

# あとがき

　開腹手術に比べ，手術創が小さく，美容的で，入院期間や社会復帰までに要する期間が短い腹腔鏡手術は，患者に優しい治療法である．一方，施行する医療者側にとっては，二次元視しかできない閉鎖空間の中でわずか3本の鉗子で手術を行う腹腔鏡手術は，機器の特性の習熟や視覚手指の協調運動など開腹手術に比べ習熟期間が長く，表5に示したような償還請求が認められない高価なディスポーザブル器具を多用するため，手術点数に占める技術料は少なく，機器の選択によっては赤字になってしまうこともあり，医師や医療機関にとって非常に厳しい手術方法である．さらに，歴史の浅い腹腔鏡手術においては，手術に伴う事故や合併症が，開腹手術に比べ大きく報道されるというデメリットもある．当科を受診する患者のほとんどは腹腔鏡手術希望であり，腹腔鏡手術が広く世間に認知されてきたことが感じられる．

　これらの背景を踏まえて，安全・確実かつ経済的な腹腔鏡手術を施行するためには，手術の標準化と効率化が必要である．当科では，腹腔鏡手術導入時から，手術手技の標準化・効率化に向けて，たゆまぬ努力を繰り返してきた．理論に基づいた標準化や効率化は，上からの押しつけによる無意味な画一化とは異なり，多くの後進たちが遵守できるものである．我々は，当科で標準化した腹腔鏡手術手技がベストのものであると考えているのではなく，術式の標準化の1つのモデルとして提示しているのみである．

　当科における腹腔鏡手術教育の目標は，サーキットを疾駆するF1レーサーではなく，すべての公道を安全に走行できるドライバーを育成することである．すなわち，必要最低限のディスポーザブル器具を用いて，安全で確実な腹腔鏡手術を施行できる日本産科婦人科内子宮学会技術認定医を育成することである．

　当科で行っている腹腔鏡手術のほとんどは，内性器の機能を温存し，妊孕能の回復を目指した手術である．子宮筋腫核出術や腺筋症摘出術など子宮に対する保存手術後に妊娠が成立し，妊娠後期や分娩中に子宮破裂をきたしたという報告が散見される．産婦人科を取り巻く環境が非常に厳しい今日，患者に良かれと思って施行したreproductive endosurgeryにより大きなリスクが周産期部門にバトンタッチされるのでは本末転倒である．子宮の保存手術に際しては，周産期におけるリスクを患者とその家族に十分に説明し，妊娠時には，周産期担当医に詳細な手術所見と術後経過を報告する義務がある．

　本書で述べた順天堂大学産婦人科内視鏡チームにおける腹腔鏡下手術の標準化とそのプロセスが，現在腹腔鏡手術を行っている施設または今後技術認定医の取得を目標とする諸先生の道標となれば幸いである．図137に当科のホームページを示す．

　本書の制作に際し，編集・校正に協力してもらった順天堂大学産婦人科内視鏡チームの北出真理，シェーマの作成をお願いした菊地　盤，両先生に心から感謝いたします．

**図 137** 当科のホームページ

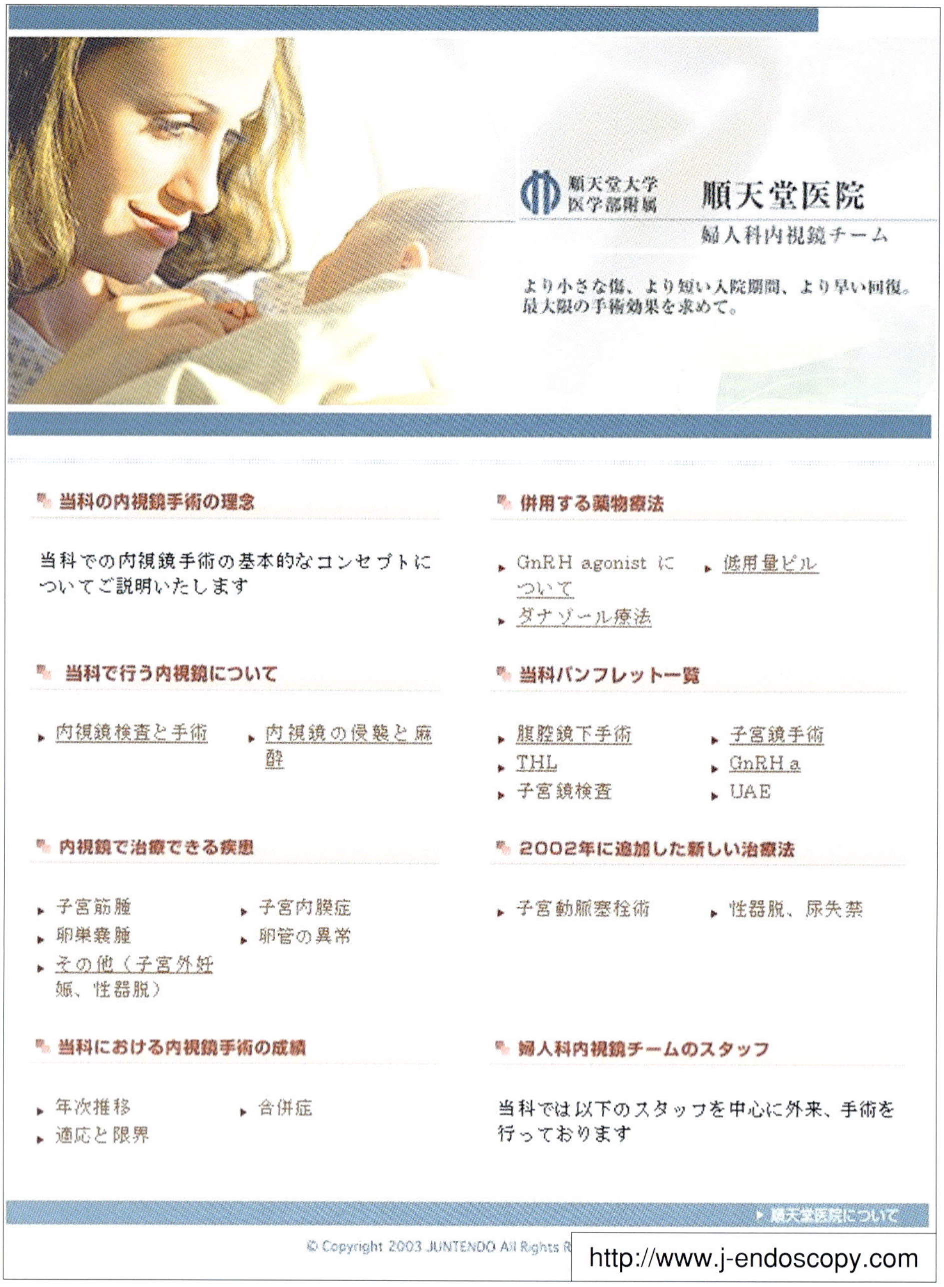

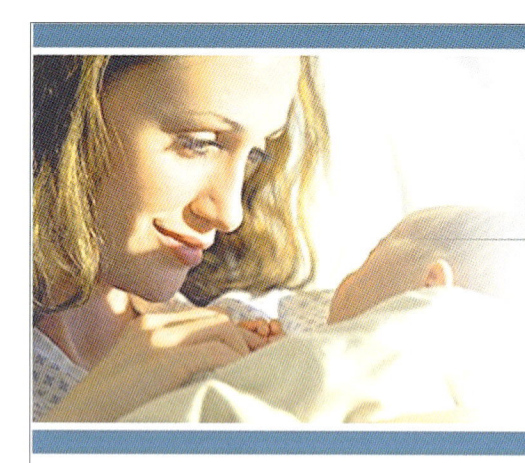

## 順天堂婦人科内視鏡チームのメンバー
（1992年〜現在まで）

- ● 武内裕之
- ● 淡路正則
- ● 北出真理
- ● 中野義宏
- ● 佐藤雄一
- ● 桜井明弘
- ● 菊地　盤
- ● 小堀宏之
- ● 島貫洋人
- ● 会田拓也
- 　糸賀知子
- ● 熊切　順
- ● 坂本　愛
- 　小林優子
- 　北野孝満
- 　黒田圭司

●：日本産科婦人科学会技術認定医

# 索 引

## あ

| | |
|---|---|
| アクセスニードル | 24,144 |
| アニマルラボ | 151 |
| アプローチ法 | 19,143 |
| アンビル | 128 |

## い

| | |
|---|---|
| インターシード | 40 |
| インターロック縫合 | 35 |
| 糸結び | 31 |

## う・え

| | |
|---|---|
| ウーンドリトラクター | 57 |
| エンドキャッチ | 13 |
| エンドクローズ | 41 |
| エンドパウチ | 13 |

## お

| | |
|---|---|
| 横隔膜下子宮内膜症 | 45 |
| 横隔膜腱性部 | 46 |

## か

| | |
|---|---|
| カーブ型電極 | 91 |
| ガイネメッシュ | 141 |
| 外向性発育 | 100 |
| 肝血管腫 | 46 |
| 肝硬変 | 46 |
| 肝線維化 | 46 |
| 肝嚢胞 | 46 |
| 間質部妊娠 | 64 |

## き

| | |
|---|---|
| 基本システム | 1 |
| 基本スタイル | 19 |
| 基本セット | 8 |
| 弓状動脈 | 75 |
| 教育システム | 149 |
| 凝固・止血操作 | 22 |
| 巾着縫合 | 35 |
| 筋腫分娩 | 85 |

## く

| | |
|---|---|
| クリニカルパス | 5 |
| クロー鉗子 | 78 |
| クローズド法 | 19,143 |

## け

| | |
|---|---|
| 経腟アプローチ | 26 |
| 血管クリップ | 85 |
| 血管の分離結紮 | 34 |
| 結腸・直腸内膜症 | 123 |
| 月経時の視診 | 133 |
| 原因不明不妊 | 142 |

## こ

| | |
|---|---|
| コブラ鉗子 | 8 |
| コロンクリーニング | 124 |
| 胛角 | 141 |
| 後方アプローチ | 94 |
| 硬結 | 113 |

## さ

| | |
|---|---|
| サーキュラーステープラー | 128 |
| サーフロ | 40,41 |
| サブスペシャリティー | 147 |
| 産婦人科内視鏡技術認定医の育成 | 147 |

## し

| | |
|---|---|
| 子宮外妊娠 | 59 |
| 　MRI 画像 | 60 |
| 　診断 | 59 |
| 子宮角摘出術 | 135 |
| 子宮奇形 | 133 |
| 子宮筋腫 | 74 |
| 子宮頸部筋腫 | 85 |
| 子宮腺筋症 | 100 |
| 子宮動脈本幹 | 85 |
| 子宮内膜症病巣の焼灼 | 145 |
| 子宮肉腫 | 75 |
| 子宮の血流 | 75 |
| 子宮マニピュレーター | 11 |
| 止血剤 | 36 |
| 脂肪肝 | 46 |
| 持針器 | 8 |
| 手術既往例に対するアプローチ | 22 |
| 手術終了時の創部の処置 | 22 |
| 手術の基本スタイル | 22 |
| 腫瘍摘出 | 49 |
| 腫瘤型 | 100 |
| 出血性ショック | 69 |
| 漿膜弁 | 103 |
| 上部靱帯 | 92 |
| 静脈麻酔 | 142 |
| 人工肛門 | 116 |
| 腎臓超音波 | 99 |

## す

| | |
|---|---|
| スコープ | 2 |
| スパイラルアップ | 147 |
| スリップノット | 35 |
| 水腎症 | 121 |

## 索引

### せ
| | |
|---|---|
| セプラフィルム | 38 |
| セルセーバー5＋（プラス） | 14 |
| 切開操作 | 22 |
| 楔状切除 | 100 |
| 先天性腟閉鎖症 | 136 |
| 浅子宮動脈 | 95 |
| 洗浄式自己血回収装置 | 13 |
| 遷延性の月経 | 133 |
| 前方アプローチ | 93 |

### そ
| | |
|---|---|
| 早期卵巣機能不全 | 142 |
| 創部出血の対処 | 40 |
| 側臍靱帯 | 85,92 |
| 側方アプローチ | 94 |

### た
| | |
|---|---|
| タココンブ | 37 |
| ダブルフラップ法 | 103 |
| 多嚢胞性卵巣症候群 | 142 |
| 体外回収器具 | 13 |
| 体腔外法 | 55 |
| 体腔内縫合法 | 32 |
| 体内縫合法 | 30 |
| 大腸ファイバースコープ | 123 |
| 第9肋間アプローチ | 24 |
| 単純子宮全摘術 | 90 |

### ち
| | |
|---|---|
| 腟斜中隔 | 133 |
| 腟脱 | 140 |
| 腟直腸双合診 | 113 |
| 腟パイプ | 91 |
| 腸鉗子 | 8 |
| 直腸診 | 123 |
| 直腸穿孔 | 121 |
| 直腸損傷 | 116 |

### て
| | |
|---|---|
| デノビエ筋膜 | 118 |
| 低用量ピル | 116 |
| 摘出物の体外回収法 | 28 |
| 電動式モーセレーター | 92 |

### と
| | |
|---|---|
| トランスイルミネーション | 144 |
| トロカールの配置 | 17 |
| 同意書 | 3 |

### な
| | |
|---|---|
| 内向性発育 | 103 |
| 内腸骨動脈 | 92 |

### に
| | |
|---|---|
| 日本産科婦人科内視鏡学会技術認定医 | 148 |
| 尿管 | 93 |
| 尿管損傷 | 98,116,121 |
| 妊娠合併卵巣嚢腫 | 58 |

### ぬ・の
| | |
|---|---|
| 布鉗子 | 144 |
| 嚢胞性腺筋症 | 108 |

### は
| | |
|---|---|
| バソプレシンの効果 | 26 |
| パスセーバー | 57 |
| パック化 | 10 |

### ひ
| | |
|---|---|
| ピトレシン | 109 |
| ピル | 109 |
| びまん型 | 100 |

### ふ
| | |
|---|---|
| フィッシング法 | 82 |
| フラミンゴ鉗子 | 91 |

| | |
|---|---|
| プローブプラスⅡ | 10 |
| プロテーゼ | 139 |
| 腹腔鏡下低位前方切除 | 126 |
| 腹腔鏡手術用鉗子 | 8 |
| 腹壁の血管の解剖 | 21 |

### へ
| | |
|---|---|
| ヘガール頸管拡張器 | 85 |
| ベースボール縫合 | 35 |
| ベッセルシーリングシステム | 11 |
| ベリプラスト | 36 |
| 閉鎖式ドレーン | 14 |

### ほ
| | |
|---|---|
| 放射状動脈 | 75 |
| 放電止血 | 52 |
| 縫合の種類 | 34 |
| 傍子宮組織 | 95 |
| 膀胱鏡 | 98 |
| 膀胱三角部 | 129 |
| 膀胱子宮内膜症 | 129 |
| 細型スコープ | 142 |

### ま
| | |
|---|---|
| マジックベッド | 124 |
| マニピュレーターホルダー | 43 |

### め
| | |
|---|---|
| メトトレキサート | 64 |
| メリーランド鉗子 | 8 |

### も
| | |
|---|---|
| モーセレーター | 14 |
| モスキート鉗子 | 144 |
| モリミナ症状 | 136 |

### ゆ
| | |
|---|---|
| ユテリンマニピュレーター | 11 |
| 癒着剥離術 | 145 |

# 索引

癒着防止剤　36

## ら

ラリンゲルマスクによる
　全身麻酔　142
らせん状縫合　35,82
螺旋動脈　75
卵管色素通水検査　61
卵管線状切開　60
卵管摘出術　64
卵管妊娠における着床部位　61
卵管留水腫　70
卵巣腫瘍の良・悪性の診断　48
卵巣生検　145
卵巣多孔術　146
卵巣被膜　52

## り

リークテスト　121
リガシュア・アトラス　11
リガシュアV　11

## れ

レクタルプローブ　58,140
連続縫合　35

## A・B

AFS分類　133
APSイントロデューサー　14,38
Burch法　140

## C

CCDSO (complete cul-de
　sac obliteration)　114
CDCガイドライン　5
central part　116
*Chlamydia trachomatis*　70

## D

3D-CT　134
Davydov法　136,137
de novo adhesion　89
Douglas窩深部内膜症　114
Douglas窩閉塞　114
DVT (deep vein thrombosis)　17

## E・F

EZパース　13
fishing　78
Fitz-Hugh-Curtis症候群　45,145
Frank法　136

## G・H

GnRHアゴニスト　88,109,116
high definition (HD) 型　1

## I

induration　113
intermittent pneumatic compressor　17

## J

J-VAC　14
J式ミオームボーラー　77

## L

LM　89
　術後癒着　89
　施行率　89
LM後の再発率　90

## M

Mayor-Rokitansky-Kuster-Hauser
　症候群　136
McIndoe法　136
MRIゼリー法　113,123

## P

paravaginal repair　140
PCAポンプ　44
pelvic reconstruction surgery　140
pelvic side wall　118
Polysorb　31

## R

Re-ASRM　111
Re-ASRM分類　112
Ruge法　136

## S

SANDバルーン　57
SBバック　14
second look laparoscopy　142
skeltonization　95

## T

TAH (total abdominal
　hysterectomy)　90
TLH (total laparoscopic
　hysterectomy)　90
TVH (total vaginal hysterectomy)　90

## V・W

VAS (visual analog scale)　113
VBALM　89
Vecchietti法　136
Vecchietti法変法　137
VICRYL　31
Wharton法　136

159

順天堂大学産婦人科内視鏡チームによる
腹腔鏡手術マニュアル　　　　　　　　　©

| 発　行 | 2008年4月15日　　初版1刷 |
|---|---|
| 著　者 | 武内裕之 |

発行者　　株式会社　中外医学社
　　　　　代表取締役　青木　滋
　　　　　〒162-0805　東京都新宿区矢来町62
　　　　　電　話　　（03）3268-2701（代）
　　　　　振替口座　　00190-1-98814番

組版/あすか企画（株）　　＜TO・SH＞
印刷・製本/横山印刷（株）　Printed in Japan

JCLS　＜（株）日本著作出版権管理システム委託出版物＞
ISBN978-4-498-06046-3